SpringerWienNewYork

Robert Egger, Hartmut Zwick,
Shi Yong Chuan, Sabine Knoll

Mehr Energie durch Shaolin-Qi Gong

Die Übungen der Mönche
für Stressabbau und Leistungssteigerung

unter Mitarbeit von
Matthias Lechner, Sathya Bartko

SpringerWienNewYork

Dipl. Ing. Robert Egger
Shaolin Österreich, Wien, Österreich

Prof. Dr. Hartmut Zwick
Abteilung für Atmungs- und Lungenerkrankungen,
Krankenhaus Lainz, Wien, Österreich

Shi Yong Chuan
Berlin, Deutschland

Mag. Sabine Knoll
Unterloiben, Österreich

Dr. Matthias Lechner
Dungl-Zentrum Wien, Österreich

Dr. Sathya Bartko
Krems, Österreich

Die Methode ersetzt keine medizinische Behandlung oder Psychotherapie und darf nur von lizensierten Shaolin-Qi Gong-Lehrer/innen weitergegeben werden.

Printed in Germany

SpringerWienNewYork ist ein Unternehmen von
Springer Science+Business Media
springer.at

Typografie und Satz: Michael Karner, www.typografie.co.at
Illustrationen: Christian Princic
Druck: Strauss GmbH, 69509 Mörlenbach, Deutschland

Gedruckt auf säurefreiem, chlorfrei gebleichtem Papier
SPIN 11683322

Mit zahlreichen (teils farbigen) Abbildungen

Bibliografische Information der Deutschen Nationalbibliothek
Die Deutsche Nationalbibliothek verzeichnet diese Publikation in der Deutschen Nationalbibliografie; detaillierte bibliografische Daten sind im Internet über http://dnb.d-nb.de abrufbar.

ISBN-10 3-211-33549-8 SpringerWienNewYork
ISBN-13 978-3-211-33549-9 SpringerWienNewYork

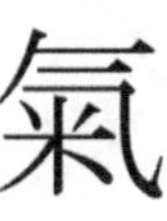

Inhalt

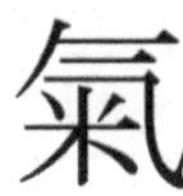

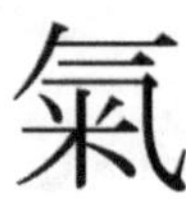

Vorwort

Shaolin und Shaolin-Qi Gong Von Großmeister Shi Yong Chuan, Abt des Shaolin-Tempels Deutschlands

Shaolin ist heutzutage weltweit bekannt. Überall sind Plakate der Shaolin-Shows zu sehen. Shaolin-Zentren oder -Schulen sind wie Bambussprossen aus dem Boden geschossen. Viele Menschen sind von Shaolin begeistert, meistens wegen seiner spektakulären Kampfkunst. Manche Meister vermitteln auch den Eindruck, dass Shaolin gleich Kung Fu wäre. Es ist einseitig, Shaolin mit Kampfkunst gleichzustellen. In diesem Text versuche ich einen Überblick über Shaolin und Shaolin-Qi Gong zu geben.

Shaolin – eine eigenartige Kultur

Was ist Shaolin? Shaolin ist eine Kurzbezeichnung des legendären Songshan Shaolin-Tempels in China (gegründet im Jahr 496). Es beinhaltet eine einzigartige Kultur, die seit mehr als 1500 Jahren in diesem Tempel entwickelt und gepflegt wird. Diese Kultur, die vom indischen Mönch Bodhidharma gegründet wurde, gilt als ein Ergebnis der gemeinsamen Bemühungen der Shaolin-Mönche.

Shaolin-Kultur umfasst verschiedene Bereiche. Buddhismus, Gesundheitslehre, Heilmedizin, Shaolin-Kung Fu, Kunst usw. bilden im Shaolin ein organisches System. Darunter ist Shaolin-Kung Fu nur ein Bestandteil. Entscheidend ist der Chan-Buddhismus. Ohne Chan-Buddhismus gibt es kein Shaolin. Er gilt als Seele der Shaolin-Kultur. Alle anderen Bereiche sind ein Ausdruck des Chan-Buddhismus.

Redet man von Chan (Zen), ist ein allgemeines Missverständnis zu beseitigen. Viele glauben, dass Chan-Buddhismus aus Japan gekommen wäre. Der japanische Begriff Zen ist eine direkte Übersetzung des chinesischen Wortes Chan. Chan ist wieder die chinesische Übersetzung des indischen Begriffs Dhyana. Chan hat den Ursprung in Indien. Der historische Buddha Shakyamuni zeigte einmal seiner Schülerschar eine Blume. Er drehte die Blume zwischen den Fingern und sagte nichts dazu. Nur sein Schüler Mahakashyapa lächelte, weil er diese Geste unmittelbar als zentralen Punkt der Lehre Buddhas verstand. Das heißt, man kann Weisheit ohne Wort und Schrift, nur »von meinem

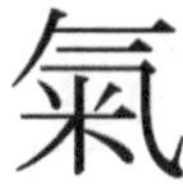

Geist zu deinem Geist« weitergeben. Diese Einsicht des Kashyapa von Chan wurde in Indien auch nicht schriftlich fixiert und nur von Meister zu Schüler weitergegeben.

Bodhidharma war der 28. Patriarch dieser indischen Chan-Linie. Er ging im Jahr 527 über den Seeweg nach China. Er lebte neun Jahre lang in einer Berghöhle (Dhamo-Höhle) des Tempels. Dort meditierte er hauptsächlich. Der Legende nach konzentrierte er sich so tief, dass ein Vogel auf seiner Schultern ein Nest baute und eine Spinne in seinen Händen ihr Netz flickte. Ab und zu machte er auch körperliche Übungen, um gesund zu bleiben. So galt er nicht nur als Gründer des Chan-Buddhismus, sondern auch als Gründer des Shaolin-Kung Fu und Shaolin-Qi Gong. Einige Übungsformen wie »Die Form der 18 Handbewegungen des Archats« (Luo Han shi ba shou), Qi Gong-Formen wie Yi-jin-jing (Transformation der Muskeln, Sehnen und Bänder) und Xi-sui-jing (Reinigung des Knochenmarks) sind auf ihn zurückzuführen.

Nach Bodhidharma kann jeder durch Praktizierung am eigenen Körper und Geist die höchste Wahrheit erfahren. Diese Lehre wurde von den chinesischen Mönchen aufgrund der chinesischen Kultur weiter entwickelt und mit dem 6. Patriarchen Hui Neng (638–713) vollendet. Im 8. Jhd. wurde der Chan-Buddhismus als die größte buddhistische Schule in ganz China verbreitet. Im 13. Jhd. wurde der Chan vom japanischen Mönch Dogen nach Japan gebracht, was die japanische Kultur tief beeinflusst hat. Damit gilt der Songshan Shaolin-Tempel als heiliger Ursprungsort für den Chan-Buddhismus.

Im Chan-Buddhismus wird eine direkte Wahrnehmung der Wahrheit betont. Man legt wenig Wert auf Rituale und Sutren-Rezitation. Die Eigenschaft des Chan-Buddhismus ist durch folgende Strophe gekennzeichnet:

Eine Übermittlung außerhalb jeglicher Doktrin,
die sich weder auf Worte noch auf Schriften stützt.
Ein direktes Hinweisen auf des Menschen Herzen:
Wer sein eigenes Wesen schaut, ist ein Erwachter.

Im Songshan Shaolin-Tempel wurde die chan-buddhistische Lehre mit Meditation und verschiedenen anderen Kunstfertigkeiten verbunden. Die Shaolin-Mönche wollten genau wie bei anderen buddhistischen Richtungen spirituelle Erleuchtung erlangen. Für sie galt Chan als ein geistiger Zustand. Um diesen Zustand zu erreichen, kann man neben Meditation auch Kultivierungsmöglichkeiten verwenden. Hat man das Ziel der Erleuchtung im Auge und die Gelassenheit und Ruhe im Inneren, kann man bei jeder Beschäftigung Chan praktizieren. So sind zahlreiche Varianten von Chan-Praktiken entstanden, wie z. B. Kung-Fu-Chan, Shu-Fa (Kalligraphie)-Chan, Chan-Tee usw.

All diese Kultivierungsmöglichkeiten dienen dazu, den Körper und Geist zu reinigen und eine harmonische Einheit des Körpers, des Geistes und der Seele zu erzielen. Aus diesem Grund können die Shaolin-Mönche die Übungsformen des Kung Fu und Shaolin-Qi Gong perfekt beherrschen und auf das höchste Niveau entwickeln.

Auch im Bereich der Kunst wie Kalligraphie und Malerei haben die Mönche im Lauf der Geschichte zahlreiche wertvolle Werke geschaffen. Dadurch haben sie einen großen Beitrag zur Entwicklung der chinesischen Kunst geleistet. Es ist nicht verwunderlich, dass der Chan mit Kunstschaffen zu tun hat. Erreicht man den Chan-Zustand, gewinnt man eine bessere Wahrnehmungsfähigkeit und dadurch mehr Schaffenskraft.

Shaolin ist ein Weg zur physisch und geistig vollständigen Entwicklung. Es ist undogmatisch und praktisch. Egal, ob man im Tempel ist oder nicht, ob man überhaupt einen Tempel hat oder nicht, wo die Shaolin-Mönche sind, wird der Chan-Geist Wurzeln schlagen und sich weiter entwickeln. Das ist einer der Hauptgründe dafür, warum die Shaolin-Kultur trotz mehrmaligen Zerstörungen des Tempels in den letzten Jahrhunderten ihre Lebenskraft nicht verloren hat. Stattdessen hat sie mit der Globalisierung weltweit sogar einen unvergleichbaren Ruhm gewonnen. Wichtig ist, dass die Shaolin-Kultur bei dieser Neuentwicklung vollständig und unverzerrt vermittelt wird. Dies setzt voraus, dass der Vermittler nicht nur die wahre Lehre von Shaolin begreift, sondern auch durch eigene Kultivierung die buddhistische Weisheit tatsächlich bestätigt.

Shaolin-Qi Gong – ein praktischer Weg zur Gesundheit

Shaolin-Qi Gong ist ein wichtiger Bestandteil der Shaolin-Kultur. Es ragt unter zahlreichen Qi Gong-Schulen in China heraus, weil Shaolin-Qi Gong durch seine leichte Erlernbarkeit und gute Wirkung bekannt ist. Für die Shaolin-Mönche ist Qi Gong ein notwendiges Hilfsmittel, um nicht nur gesund zu bleiben, sondern auch das wahre Ich zu erkennen.

Shaolin-Qi Gong wird als das innere Kung Fu bezeichnet, während Shaolin-Kung Fu als äußeres Kung Fu gilt. Die Shaolin-Mönche praktizieren sowohl das äußere Kung Fu als auch das innere Kung Fu. Während die Kampfkunst die Muskeln und Knochen stärkt, wirkt das Üben von Shaolin-Qi Gong auf tiefere unsichtbare Ebenen des Körpers. Ein altes Sprichwort der Shaolin-Mönche zeigt die Bedeutung des inneren Kung Fu: »Übt man nur Kampfkunst, kein Qi Gong, wird man am Ende nichts erreichen.«

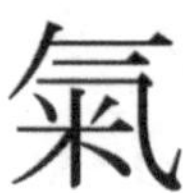

Im Shaolin-Qi Gong kann man nach der unterschiedlichen Funktion zwischen hartem Qi Gong und weichem Qi Gong unterscheiden. Das harte Shaolin-Qi Gong gehört eher zur Kampftechnik. Durch jahrelange Übung von hartem Shaolin-Qi Gong kann man im eigenen Körper eine Art von Energie ansammeln. Diese Energie ist anders als Kraft. Sie ist viel schneller und stärker. Sie kann bei Bedarf blitzschnell mobilisiert werden und den Körper unschlagbar machen. Das ist der Grund dafür, warum ein Meister von hartem Shaolin-Qi Gong selbst durch einen schweren Schlag harter Gegenstände wie Metall oder Stein unverletzt bleiben kann. Solche spektakuläre Wirkung von hartem Qi Gong wird häufig als Bruchtest bei Shaolin-Shows gezeigt.

Das weiche Shaolin-Qi Gong dient hauptsächlich zur Gesundhaltung und hat auch medizinische Wirkung. Das Qi, das man dabei gewinnt, ist anders als das Qi von hartem Shaolin-Qi Gong. Mit diesem Qi kann man Krankheit vorbeugen, sie abbauen oder heilen. Man kann auch das Qi senden, um anderen Menschen zu helfen.

Die heilende Funktion des Shaolin-Qi Gong besteht darin, dass das Qi auf die tieferen Ebenen des Körpers wirkt. Der physische Körper des Menschen bildet die oberflächliche Ebene. Er besteht aus Grobstoff. Die tieferen Ebenen des Körpers bestehen jedoch aus feinen Stoffen. Diese sind trotz der Entwicklung der Wissenschaft und Technik bis heute kaum erfassbar. Der Grund liegt darin, dass technische Instrumente aus Grobstoff bestehen. Nur das Qi, eine Art von Hochenergie, kann solche Ebenen erreichen und die Ursache der im physischen Körper auftretenden Krankheiten beseitigen.

Zu solchem gesunderhaltenden Shaolin-Qi Gong gehören zahlreiche Übungen wie Shaolin Ba Duan Jing (Acht Brokate), Yi-jin-jing (Transformation von Muskeln, Sehnen und Bändern), Xi-sui-jing (Reinigung des Knochenmarks), Shaolin Yangsheng Zhuang Gong (Shaolin Baumübung für Gesundheitspflege) usw. Die bekanntesten davon sind die von Bodhidharma entwickelten Yi-jin-jing und Xi-sui-jing. Da solche Übungsmethoden in der Vergangenheit streng geheim gehalten wurden, sind im Lauf der Geschichte verschiedene Varianten entstanden. Die Originalformen können dank der originalen Geheimschrift mit Abbildern von den Shaolin-Mönchen bis heute gepflegt und weitergegeben werden. Um die buddhistische Barmherzigkeit zu befolgen, wurden solche Übungen auch den Menschen im Westen zugänglich gemacht.

Beim Kultivieren des Chan-Buddhismus gilt es als Leitprinzip, das Xin (Herz) zu reinigen, um die wahre Natur zu erkennen. Dieses Prinzip gilt auch beim Üben von Shaolin-Qi Gong. Die entscheidende Rolle des Xin (Herz) wurde von

Bodhidharma und seinen Schülern stets betont. Auch wenn man nur wegen der Gesundheit Shaolin-Qi Gong übt, soll man nicht nur auf die Form achten. Die äußere Bewegung des Shaolin-Qi Gong dient dazu, um innere Ruhe zu erzielen. Ohne innere Ruhe kann man sich nicht auf sich konzentrieren und der Qi-Mechanismus kann auch nicht richtig funktionieren.

Die Übungen des Shaolin-Qi Gong sind leicht erlernbar und für jedes Alter geeignet. Sie können ohne große körperliche Anstrengungen durchgeführt werden. Durch regelmäßiges Üben wird man von den positiven Wirkungen profitieren. Durch hohe Konzentration und Ruhe im Geist kann man sogar seltsame Kultivierungsfunktionen gewinnen. Der Legende nach konnte Bodhidharma beim Üben hören, dass der Streit der Ameisen so laut wie Donner war.

Meinen jahrelangen Erfahrungen nach kann man die positive Wirkung von Shaolin-Qi Gong wie folgt zusammenfassen:

Shaolin-Qi Gong fördert die Konzentrationsfähigkeit. Durch regelmäßige Übung wird man mehr Ausdauer und Belastbarkeit gewinnen. Es hat eine wirkungsvolle Funktion zur Stressbewältigung.

Shaolin-Qi Gong aktiviert die Selbstheilungskräfte. Es bekämpft die Ursache der Krankheit und zielt auf eine grundlegende Gesundheit. Probleme wie Schlaflosigkeit, Verdauungsprobleme, Probleme mit der Muskulatur und Migräne werden durch das Üben von Shaolin-Qi Gong innerhalb von kurzer Zeit wesentlich besser und beseitigt. Chronische Krankheiten wie Herz- und Kreislauferkrankungen, Nervenleiden, Erkrankungen der Wirbelsäule und des Bewegungsapparats sind durch regelmäßiges Üben während etwas längerer Zeit abzubauen oder zu beseitigen.

Durch Shaolin-Qi Gong findet man den Weg zur inneren Ruhe. Der Übende wird innere Gelassenheit haben und allmählich eine positive Lebenseinstellung gewinnen.

Shaolin-Qi Gong kann auch die Kreativität fördern. Es entfaltet die eigene Kreativität, indem es die Übenden von den Anspannungen befreit. In Ruhe gewinnt man auch leichter Eingebung.

Schlussbemerkung

Shaolin ist eine tiefgründige und inhaltsreiche Kultur. Ihr praktischer Anwendungsbereich wie Qi Gong kann den Menschen tatsächlich helfen. Es ist keine Voraussetzung, dass man an die buddhistische Lehre glaubt, um die Übungs-

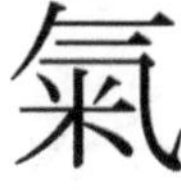

methode zu lernen. Aber je mehr man sich damit beschäftigt, desto mehr wird man unvermeidlich die tiefere spirituelle Ebene erreichen. Ich wünsche mir nur, dass immer mehr Menschen im Westen von dieser undogmatischen Schule profitieren können, sowohl körperlich als auch geistig.

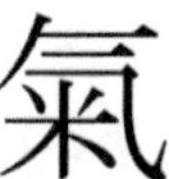

1 Shaolin-Qi Gong

Einleitung

Was haben meditierende Mönche in China mit Menschen im Westen gemeinsam? – Sie sitzen sehr viel. – Sitzen ist unphysiologisch. Darin sind sich die westlichen Ärzte einig. Sitzen entspricht nicht unserer natürlichen Bewegungsform als Menschen. Kinder laufen und liegen vor allem, zum Sitzen werden sie angehalten. Aber der Bewegungsapparat des Menschen wäre mehr zum Bewegen gedacht, als bloß zum Sitzen.

Trotzdem verbringen heute sehr viele Menschen im Westen viel Zeit in sitzenden Berufen. – Wie einen Ausgleich schaffen? – Bodhidharma, der Begründer des Chan-Buddhismus im Shaolin-Kloster in China, hatte vor rund 1.500 Jahren eine Idee: Als er die sitzenden Mönche sah, schlaff und müde in ihrer Haltung, entwickelte er ein Programm, das er Yi-jin-jing-Qi Gong nannte – Shaolin-Qi Gong zur Transformation der Muskeln, Sehnen und Bänder. Es sollte die Mönche in ihrer Körperhaltung unterstützen, den Bewegungsapparat stärken und damit den Energiefluss ankurbeln, um Erleuchtung zu erlangen. Dort können wir westlichen Menschen Anleihen nehmen, uns mehr Energie und Kraft für einen Alltag im Sitzen holen sowie mehr Konzentrations- und Leistungsfähigkeit erlangen und gleichzeitig innere Ruhe finden.

Was ist Qi Gong?

Qi Gong (Ch‹i Kung) lässt sich übersetzen als »Energie üben« und meint Übungen, die einem festen Übungsablauf folgen, den Energiefluss anregen und die Energie vermehren. Dabei wird Qi durch den Geist mit bewusster Aufmerksamkeit im Körper gelenkt, was dem Energieaufbau und der Gesundheitsvorsorge dient. Die Übungen wirken sowohl körperlich, als auch energetisch, seelisch und geistig. Sie sind die Basis der Kraft, die in den chinesischen Kampfkünsten wie z. B. Gong Fu / Kung Fu aufgebaut wird.

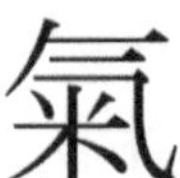

Bewusste Atmung und eine meditative innere Grundhaltung ist allen Formen des Qi Gong zueigen. Damit der Energiefluss optimal fließen kann, ist es jedoch auch notwendig, dass die »Schaltkreise« des Körpers, wie bei einem Stromkreislauf, richtig verbunden sind und kein Kurzschluss entsteht. Dafür sorgen der körperliche und mentale Ansatz des Qi Gong, die sowohl die Geschmeidigkeit des physischen Körpers, als auch den Fluss der Energie durch die Meridiane, die Energieleitbahnen, gewährleisten. Im Gegensatz zu westlichen Wegen der Fitness ist der östliche Weg ein weitgehend anstrengungsfreier und sanfter, der nie gegen Blockaden arbeitet, sondern transformiert und auflöst. Mit dem Strom fließen und seine Kraft zu nützen, kostet weniger eigene Kraft, als gegen die Strömung zu kämpfen.

Durch Qi Gong wird der Körper schrittweise geöffnet, die Muskeln und Nerven erwachen und der ganze Körper wird wieder bewusster fühlbar. Durch die steigende Sensibilität für den eigenen Organismus kann Krankheiten meist sehr gut vorgebeugt werden, weil Energiemangel spürbar wird, wenn er entsteht. Ein gut strömender Qi-Fluss äußert sich meist durch das Gefühl von Wärme und guter Durchblutung, kann aber auch als Hitze, Erfrischtheit oder wie Fließen von Strom gefühlt werden. Wenn sich Energieblockaden lösen, kann der Körper reagieren und zu vibrieren beginnen. Da Qi Gong auch die Entgiftung fördert, kann Müdigkeit zum Beispiel vorübergehend auftauchen, ehe sich Vitalität einstellt.

Auch oft lange unterdrückte Emotionen können sich durch Qi Gong wieder bemerkbar machen. Ärger, Furcht oder Trauer können sich genauso zeigen, wie Liebe und Freude. Sie sind im Körper gespeichert, der Körper vergisst nicht. Beobachten, wahrnehmen und fühlen reicht, damit sie sich lösen und integrieren können. Widerstand und Unterdrückung halten die Gefühle fest und drängen sie wieder tiefer in den Schatten des Bewusstseins. Unkontrolliertes Ausagieren kann jedoch ebenfalls manchmal Schaden anrichten. Deshalb rät Qi Gong zum Auflösen der Emotionen im Qi-Fluss. Transformation ist meist ziemlich undramatisch.

Die Übungen wirken vertiefend während der Zeit des Übens und auch mit der zunehmenden Praxis des Qi Gong. Während der Aufwärmphase folgt eine geistige Beruhigung und innere Stabilisierung. Innere Verbindungen werden bewusster realisiert, Körper und Bewusstsein verbunden. Die Effizienz der Körpervorgänge beginnt, sich zu steigern, die Gelenke und die Wirbelsäule werden offener und freier und der Energiefluss wird immer mehr angeregt. Qi Gong wirkt auf drei Ebenen: anatomisch-mechanisch, als Energie-Bewegung und geistig. Körperliches Üben schult auch den Geist und fördert die spirituelle Entwicklung. Darüber hinaus ist die Stärkung des Körpers die Voraussetzung für eine spirituelle Entwicklung. Ist der Körper geläutert, kann mehr Energie fließen und die Gefahr von Schäden, etwa in den Nervenbahnen, ist geringer. Zu hohe Energieströme durch das Experimentieren mit verschiedenen Formen von Meditationen können den Körper auch nachhaltig schädigen. Durch Qi Gong wird die Energie langsam im Körper gesteigert und der Körper so vorbereitet auf größere Energieströme.

Abt Shi Yong Chuan, der praktizierende Abt des Shaolin-Tempels in Berlin, sieht Shaolin-Qi Gong sogar als einen Friedensbeitrag. Seiner Ansicht nach sind energieschwache Menschen auch aggressiver. Shaolin-Qi Gong zu üben und Energie aufzubauen, sei somit auch ein Beitrag zum Frieden.

Qi Gong eignet sich für alle Altersgruppen und ist eine sanfte Form der Bewegung, die in China häufig in Gruppen von mehreren 100 Menschen gemeinsam geübt wird und die zum täglichen Leben gehört. Die Weichheit der Bewegungen, die Kunst der Langsamkeit und Bewusstheit, sowie die innere und äußere Ausgerichtetheit sind charakteristisch für Qi Gong. Die Form der Energiearbeit ist im asiatischen Raum ein Beitrag zu Vitalität und Lebensfreude bis ins hohe Alter, eine Art Anti-Aging-Programm.

Die Geschichte des Qi Gong

Im Laufe der Jahrtausende haben sich hunderte verschiedene Qi Gong-Stile entwickelt. Die ältesten Qi Gong-Übungen sind aus der Zeit um 2700–2500 v. Chr. überliefert und wurzeln in der Tradition des Taoismus. Erste Aufzeichnungen gehen auf den legendären »Gelben Kaiser« zurück. Aus der Zeit der Zhou-Dynastie (1100–771 v. Chr.) sind Bronzetafeln mit Qi Gong-Übungen erhalten. Durch den Einfluss des Buddhismus in China (200–400 v. Chr.) wandelte sich auch das Qi Gong und fügte der medizinischen Grundlage dieser Übungen noch den Pfad der Erleuchtung hinzu. Fortan war Qi Gong auch ein Weg, mehr Energie für innere Erkenntnis und geistiges Erwachen zu erlangen. Es wurde zu einem System, das Körper, Seele und Geist verbindet.

Bodhidharma, der 28. Patriarch des Buddhismus, erreichte in der Zeit zwischen 520 und 550 n. Chr. China und entwickelte die bis heute bekannten Formen des Shaolin-Qi Gong. Die überlieferten Übungen bestehen aus Dehn- und Kräftigungsübungen sowie Atem- und Konzentrationsübungen. Sie verbinden mentale mit körperlicher Stärke und innere Harmonie mit Gesundheit.

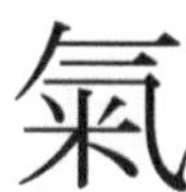

Formen des Qi Gong

Grundsätzlich unterscheidet man bei allen existierenden Qi Gong-Formen zwischen bewegtem (äußerem) und stillem (innerem) Qi Gong. Bei den bewegten äußeren Formen werden klar strukturierte Körperübungen durchgeführt, während die stillen Formen fast oder ganz ohne körperliche Bewegung auskommen und sich auf die innere (mentale) Lenkung des Energieflusses konzentrieren.

Darüber hinaus lässt sich eine Einteilung in medizinisches Qi Gong (Yijia) und Kampfkunst (Wujia) treffen. Qi Gong zur Gesundheitsvorsorge – wie etwa Yi-jin-jing-Qi Gong zur Transformation der Muskeln, Sehnen und Bänder – steht im Mittelpunkt dieses Buches. Es ist eine bewegte Form des Shaolin-Qi Gong.

Shaolin-Qi Gong

Shaolin bedeutet »junger Wald«. Die Berggipfel des Bergmassivs Haoshan im Norden Chinas wurden im 5. Jhd. n. Chr. zum Schutz gegen den Wind mit jungen Kiefern bepflanzt. Inmitten dieses baumbepflanzten Bergmassivs lag das Kloster der Shaolin-Mönche. Heute heißt der gesamte Ort um das Kloster und die Umgebung Shaolin.

Aus dem Shaolin-Kloster in China sind vor allem sehr körperbezogene Qi Gong-Übungen überliefert. Im Mittelpunkt stehen dabei Yi-jin-jing-Qi Gong (zur Transformation der Muskeln, Sehnen und Bänder, Xi-sui-jing-Qi Gong (zur Knochenmarkswäsche) und Gong Fu (Kung Fu) als medizinische Form und als Form der Kampfkunst (Wu Shu).

Yi-jin-jing (Transformation der Muskeln, Sehnen und Bänder)

Diese Form des Shaolin-Qi Gong wirkt vor allem auf den Schulter- und Brustbereich sowie auf die Stützmuskulatur der Wirbelsäule. Muskeln, Sehnen und Bänder werden einerseits sanft gedehnt und geschmeidig gemacht, andererseits gestärkt für den Stützapparat. Elastischere Knorpelverbindungen im Bereich des Brustkorbs ermöglichen eine tiefere Atmung und bessere Sauerstoffversorgung des Körpers. Diese Form des Shaolin-Qi Gong wird auch im Westen bereits gelehrt.

Xi-sui-jing (Knochenmarkswäsche)

Nach der Transformation der Muskeln, Sehnen und Bänder folgt die »Waschung« des Knochenmarks durch spezielle Shaolin-Qi Gong-Übungen.

Dadurch soll die Blutqualität des Körpers verbessert werden. Xi-sui-jing-Qi Gong wird im Westen noch nicht gelehrt.

Gong Fu / Kung Fu als Medizinische Form und als Wu Shu (Kampfkunst)

Eine Übersetzung von Gong Fu / Kung Fu bedeutet »Körperarbeit zum Gruß des Buddha«. Es zu trainieren bedeutet gleichzeitig, Chan-Buddhismus zu praktizieren und etwas zur Vollendung zu bringen. Innere Form und äußere Form hängen zusammen. Das Praktizieren der Übungen führt auch zu inneren Effekten. Gong Fu / Kung Fu existiert als medizinische Übungsform zum Kraftaufbau und zur Anregung des Herz-Kreislauf-Systems ebenso wie als Kampfkunst-Form.

Zahlreiche Legenden und Mythen erzählen über die Entstehung der Kampfkunst des Shaolin-Kung Fu. Die Wurzeln reichen zurück bis in das 5. Jhd. v. Chr., erste Aufzeichnungen existieren aus dem 3. Jhd. n. Chr. Die traditionell-chinesische Bezeichnung für diese kriegerische Form des Gong Fu / Kung Fu lautet Wu Shu. Das Shaolin-Kloster hatte einen wesentlichen Anteil an der Entwicklung der Kampfkünste in China. Heute existieren hunderte Schulen, deren Stile sich zum Teil stark unterscheiden. Bekannt wurden die Kampfmönche und Wu Shu-Artisten vor allem durch ihre Show-Programme, in denen sie eine Probe ihrer unglaublichen Körperbeherrschung geben.

In der medizinischen Form dient Gong Fu / Kung Fu dazu, einen stabilen Energiehaushalt zu entwickeln. Darüber hinaus wirkt es in dieser Form ausgleichend auf das Herz-Kreislauf-System und trainiert Wirbelsäule und Becken, womit es Bandscheibenproblemen vorbeugt. Die Körperflüssigkeiten können dadurch besser zirkulieren.

2 Buddhistische Wurzeln

Geschichte des Buddhismus

Siddhartha Gautamas Erwachen zum Buddha Shakyamuni

Die Entstehung der buddhistischen Lehre geht auf Siddhartha Gautama, den Buddha (Erwachten) zurück. Er wurde 563 v. Chr. in Lumbini im heutigen Grenzgebiet von Indien und Nepal als Sohn eines Rajas (Königs) aus dem Hause der Shakyas geboren und wuchs in wohlhabenden Verhältnissen auf. Bereits bei seiner Geburt prophezeiten einige Priester ihm Bedeutendes in seinem Leben. Sein Vater erzog ihn sehr abgeschirmt von der äußeren und der spirituellen Welt, vor allem auf seine Laufbahn als sein Nachfolger bedacht. Im Alter von 16 Jahren wurde er vermählt, 13 Jahre später wurde sein Sohn geboren.

Trotzdem erkannte Siddhartha, als er den Palast immer häufiger zu verlassen begann, dass sein weltliches Wissen und sein Reichtum nichts zur Linderung des menschlichen Leidens angesichts von Krankheit, Altern und Tod beitragen konnten. Die Begegnung mit einem in Meditation ruhenden Mönch löste in ihm den Entschluss aus, sein weltliches Leben im Fürstenhof hinter sich zu lassen. Er entschied sich für den Weg nach Innen, die Entwicklung seiner inneren Fähigkeiten und die Überwindung des Leidens.

Zu Buddhas Zeiten war Indien in viele kleine Fürstentümer und Königreiche zerfallen. Adelige und Geistliche kämpften um Macht im System der Kasten, die Wirtschaft blühte. Es entstanden zahlreiche Schulen, die Willensfreiheit und Gleichberechtigung verkündigten und am Kastensystem und der Lehre von Karma und Wiedergeburten rüttelten. Diese Bewegungen bereiteten auch den Boden für den Buddhismus.

Als Siddhartha Gautama seine Familie verließ, übte er sich vorerst in Askese und zog schließlich als Bettelmönch durch das Land. Er erkannte jedoch, dass ihn auch das Extrem der totalen Entsagung nicht näher zu seinem Ziel geführt hatte. Daher entschloss er sich schließlich für einen Weg der Mitte und entfaltete durch die Meditation sein inneres Potential.

Unter einer Pappelfeige, dem Bodhi-Baum (Baum der Erleuchtung), in Uruvela (Bodhgaya im heutigen Indien) wurde er erleuchtet und verwirklichte

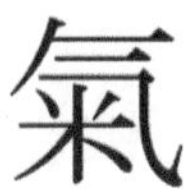

damit den Zustand der Buddhaschaft, des Erwachten. Er hatte alle Leid bringenden Gefühle und Verhaltensweisen und seine Unwissenheit überwunden, sowie die Qualitäten des Geistes voll und ganz entfaltet. Durch sein Beispiel zeigte er, dass jeder und jede, unabhängig von Geschlecht, Alter, sozialem Umfeld oder Kultur, das Potential zur Erleuchtung besitzt und es bei entsprechendem Geistestraining auch selbst entfalten kann. Er zeigte einen Weg zum Ausstieg aus dem endlosen Rad der Wiedergeburten, für ein Leben in Mitgefühl und Liebe und frei von Verlangen.

Etwa zwei Monate nach seinem Erwachen begann Buddha Shakyamuni mit seiner Lehrtätigkeit, die er mehr als 45 Jahre lang bis an sein Lebensende fortsetzte. Er gründete eine Gemeinschaft, eine Sangha, wie auch buddhistische Mönchsorden noch heute genannt werden. Buddha erreichte mit seinen Lehrreden aber auch zahlreiche Menschen aller Bevölkerungsschichten, die nicht dem Mönchsorden beitraten, darunter Kastenlose ebenso wie reiche Kaufleute und Könige. Er selbst sprach sich gegen die Einteilung der Bevölkerung in Kasten und die damit verbundenen großen sozialen Unterschiede und Hindernisse aus. In die Zeit seines Wirkens fiel die Blütezeit der indischen Kultur in spirituell-philosophischer Hinsicht. Buddha starb wahrscheinlich im Alter von etwa 80 Jahren in Kusinara in einem Hain voll blühender Bäume.

Lehrreden Buddhas und seiner Mönche, historisches Material über den Buddha und die Entstehung der Mönchsorden sowie ihrer Regeln finden sich im »Pali-Kanon«, dem buddhistischen Quellentext.

Buddhas Nachfolge und die Verbreitung der Lehre

Der Legende nach versammelte Buddha Shakyamuni kurz vor seinem Tod seine Mönche um sich und drehte schweigend eine Lotusblume zwischen seinen Fingern. Alle Mönche, bis auf Mahakashyapa, waren ratlos, Mahakashyapa hingegen lächelte und verstand wortlos. Daraufhin erklärte Buddha, dass seine Weisheit und sein Geist nun auf Mahakashyapa übergegangen seien. Damit wurde das Rad der Buddha-Lehre (Dharma) in Bewegung gesetzt und Mahakashyapa der erste buddhistische Patriarch. Diese Geschichte hat auch im späteren Chan (Zen) Buddhismus große Bedeutung. Da das Wesentliche der Lehre nicht schriftlich zu fixieren ist, wurde sie fortan immer persönlich von Lehrer zu Schüler weitergegeben.

Zur Verbreitung der Lehren Buddhas hielten die Mönche auch Konzile ab, das erste bereits vier Monate nach Buddhas Tod. Beim zweiten Konzil, etwa 100 Jahre später, spaltete sich der buddhistische Orden in zwei Hauptrichtungen, aus denen sich später der Hinayana- und der Mahayana-Buddhismus entwickelten. Hinayana bedeutet »das kleine Fahrzeug«, da Anhänger des Mahayana, des »großen Fahrzeugs« meinten, ihre Ziele seien größer als die der Anhänger des Hinayana, der alten Weisheitsschule. Beim Hinayana wünscht sich der oder die Übende persönlich die Befreiung von allem Leiden. Die einzige noch verbliebene Schule des Hinayana ist der Theravada-Buddhismus (»Lehre des Alten«), der mehr auf Mönchsorden ausgerichtet und strenger, asketischer ist. Wer allen Wesen die Erlösung vom Leiden wünscht und selbst dafür die Verantwortung übernimmt, wird zum Mahayana gezählt. Das Mahayana, das mehr auf die Bedürfnisse der Menschen außerhalb des Klosters zugeschnitten ist, zeigt eine Tendenz zur Verbildlichung, Vergegenständlichung und Ritualisierung, die sich in zahlreichen Mythen, Legenden und der bildenden Kunst ausdrücken. Hierher gehören auch die zahlreichen Buddhas und Bodhisattvas (Schutzgeister), die den Menschen auf seinem Weg zur Erleuchtung unterstützen.

Dem »großen Fahrzeug« ordnet man auch den Vajrayana (den Tibetischen Buddhismus) zu, der im tantrischen Buddhismus wurzelt und manchmal als dritte Hauptrichtung des Buddhismus bezeichnet wird. Vajra bedeutet einerseits »Donnerkeil«, andererseits »Diamant«. – Der Donnerkeil durchbricht die Wolken der Unwissenheit und Unbewusstheit, der Geist gewinnt an Klarheit und Schönheit, das Bewusstsein wird rein, strahlend und unzerstörbar wie ein Diamant und reflektiert alle Farben des Spektrums. Alttibetische Gottheiten wurden in den Tibetischen Buddhismus integriert, aus der ursprünglichen Bön-Religion des Landes stammen die unzähligen Geister und Dämonen dieser buddhistischen Richtung. Zu den zahlreichen Schutzgottheiten (Bodhisattvas) zählen z. B. Tschenresi und Tara, ein weiblicher Bodhisattva. Praktische Übungen und eigene Erfahrungen werden im Tibetischen Buddhismus als wesentlich betrachtet. Hier finden sich zahlreiche Entspannungsübungen, Atemtechniken, Yoga, Visualisierungen, Körperarbeit, Energiearbeit, Tönen etc. Darüber hinaus wird die Sexualkraft als Weg der Vereinigung der Polaritäten im tantrischen Weg mit einbezogen.

Der Tantrismus stammt ursprünglich aus Nordost-Indien und stand außerhalb organisierter Religionsformen. Er fand sowohl im Hinduismus, als auch im Buddhismus Eingang. Allen Übungen liegt die Idee zugrunde, dass der menschliche Körper ein Energiefeld besitzt. Energie ist Schwingung, Klänge und Farben, Vorstellungen und Bilder sind Schwingung und damit Energie. Auch Denken ist Energie und zeigt energetische Wirkung, auch auf den Körper. Das Wissen um diese Energielehre wird auch in der Heilkunde eingesetzt. Das System der feinstofflichen Körper (Aura), Energiezentren (Chakren) und Ener-

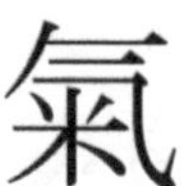

giekanäle (Nadis) findet sich in der chinesischen Medizin wieder als Wissen über Energieleitbahnen (Meridiane) und Akupunkturpunkte, das in der Traditionellen Chinesischen Medizin (TCM) von großer Bedeutung ist.

Der Unterschied zwischen den einzelnen Strömungen und Wegen des Buddhismus liegt in der Art und Weise, wie die Buddhaschaft erreicht wird. Was einen Buddha von einem unerleuchteten Menschen unterscheidet, ist, dass sich der Buddha seiner Buddhaschaft bewusst ist, der Mensch jedoch nicht. Bei ihm liegt sein wahres erleuchtetes Wesen noch im Unbewussten, hinter dem Schleier der Illusion des irdischen Lebens. Der erwachte Mensch erkennt sich als schöpferisches Wesen und als Gestalter seiner eigenen Wirklichkeit.

Während der Regierungszeit des Kaisers Asoka (272–231 v. Chr.) verbreitete sich der Buddhismus über ganz Indien und weit darüber hinaus. In diese Zeit fiel auch das dritte buddhistische Konzil. Asoka, vor seiner Bekenntnis zum Buddhismus ein rücksichtsloser Eroberer, machte durch die Verwirklichung der buddhistischen Prinzipien eine große Wandlung durch und führte sein Land durch Gewaltlosigkeit und Friedfertigkeit zur kulturellen Blüte. Er ließ Klöster und Heiligtümer bauen und sandte Mönche in alle Himmelsrichtungen aus. In Asokas Zeit wurde u. a. auch Ceylon, das heutige Sri Lanka, zu einem wichtigen Zentrum des Buddhismus. Hier wurden im ersten Jahrhundert vor Christus die mündlich überlieferten Texte des Theravada-Buddhismus in Pali-Sprache auf Palmblättern niedergeschrieben (Pali Kanon). Die Theravada-Lehre wurde darüber hinaus in Burma, Thailand, Laos und Kambodscha verbreitet, der Mahayana-Buddhismus fasste in China, Tibet, Japan, Vietnam und Indonesien Fuß.

In Indien wurde der Buddhismus zum Teil mit dem älteren hinduistischen Gedankengut verschmolzen. Buddhistische Religionskriege gab es nie. Während der Invasion der Moslems in Indien um 1000 n. Chr. wurden viele buddhistische Klöster zerstört, Bücher verbrannt und Mönche getötet. Damit wurde der Buddhismus in seinem Ursprungsland seiner geistigen Zentren beraubt. Heute ist nur noch weniger als 1% der indischen Bevölkerung buddhistisch.

Chan-/Zen-Buddhismus

Als Begründer des Chan-Buddhismus gilt der indische Mönch Bodhidharma, der 28. Nachfolger Buddhas. Bodhidharma wurde als dritter Sohn des Königs Sughanda um 470 n. Chr. in der Nähe von Madras geboren. Er war Krieger und buddhistischer Mönch. In China nennt man ihn Damo (Ta-Mo), in Japan Durma. Bodhidharma war in Staatskunde, höfischer Etikette, den buddhistischen Lehren und im Vajramushti ausgebildet. Letzteres ist eine indische Kampfkunst, die das spätere Shaolin-Kung Fu wesentlich beeinflusste.

Bodhidharma verließ seine indische Heimat per Schiff und wanderte über den Himalaja nach China, wo er den chinesischen Kaiser Wu-Di traf. Danach zog er in die Songshan-Berge zum Shaolin-Kloster, wo er Berichten zufolge neun Jahre lang in einer Höhle über dem Kloster meditierte, ehe er Erleuchtung erlangte. Aufgrund seiner eigenen Meditations-Praxis begründete Bodhidharma im Shaolin-Kloster den Chan-Buddhismus, dessen erster Patriarch er wurde. Der Name »Chan« kann als »Meditation« oder »Versenkung« übersetzt werden. Charakteristisch für den Chan-Buddhismus ist der Gedanke, dass Erleuchtung durch Versenkung und Meditation erreicht werden kann und man dadurch plötzlich und intuitiv das eigene innerste Buddha-Wesen erkennt.

Chan (japanisch: Zen) ist eine Form des Mahayana-Buddhismus, die sich auch mit taoistischem und konfuzianistischem Gedankengut anreicherte. Chinesisches Denken und indische Philosophie flossen in einander und entwickelten sich zu einer eigenen geistigen Disziplin, die vor allem die praktischen Aspekte des Buddhismus betonte. Übung und persönliche Erfahrung werden über das Studium von Schriften gestellt.

Als Ausgleich zum stundenlangen sitzenden Meditieren entwickelte Bodhidharma Körperübungen für die Shaolin-Mönche. Nachdem er nicht nur Mönch, sondern ebenso Krieger war, hatten diese Übungen teilweise einen sehr kämpferischen Charakter (Shaolin-Kung Fu). Auch in der Kampfkunst liegt das Hauptgewicht auf praktischer Übung und Lenkung des Geistes.

Bodhidharma verfasste zwei Sutras (Leitfäden) – Yi-jin-jing und Xi-sui-jing. Die Yi-jin-jing-Übungen – bekannt als Shaolin-Qi Gong – dienen zur Lockerung und Gesunderhaltung des Körpers und ermöglichen in Kombination mit Atemtechniken die Lenkung des Qi, der Energie. Xi-sui-jing beinhaltet geistige Übungen, um das Qi zu steuern, und wurde bis vor wenigen Jahren noch streng geheim gehalten. Es erfordert jahrelange, wenn nicht jahrzehntelange Übung. Darüber hinaus werden 18 Grundübungen Bodhidharma zugeschrieben, die zur Basis des Shaolin-Kung Fu wurden. Ebenfalls erhalten blieb die Form Shiba-louhan-shou (18 alte Männer, die 18 Schüler Buddhas), die direkt auf Bodhidharma zurückgeführt wird. Ergänzend zu diesen Übungen führte er das Wude (Die Tugenden der Kampfkunst) im Shaolin-Kloster ein, das bis heute Gültigkeit besitzt. Wude setzt sich zusammen aus Wushu (Kampfkunst) und Daode (Tugendhaftigkeit). Kampfkunst geht über das Erlernen gewisser

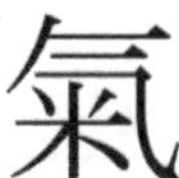

Bewegungsabläufe hinaus, sie ist auch eine Form der Lebens- und Geisteshaltung. Geduld, Beharrlichkeit und starker Wille sind nötig. Nicht ein äußerer Gegner wird dabei überwunden, sondern der Übende überwindet sich selbst, schult seinen Charakter, seinen Geist und seinen Körper.

Um 1200 fand der Chan-Buddhismus in Japan Eingang und wurde zum Zen-Buddhismus, zu einer Erneuerungsbewegung innerhalb des Buddhismus. Die im Lauf der Jahrhunderte entstandenen Schriften, Mythen und Regeln wurden als Ballast auf dem Weg zur Erleuchtung empfunden. Zen betrachtet das logisch-analytische Denken als Falle. Es betrachtet das Leben nicht als logisch, sondern als schöpferisch. Die Wahrheit liege jenseits der Worte. Die Gesetze des Lebens seien nur intuitiv und mit dem Blick auf das Ganze zu erfassen, das logische Denken sei dualistisch und stehe der Erleuchtung im Wege, ist die Auffassung des Zen. Logik wird mit Anstrengung und Mühe verbunden, Leben sei jedoch eine Kunst und solle wie jede Kunst selbstvergessen, ohne Qual und Anstrengung praktiziert werden. Zen stellt die angeborene Freiheit des Menschen und die Ganzheit seines Wesens in den Mittelpunkt. Der freie Mensch ist nicht an äußere Regeln und nicht an Logik gebunden.

Diese Auffassung des Lebens äußert sich auch in den so genannten Koans, den jenseits der Logik liegenden Aussprüchen und Fragen des Zen. Sie sollen dem Geist helfen, die Schranken des Intellekts, der Vernunft und des dualistischen Denkens zu überwinden, um so zu einer höheren oder erweiterten Form der Wahrnehmung zu gelangen. Zen strebt Einsichten jenseits der Vernunft an. Die Aufmerksamkeit wird ganz auf den gegenwärtigen Augenblick fokussiert, in dem das Bewusstsein aufgeht. In der Ewigkeit des Augeblicks verlieren Vergangenheit und Zukunft ihren Einfluss auf den Geist und das »Ich« verschwindet.

Der angestrebte Zustand der Erleuchtung ist zugleich auch der Beginn eines neuen Lebens, eine intuitive Schau und Einsicht in das eigene Wesen und das Wesen der Welt jenseits von Dualität, Logik, Raum und Zeit. Dieses Erleben wird im Japanischen Satori genannt. Angestrebt wird eine völlige geistige Umwälzung, die zu einer vollkommenen inneren Freiheit und Bejahung des Lebens führt und die nicht allein durch Meditation, Kontemplation, Ekstase oder Trance erreicht werden kann. Zen macht es noch klarer als andere Richtungen des Buddhismus, dass Erleuchtung der natürliche Zustand des Geistes ist und im Alltag wirkt. Er führt nicht zu Weltflucht, sondern ist ein Weg der aktiven Teilnahme an der Welt und lässt den Alltag in neuem Glanz erstrahlen. Die Vollendung des Zen besteht darin, das tägliche Leben natürlich und spontan zu leben. Eine Auffassung, die im Taoismus wurzelt, aber mit dem Buddhismus eng verbunden ist. Dahinter steckt der Glaube an die Vollkommenheit unserer ursprünglichen wahren Natur und die Erkenntnis, dass Erleuchtung nur bedeutet, bewusst das zu werden, was wir von Natur aus sind und von Anbeginn an waren.

In Zen-Klöstern ist Arbeit ein wesentliches Element des mönchischen Lebens und bildet das Gegengewicht zur Meditation. So wird der Körper frisch und lebendig und der Geist nah am praktischen Leben gehalten. Im Laufe der Jahrhunderte sind jedoch auch in Zen-Klöstern strenge Regeln und zahlreiche Schriften entstanden, wodurch sich Zen heute vom Ursprung des Zen-Buddhismus wieder entfernt hat. Meditation wird im Zen »Sitzen« genannt und in Zen-Klöstern täglich viele Stunden lang praktiziert. Richtige Haltung und richtiges Atmen sind dabei wesentlich. Körper und Geist werden zu einer harmonischen Einheit verschmolzen.

Da der Zen-Buddhismus sich als nicht getrennt vom äußeren Leben betrachtet, hatte er auch einen großen Einfluss auf die japanische Lebensweise und Kunst, zum Beispiel die Malerei, Kalligraphie, Gartenarchitektur, Kunsthandwerke und Teezubereitung, aber auch auf die kriegerischen Künste des Bogenschießens, Schwertfechtens und Judo. All diese Wege werden als Wege zur Erleuchtung betrachtet und dienen dazu, den Geist zu trainieren und auszurichten. Charakteristisch für alle Wege sind Spontanität, Einfachheit und die totale Gegenwärtigkeit des Geistes. Alle Wege erfordern technische Perfektion, wirkliche Meisterschaft wird jedoch erst erreicht, wenn die Technik hinter sich gelassen und die Kunst zu einer kunstlosen Kunst wird, die aus dem Unbewussten entsteht.

Die Geschichte des Shaolin-Tempels China

Die Gründung des Shaolin-Klosters im Jahre 495 erfolgte auf Befehl des Kaisers Xiaowen der Nördlichen Wie-Dynastie für den indischen Mönch Batuo, der sich dort mit der Übersetzung buddhistischer Schriften beschäftigte, und ist in den ältesten chinesischen Quellen dokumentiert. Das Kloster liegt in der Provinz Henan im chinesischen Kernland.

In der Nachfolge des Bodhidharma, des Begründers des Chan-Buddhismus und des Shaolin-Qi Gong, wurden bis in die Qing-Dynastie unter Kaiser Shunzhi (1544–1661) insgesamt 27 Shaolin-Äbte inthronisiert. Der 28. Abt des Shaolin-Klosters in China war der von Shunzi ernannte Großmeister Shi Hai Kuan. Die Inthronisierung folgte jedoch erst 11 Jahre nach seiner Ernennung. Vier Jahre später, im letzten Regierungsjahr des Kaisers, übergab Shi Hai Kuan sein Amt an seinen Schüler Shi Yong Yu, der allerdings nie offiziell inthronisiert wurde.

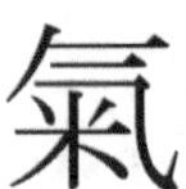

Unter anderem aus politischen Gründen wurden in den darauf folgenden mehr als 300 Jahren keine Shaolin-Äbte mehr offiziell inthronisiert. Mehrere »Ehrenäbte« und Mönche fungierten faktisch als Äbte, inthronisiert wurde jedoch erst wieder Abt Shi Xing Zheng im Dezember 1986. Shi Xing Zheng verstarb bereits acht Monate später im Alter von 74 Jahren. Sein offizieller Nachfolger ist seit 1999 Abt Shi Yong Xin, der auf einer Dharma-Versammlung inthronisiert wurde.

Shaolin-Abt Shi Yong Xin, der ranghöchste Shaolin-Abt

Shi Yong Xin ist seit der Gründung des Shaolin-Tempels im Jahre 495 n. Chr. der 30. inthronisierte Shaolin-Abt und gehört zu einer neuen Generation religiöser Führer in China, die aus der Nach-Kulturrevolutionszeit stammen. Er setzt sich für die Völkerverständigung und freie Religionsausübung ein und versucht unter anderem, dem Shaolin-Tempel den Status eines UNESCO-Welt-Kulturerbes zu verschaffen. Der Tempel mit seiner mehr als 1500-jährigen Tradition stellt das größte buddhistische Kloster und die größte buddhistische Schule Chinas dar. Seine Mönche sind weltberühmt. Derzeit leben im Shaolin-Tempel China mehrere hundert Mönche und etwa 20 Nonnen.

Shi Yong Xin wurde 1965 in einer buddhistischen Familie in der Provinz Anhui geboren und 1981, seinem Kindheitswunsch folgend, Mönch. Nach den ersten Studien im Shaolin-Tempel lernte Shi Yon Xin auch in anderen buddhistischen Tempeln Chinas. Nach seiner Rückkehr wurde er eines der Gründungsmitglieder der neuen Vereinigung für ein demokratisches Management des Tempels. In weiterer Folge half er bei der Errichtung einer Vereinigung zur Entwicklung der Shaolin-Kampfkünste und wurde deren Vizepräsident. Er gründete eine Kampfmönchstruppe für Shows und Demonstrationen und wurde Leiter der Gruppe. Im selben Jahr verstarb Abt Shi Xing Zheng und Shi Yong Xin übernahm als Direktor des Tempelmanagements die Leitung der Zeremonien, die Kontaktpflege zum Ausland und zu Gästen. Er wurde zum Direktor der Buddhistischen Vereinigung von Henan berufen, gründete die Vereinigung des Roten Kreuzes von Shaolin zur medizinischen Versorgung der Umgebung von Shaolin und eine Forschungsgesellschaft für Kalligraphie und Kunst.

Ab 1989 leitete Shi Yong Xin ein Team von Shaolin-Kampfmönchen auf einer Showtour durch China, um Spenden zu sammeln. Später führte er sie auch ins Ausland mit dem Ziel, die Shaolin-Kultur zu verbreiten. Die Reisen führten nach Kanada, England, Hong Kong, Japan, Korea, Macao, Malaysia, Russland, Singapur, Taiwan und Thailand. 1993 wurde Shi Yong Xin in eines der höchsten politischen Ämter der Provinz Henan gewählt – als Repräsentant im Volksdeputierten-Kongress (Parlament). Kurz darauf gründete er die Chinesische Organisation für Chan-Dichtung und führte auf Einladung der taiwanesischen Universität für chinesische Kultur ein buddhistisches Shaolin-Kulturteam nach Taiwan. Dies war der erste offizielle Kontakt zwischen Buddhisten aus Taiwan und vom chinesischen Festland seit vierzig Jahren. Ein historisches Ereignis in der buddhistischen Welt, über das die Medien in China, Taiwan, Japan und Korea berichteten.

Kurz darauf wurde Shi Yong Xin in den Vorstand der Buddhistischen Vereinigung von China gewählt, deren Vizepräsident er mittlerweile ist. Im folgenden Jahr gründete er eine gemeinnützige wohltätige Shaolin-Stiftung, deren Präsident er wurde und die die Opfer von Naturkatastrophen ebenso unterstützt, wie die Ärmsten der Armen. Die Stiftung finanziert medizinische Versorgungsprojekte, Schulen, Brunnenbau und hilft bei Ernteausfällen.

1995 feierte Shaolin sein 1500-jähriges Bestehen mit zahlreichen Zeremonien. Nach einer Reise an die historischen heiligen Orte, wo Buddha gelebt und gewirkt hatte, gründete Shi Yong Xin ein buddhistisches Monatsmagazin. 1998 wurde er zum Präsidenten der Buddhistischen Vereinigung in Henan gewählt und im August 1999 unter Anwesenheit zahlreicher buddhistischer Meister und hoher Politiker Chinas offiziell als Abt von Shaolin inthronisiert.

Abt Shi Yong Xin widmet sich intensiv der Wiederbelebung der alten Shaolin-Kultur, der Renovierung und dem Wiederaufbau des teilweise zerstörten Shaolin-Tempels im Norden Chinas, schreibt Bücher und pflegt Kontakte mit dem Ausland. Eine Audienz bei der britischen Königin ging einer Reise nach Europa voran, wo er u.a. mit dem Vizepräsidenten des Internationalen Olympischen Komitees die Möglichkeit diskutierte, Wu Shu zur olympischen Disziplin zu erheben.

Shaolin-Mönche sind vor allem als Kampfhelden und buddhistische Chan-Meister bekannt, das Shaolin-Kloster brachte jedoch im Laufe der Geschichte auch zahlreiche Künstler, Gelehrte und Mediziner hervor. Abt Shi Yong Xin begann, das Wissen des Shaolin-Klosters auch dem Ausland zugänglich zu machen und fördert den Austausch mit dem Westen. In seine Amtszeit fallen die Eröffnung eines Shaolin-Tempels in den USA ebenso wie in England und Deutschland, wo unter anderem Shaolin-Kung Fu unterrichtet und das Wissen der Shaolin-Mönche vermittelt wird.

Im Jahr 2004 erteilte Abt Shi Yong Xin eine Vollmacht zur Errichtung eines Shaolin-Kulturzentrums in Wien und zur Verbreitung des Wissens des Tempels an Robert Egger aus Österreich (siehe Anhang).

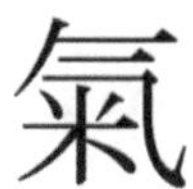

Abt Shi Yong Chuan, der Leiter des Shaolin-Tempels in Deutschland

Abt Shi Yong Chuan wurde im Jahr 1969 als Sohn einer einfachen Familie am Fuß des Songshan Gebirges in China geboren. Seine Vorfahren, zu denen auch Kaiser Li Shimin (Tang-Dynastie) zählt, waren seit jeher dem Buddhismus verbunden. Kaiser Li Shimin wurde von 13 Shaolin-Mönchen vor Rebellen gerettet. Aus Dankbarkeit gab er offiziell die Erlaubnis, dass ab diesem Zeitpunkt auch Kampfmönche im Shaolin-Kloster leben durften.

Shi Yong Chuans Vater war Heilkräuterpflücker und nahm seinen Sohn häufig mit ins Kloster, um Opfer darzubringen. Eines Tages offenbarte ihm ein alter Mönch, dass der Junge gute Veranlagungen für eine Laufbahn als Shaolin-Mönch hätte. Der Mönch erzählte Shi Yong Chuan, dass Mönche wie gute Heiler die Menschen von seelischen Leiden befreien könnten, wonach sich der Junge entschloss, ein Shaolin-Mönch zu werden. Nach seinem Schulabschluss mit 17 Jahren trat er in das Kloster ein und wurde 1986 zum Mönch geweiht. Im Shaolin-Kloster lernte er neben Chan-Buddhismus auch Bodhidharmas Shaolin-Kung Fu und die Übungen des Yi-jin-jing und Xi-sui-jing.

Nach einigen Jahren des Lernens bei anderen Großmeistern des Buddhismus und zahlreichen Prüfungen wurde Shi Yong Chuan 1993 von der Chinesischen Akademie für Buddhismus in Beijing aufgenommen. Nach dem erfolgreichen Abschluss eines vierjährigen Studiums des Buddhismus kehrte er in das Shaolin-Kloster zurück. Fünf Jahre später, im Jahr 2002, wurde Shi Yong Chuan durch den Abt des Shaolin-Tempels in China, Shi Yong Xin, mit der Aufgabe betraut, als buddhistischer Großmeister den Shaolin-Tempel Deutschland in Berlin zu leiten. Shi Yong Chuan ist auch der religiöse Leiter von Shaolin Österreich.

Die Prinzipien des Buddhismus

Buddhistische Philosophie

Die Naturwissenschaft des Westens und Physiker wie Albert Einstein kamen zu ähnlichen Schlüssen über die Welt und die Gesetzmäßigkeiten dahinter, wie Buddha vor 2500 Jahren. Während der Buddhismus in seinem Geburtsland Indien fast verschwunden ist, boomt er im Westen und fließt in Techniken zur Bewusstseinsentwicklung und in Psychotherapien ein. Auch der Buddhismus als Kulturgut zieht immer mehr Touristen an. Wenngleich er im offiziellen Sinne zu den Weltreligionen zählt, ist der Buddhismus im Grunde eine Lebensphilosophie und unabhängig von Religionen für jeden und jede lebbar.

Buddha legte Wert auf persönliche Erfahrung im Gegensatz zu blindem Glauben und Übernehmen ohne selber zu prüfen. Im Buddhismus gibt es keine äußere Autorität. Das eigene Innerste kennt die Wahrheit und ist die oberste Autorität. Jedes Dogma würde allen, die ihm folgen, die Chance auf ihre Erkenntnis nehmen.

Wenn Buddha lehrt, nicht blind zu glauben, meint er auch nicht zu zweifeln, wo Vertrauen notwendig ist. Zweifelsucht gilt im Buddhismus als großes Hindernis bei der Entwicklung eines wachen Bewusstseins. Angestrebt wird, im täglichen Leben seinem Gefühl zu vertrauen und der Intuition zu folgen bzw. sie zu entwickeln.

Im Buddhismus kennt man kein entweder – oder. Die buddhistische Haltung ist nicht ausschließend. Deshalb können auch alle anderen Religionen mit dem Buddhismus koexistieren, ohne bekämpft zu werden. Der Buddhismus lehrt ein Denken des Sowohl-als-auch. Das führt zu Toleranz und zu Frieden. Als der Buddhismus aufkam, musste niemand den alten Religionen abschwören, um zum Buddhismus überzutreten. Es kam zu einer Verbindung von alten und neuen Glaubensformen und Lebensgrundsatzregeln.

Im Buddhismus existiert keine Mitgliedschaft in einer Kirche, kein Beitritt und kein Austritt in die und aus der Glaubensgemeinschaft. Buddhismus ist eine Lebensform nach menschlichen Regeln des Wohlwollens und der Gerechtigkeit, die sich mit jedem Glauben verträgt und unabhängig von Ritualen ist.

Buddhismus will nicht Gott erklären, sondern einen Weg anbieten, der persönlichen Nutzen im Sinn von Glücklichsein bringt. Glückliche Menschen gemeinsam erschaffen eine glückliche Welt. Insofern dient der Nutzen des Einzelnen auch dem Nutzen des Ganzen. Und Erleuchtung, Erwachen, meint in Wahrheit Bewusstheit über das wahre Sein und die Welt hinter der äußeren Welt.

Erwachen ist nicht das Privileg einzelner Menschen, sondern kann durch jeden und jede erlangt werden. Das ist die Botschaft Buddhas. Die Werte des Buddhismus zu leben, ist der Weg zum Erwachen. Anders als in Glaubenssystemen, die »Gottesfurcht« lehren, steht im buddhistischen Glauben die Verbundenheit über allem. Furcht schafft Distanz, Liebe Verbindung, auch mit dem Göttlichen. Wenn der Mensch und Gott eins sind, besteht auch keine Veranlassung, alles Heilige zu projizieren auf eine Gottesfigur, die dann verteidigt wird, weil sie Angriffsflächen bildet. Das ist der Ursprung von Kriegen. Bei dieser inneren Haltung bleibt für die Menschen nur noch die Rolle der Sünder. Sich selbst der eigenen inneren Göttlichkeit bewusst zu sein, führt zum Integrieren von Licht- sowie Schattenseiten.

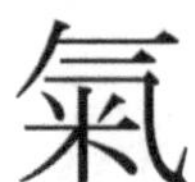

Karma und Samsara

Unter Karma versteht man das Gesetz von Ursache und Wirkung. Jede Handlung hat eine Folge. Heilsame Handlungen erzeugen Freude und Glück, unheilvolle Handlungen hingegen Leid und Probleme. Karma bedeutet nicht im christlichen Sinne Schuld und Sühne, sondern dass jede Verfehlung wieder zurückfällt auf den Verursacher. Jede Handlung beeinflusst das Leben und somit auch das Karma.

Nachdem der Mensch als mehr als sein Körper betrachtet wird, wird davon ausgegangen, dass dieses »Mehr« sich immer wieder inkarniert (wieder verkörpert), um auch Karma aufzulösen. Nur Unwissenheit führt nach Ansicht des Buddhismus zu karmischer Verstrickung, nicht Schuld. Jeder Mensch trägt die Verantwortung für sein Handeln und die Seele möchte selbst Karma gut machen durch Tat und Wirken.

Über die Individualität führt der Weg der Bewusstwerdung zur Universalität. Individualität ist jedoch nicht gleichbedeutend mit Egoismus. Egoismus ist unbewusst, unwissend und ein Weg der Selbsttäuschung, der jedoch nicht vor den Folgen bewahrt. Individualismus steht zu sich selbst und ist sich seines wahren (göttlichen) Selbst bewusst. Individuen verstehen auch andere Standpunkte und leben Toleranz und Frieden. Der Weg in die Freiheit im Sinne des Buddhismus führt über die Freiheit vom Egoismus. Selbst-Verwirklichung bedeutet spirituelle Entwicklung. Ent-wicklung auch im wörtlichsten Sinne, wie ein Schmetterling sich befreit aus der Verpuppung.

Ebenso wie das Wirken erzeugen auch Denken und Fühlen Karma. Gedanken und Emotionen sind die Vorstufen zur Tat und können auch materiell irgendwann Wirkung zeigen. Es existiert kein strafender Gott im Buddhismus, allein das eigene Wirken holt den Menschen wieder ein. Wer den anderen schadet, schadet letztlich sich selbst. Es gibt aber dafür keine Verurteilung, weil der Mensch durch Fehler lernt. Absichtloses Handeln – frei von Absicht und Hintergedanken – erzeugt das wenigste Karma.

Der Begriff Samsara meint das Gefangensein in der Welt der eigenen Erlebnisse und in den Vorstellungen von dieser Welt der Illusionen. Alles wird nur im Licht der subjektiven Erfahrung und Wahrnehmung betrachtet und erlebt. Dieser Prozess, der sich von Leben zu Leben fortsetzt, wird als Kreislauf der Existenz (Samsara) bezeichnet, das Rad der Wiedergeburten.

Buddhas Lehre verspricht den Ausstieg aus dem Karma und dem Rad der Wiedergeburten, wenn eine Wandlung erfolgt durch das Leben des achtfachen Pfades. Das Prinzip von Ursache und Wirkung hat nur Gültigkeit auf der materiellen Ebene, aber Bewusstsein, Geist (Spirit) kann diese Ebene

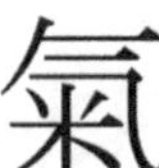

verlassen. So wird der Weg des Buddhas zu einem Weg der Befreiung von Leiden.

Nirwana

Der Eintritt des Bewusstseins in eine höhere Form der Bewusstheit oder der Wahrheit wird Nirwana genannt. Es ist ein Zustand jenseits der Dualität und des Denkens, ein Eintauchen in die All-Einheit. Nirwana ist eine Erfahrung der Einsicht in das Wesen aller Dinge und die Befreiung des Geistes von den Schranken des Denkens, die Verwirklichung höchster Wahrheit jenseits der Worte. Oft wird für Nirwana auch das Wort »Verlöschen« gebraucht. Es meint das Verlöschen in Form von Befreiung von Gier, Hass, Wahn, Angst und das Verlöschen des Egos. Gefühle wie Schuld und Depression verschwinden und weichen der Lebensfreude.

Es ist ein Erwachen aus dem »Traum des Lebens« und der Illusion des irdischen Daseins. Das Alltagsbewusstsein wird verlassen, es folgt ein Erwachen auf einer »höheren Ebene«, die einen Blickwinkel bietet, aus dem alle Zusammenhänge plötzlich klar werden. Die Nebel und Schleier der Illusion (Maya) haben sich gelichtet. Nirwana ist ein transzendenter Zustand der inneren Befreiung, der Glückseligkeit und des Friedens sowie der allumfassenden Liebe. Er leuchtet aus klaren strahlenden Augen, den Zeichen einer geläuterten Seele, und ist ein Präsent-Sein im Jetzt.

Nirwana kann in flüchtigen Augenblicken erfahren werden oder ins Leben integriert sein. Letzteres ist meist ein Prozess. Diesen Zustand zu erlangen, wird oft wie eine zweite Geburt erfahren, die Geburt als ein bewusstes spirituelles Wesen.

Dharma

Das Wort »Dharma« fasst alle Lehren Buddhas in einem Wort zusammen und meint die »Wahrheit«. Wahrheit jenseits der Dinge und der persönlichen Wirklichkeit, alles was wirklich ist, im Gegensatz zu Illusionen. Dharma meint auch das Gesetz, das in den Herzen der Menschen liegt als ein Prinzip der Redlichkeit.

Ein Mensch, der das Buddha-Selbst in sich verwirklicht hat, ist edel, rein und wohltätig. Nicht um den Regeln zu genügen, sondern aus sich heraus, um dem Höchsten in seinem Inneren zu entsprechen, seinem göttlichen Sein.

Dharma existiert im ganzen Universum, sagt der Buddhismus. Es ist eine Offenbarung des Dharma, des inneren Gesetzes der Dinge, der inneren Matrix. Dharma ist die wahre Natur der Dinge, die göttliche Existenz in allem.

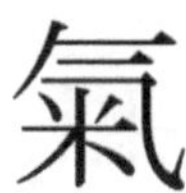

Ein Mensch, der das Dharma lebt, wird dem Elend entgehen und zum Nirwana kommen, der Lösung vom Leiden. Nur die Beherrschung des Geistes und die Klärung der Gefühle dienen dieser Entwicklung. Keine Gebete und Anflehungen, keine Zeremonien oder Opfer können diesen Prozess ersetzen. Wohlwollen für alle Wesen ist der Weg der Verwirklichung der Prinzipien des Buddhismus und der Weg, das Dharma zu leben. Wer den anderen dient, dient auch sich selbst. Und wer sich selbst verändert, verändert die Welt.

Die vier edlen Wahrheiten

Buddhas grundlegende Erkenntnis wird meist in vier Sätzen zusammengefasst und beschreibt die »vier edlen Wahrheiten« menschlichen Lebens:

- Es gibt Leid im Leben.
- Leid entsteht durch Begierde, Anhaftung und Egoismus.
- Es ist möglich, sich vom Leid zu befreien.
- Der Weg dazu ist der »achtfache Pfad zum rechten Leben«.

Die 1. edle Wahrheit

Mit der ersten edlen Wahrheit »Es gibt Leid im Leben« wird auch der Begriff »Dhukka« verbunden, der eine Grundangst im menschlichen Leben beschreibt: die Angst, nicht erwünscht zu sein, sich in einer lebensfeindlichen Umwelt zu befinden, in einem immerwährenden Kampf ums Überleben.

Der Mensch leidet an der Vergänglichkeit. So entsteht Leid durch den Widerstand, Werden und Vergehen zu erleben. Die Feststellung, dass es Leid im Leben gibt, ist eine Standortbestimmung. Sie sagt nicht, Leben sei nur Leiden, sondern: Auch Leid gehört zum Leben. Es ist eine Möglichkeit, sich zu verändern. Leiden hat jedoch aus der Sicht des Buddhismus keinen Sinn. Wir können auch frei von Leiden lernen und Erkenntnis erlangen.

Freude und Zufriedenheit werden jedoch erst möglich, wenn sich der Mensch seines Mangels an Glück und Zufriedenheit bewusst ist. Eine Bewältigung der Situation ist durch Bewusstwerdung und Loslösung möglich. Wer achtsam, bewusst und frei von Widerständen lebt, erlebt Befreiung von Leiden.

Die 2. edle Wahrheit

Leiden entsteht durch haben wollen und durch Unersättlichkeit. Dieses Verlangen bezieht sich einerseits auf Reichtum im materiellen Sinne, aber auch auf Vergnügen, Macht, auf wichtig sein wollen und das Anhaften an allem Bindenden, wie u. a. Einstellungen, Ideen, Vorstellungen, Ansichten, Meinungen, Werten etc.

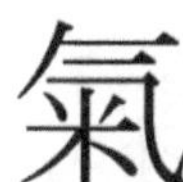

Verlangen wird nicht bewertet, nur als das gesehen, was Verlangen ist – die Ursache für das Leiden.

Die materielle Existenz ist nur ein Teil der Existenz. Der Mensch ist ein verkörpertes geistiges Wesen, vergänglich im Materiellen, unvergänglich im Geistigen. Die Lust nach Leben, nach Erfahrung führt zur Verkörperung der Seele. Doch je mehr sie sich identifiziert mit der materiellen Welt und daran festhält, desto mehr entsteht Leiden und der Kreislauf von Karma und Wiedergeburt beginnt. Dazu tragen auch die drei Geistesgifte bei: Gier, Hass und Verblendung.

Die 3. edle Wahrheit

Die Möglichkeit, sich aus dem Leid zu befreien und das Rad der Wiedergeburten (Karma) zu verlassen, war die Botschaft Buddhas zur Befreiung der Menschen durch ihr innerstes Selbst. Befreiung (Nirwana) ist ein Ausstieg aus der Polarität.

Buddhismus ist zugleich Anregung zu einer Lebensgestaltung, die Glück und Freiheit ermöglicht und das Leben zu genießen, so wie es ist.

Die 4. edle Wahrheit

Der Pfad zur Überwindung des Leidens ist der »8-fache Pfad« des Buddhismus, der Perspektiven aufzeigt, anstelle von Egoismus, Anhaftung und Besitzgier fortan Menschlichkeit, Wohlwollen, Mitgefühl und ein Leben in Verbindung mit anderen sowie der Schöpfung zu führen. Die Fähigkeit zur Befreiung liegt in jedem Menschen, weil jeder Mensch im Innersten ein göttliches Wesen ist. Die Buddha-Natur zu entwickeln, heißt das göttliche Selbst zu leben und das innerste Wesen zum Leuchten und Strahlen zu bringen.

Der achtfache Pfad

Der Weg zur Überwindung des Leidens wird im Buddhismus durch acht Prinzipien beschrieben, die wie folgt lauten:

- Rechte Ansicht / Rechte Einsicht
- Rechtes Motiv / Rechte Gesinnung
- Rechte Rede
- Rechtes Tun
- Rechter Lebensunterhalt
- Rechte Anstrengung
- Rechte Achtsamkeit
- Rechte Konzentration / Meditation

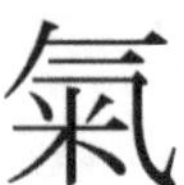

Die Bezeichnung »rechtes« meint »auf das Ganze bezogen«, »angemessen«, »rechtschaffen«, »vollständig« oder »weder einseitig noch zwiespältig«. Der Weg des Buddhismus ist ein Weg der Mitte, nicht der Extreme. Die ersten beiden Regeln beziehen sich auf das Denken und die Gesinnung, die Ausgangspunkte für jede Handlung. Die Regeln drei bis sechs beziehen sich auf menschlich-sittliches, ethisches Verhalten, und die beiden letzten Regeln auf mentales und geistig-spirituelles Training, den Zugang zu erweitertem Bewusstsein und der vertieften Betrachtung der Welt.

Rechte Ansicht / Rechte Einsicht

Die Regel der »rechten Ansicht« soll dazu anleiten, Dinge möglichst so zu sehen, wie sie wirklich sind. Auch wenn es im Buddhismus keine Wahrheit im objektiven Sinne gibt, ist ein subjektives Wahrnehmen häufig ein sich selber täuschender oder ein verzerrender Blickwinkel. Die Dinge nicht zu sehen, wie sie sind – sondern wie sie sein sollten – geht Hand in Hand mit Verdrängung, Beschönigung, Verleugnung und nicht wahrhaben wollen.

Zu jedem Sachverhalt gibt es zahlreiche Standpunkte. Die Regel der rechten Ansicht oder Einsicht meint auch, den Standpunkt verlassen zu können, der eigene Vorteile bietet, aber vielleicht nicht der Wahrheit entspricht. Einen Sachverhalt von verschiedenen Seiten anzuschauen, bedeutet frei zu sein von einer Identifiziertheit mit der eigenen Ansicht und dazu imstande, einen Schritt auf andere Menschen zuzugehen, um ihre Perspektive wirklich zu verstehen. Rechte Ansicht und Einsicht zu leben, heißt, sich um einen unverstellten Blick auf die Wahrheit zu bemühen.

Rechtes Motiv / Rechte Gesinnung

Dieser Hinweis der buddhistischen Lehre meint, man solle die Motive, aus denen man handelt, erst hinterfragen und sich der wahren Absicht bewusst werden. Häufig sind die Motive hinter den äußeren Motiven andere, versteckte Absichten, mit dem Ziel etwas Bestimmtes für sich selbst zu erreichen. Zum Beispiel Gutes zu tun, um geliebt zu werden oder Abhängigkeit zu erzeugen. Sich die Motive bewusst zu machen, die zu Handlungen führen, heißt auch, das Spiel von Opfer und Täter zu verlassen, die einander bedingen. Sich klar zu werden darüber, ist der Beginn und die Voraussetzung für eine Verhaltensänderung und eine neue innere Haltung.

Zuerst sollten die Absichten frei von persönlichem Streben nach Vorteil und von Unehrlichkeit sein, ehe gehandelt wird. Ein rechtes Motiv führt zu Überzeugung und totaler Authentizität. Das Tun kommt aus innerer Überzeugung,

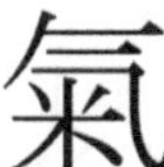

das Gefühl des Opfer-Daseins und die Erwartung der Dankbarkeit verschwinden. Dann ist das Tun voller Sinn und Freude, Güte und Frieden.

Rechte Rede

Die rechte Rede bedeutet im Buddhismus, eine Sprache zu benutzen, die frei von Hass, Feindschaft, Uneinigkeit und Zwietracht ist. Das bedeutet, auf Lüge, Verleumdung, Schmeicheleien, leeres Geschwätz und Klatsch zu verzichten. Rechte Rede meint auch, keine niederen Instinkte – wie Sensationsgier oder Gewalt – zu schüren und stattdessen ehrlich, friedfertig, heiter und wertschätzend über andere und mit anderen Menschen zu reden. Sie hält sich an die Tatsachen und achtet auch darauf, richtig verstanden zu werden.

Rechtes Tun

Das rechte Tun ist frei von Furcht, handelt zum Wohle aller und immer den Umständen angemessen. Alles, was Frieden, Ruhe und Harmonie erzeugt, was zu Erkenntnis, Weisheit und Wohlbefinden beiträgt, ist rechtes Tun. Es respektiert den freien Willen von anderen und sich selbst, ist jedoch kein selbstgefällig-tugendhaftes Handeln. Im Buddhismus geht es immer um die Erlangung von Weisheit, aus der das Handeln entspringt.

Zur Unterstützung auf dem Weg kennt der Buddhismus fünf Sittenregeln:

- nicht töten
- nicht stehlen
- keinen unerlaubten Geschlechtsverkehr (Missbrauch, Übergriff)
- nicht lügen
- berauschende, suchterzeugende Mittel meiden (Abhängigkeit macht unfrei).

Eingriffe in die Würde und Freiheit von anderen sollen unterlassen werden. Achtung und Wohlwollen und der Respekt vor dem Leben sind die obersten Prinzipien. Jeder Mensch muss sein Tun vor allem vor sich selbst verantworten können und nicht nur aus Angst vor Strafe etwas unterlassen.

Alle Regeln des Buddhismus sind jedoch keine Ge- und Verbote im moralischen Sinne, sondern Regeln der Menschlichkeit und der Liebe. Menschen mit offenem Herzen leben ganz natürlich, ohne anderen zu schaden, verbunden mit der Schöpfung und allen Lebewesen, und ohne Regeln zu brauchen, nach denen sie handeln sollen. Ihr Handeln gründet auf Einsicht und tiefem inneren Verstehen.

»Heilsames« Verhalten im buddhistischen Sinne erzeugt Frieden, Ruhe, Harmonie und führt zu Weisheit und Wohlbefinden. Der Buddhismus zielt ab

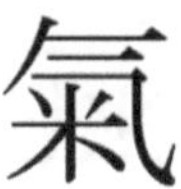

auf die Befreiung von Leiden, auf Gesundheit und Glück im Leben. »Mögen alle Wesen glücklich sein« betrifft auch das eigene Selbst, denn jeder Mensch, der selbst glücklich ist, macht die gesamte Welt zu einer glücklicheren Welt.

Gesundheit und materieller Wohlstand sind Nebenprodukte des Tuns in diesem Sinne. Reichtum im Sinne des Buddhismus ist nicht von Haus aus abzulehnen. Materielle Güter sind nur das, wofür man sie einsetzt. Reichtum kann andere unterstützen, immer natürlich gesetzt den Fall, dass er auch ehrlich erworben wurde. Generell sind Eigenschaften wie Eigenverantwortung sowie materielle Unabhängigkeit im Buddhismus erstrebenswert, um sich selbst erhalten zu können.

Rechter Lebensunterhalt

Diese Regel stellt klar, dass der Lebensunterhalt mit einer Tätigkeit verbunden sein sollte, die keinem Lebewesen schadet. Zu vermeiden in diesem Zusammenhang wären zum Beispiel der Handel mit todbringenden Waffen und mit suchterzeugenden Mitteln; Betrügereien und Geld verdienen durch Verhalten, das andere schädigt; und das Töten von Tieren sowie der Handel mit Schlachttieren. Im Zusammenhang mit dem Essen von Tieren bedeutet das: Fleisch essen ist nicht verboten, falls es notwendig ist. Nahrung, die gewonnen wird, ohne Leben zu zerstören, ist jedoch der Vorzug zu geben. Werden Tiere getötet, soll das rasch und leidenschaftslos, ohne Gier und Hass geschehen und auch immer in Maßen.

Unter rechtem Lebensunterhalt werden vor allem Berufe verstanden, die weder die fünf Sittenregeln verletzen, noch daraus Nutzen ziehen.

Rechte Anstrengung

Darunter versteht man geistige Anstrengung, die sowohl Gedanken, als auch Gefühle und Emotionen umfasst. Gedanken und Gefühle sind die Nahrung des Geistes. Körperliche Hygiene ist meistens selbstverständlich, aber geistige Hygiene, geistiges Maßhalten und sich Reinigen von destruktiven Gedanken braucht Disziplin und Bewusstheit. Seelenhygiene umfasst auch eine bewusste Entscheidung, was wir geistig aufnehmen und welche Eigenschaften wir kultivieren möchten. Das braucht Bemühen.

Rechte Anstrengung meint in diesem Zusammenhang, Eigenschaften wie Wohlwollen, Güte und Mitgefühl, Gleichmut und Mitfreude einzuüben, die im buddhistischen Leben einen sehr hohen Stellenwert haben. Wohlwollen meint zum Beispiel eine offene, positive Geisteshaltung anderen Menschen gegenüber, Toleranz und Wertschätzung.

Das Bemühen, ein Verhalten einzuüben und zu leben, das andere unterstützt, ist ein meditatives Training und verlangt Ausdauer und den Willen, sich seiner selbst bewusst zu werden. Vorerst beginnt das Training bei sich und bei wohlwollendem Verhalten auch sich selbst gegenüber, also sich selbst so zu lieben, wie man jetzt ist, mit all seinen Fehlern und Schwächen. Erst diese Basis der Selbstliebe lässt sich auf andere ausdehnen und auch die Wirklichkeit annehmen, so wie sie ist. Sich selbst zu lieben bedeutet nicht, nur noch den eigenen Vorteil zu suchen, sondern verbunden mit allem, was existiert, bei sich selbst zu beginnen. Jede Veränderung im Außen beginnt mit einer Veränderung in uns selbst.

Mitgefühl meint im buddhistischen Sinne, nicht mit zu leiden, sondern mit Mitgefühl anwesend zu sein und zu unterstützen. Mitfreude ist die Fähigkeit, am Glück von anderen teilzuhaben, sich mit ihnen zu freuen, ohne sie zu beneiden oder das Glück zu missgönnen. Gleichmut wiederum meint, ein inneres Gleichgewicht finden und in der Mitte zu sein und bleiben, was immer geschieht. Das ist ein Weg zu innerem Frieden.

Rechte Achtsamkeit und rechte Konzentration / Meditation

Sowohl Achtsamkeit als auch Konzentration im rechten Sinne beziehen sich auf ein Training des Bewusstseins, das auch meditativ ist. Alle anderen Pfade sind die Vorstufen zu den letzten beiden Pfaden des achtfachen Pfades. Hier geht es nicht mehr um Denken und Handeln im Alltag, sondern um die Bewusstheit über die emotionalen und mentalen Prozesse des Daseins. Grundlagen der buddhistischen Meditation sind Achtsamkeit, Beobachtung, Bewusstheit und wache geistige Wahrnehmung des Seins. Achtsamkeit ist auf vier verschiedenen Ebenen möglich:

- Körper (materielle Ebene) – z. B. Achtsamkeit auf den Atem
- Gefühle, Empfindungen (emotionale Ebene)
- Gedanken, Geist (mentale Ebene)
- Dharma (spirituelle Ebene) – z. B. auf die Bedingungen menschlicher Existenz.

Gefühle, Empfindungen, Gedanken werden bewusst wahrgenommen und wieder losgelassen. Hier beginnt der spirituelle Pfad und die Befreiung von Unbewusstheit. Tiefe Einsichten werden möglich und Selbst-Entdeckung sowie Selbst-Verwirklichung können die höheren Dimensionen des Seins erschließen helfen. Meditierende auf diesem Weg beginnen, unbegrenzte Liebe, Güte und Wohlwollen für alle Wesen auszustrahlen, Mitgefühl und Mitfreude sowie Gleichmut zu empfinden.

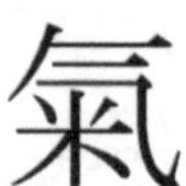

Zur Erreichung dieser Ziele wurden unzählige Methoden der Meditation entwickelt und der Buddhismus ist auch hier nicht ausschließend. Für Shaolin-Mönche ist einerseits das Meditieren im Sitzen, andererseits die bewegte Form wie im Qi Gong und im Gong Fu / Kung Fu von zentraler Bedeutung. Haltung beim Sitzen sollte bequem sein. Im Osten entspricht das dem Sitzen auf dem Boden, meist im Lotussitz oder Schneidersitz. Wichtig ist ein gerader Rücken, sodass die Energie und Atmung frei fließen. Der Inhalt sollte jedoch nicht mit der Form verwechselt werden. Auch aufrecht auf einem Stuhl zu sitzen, kann eine Position für eine Meditation sein. Meditieren im Liegen kann die Gefahr, dabei einzuschlafen, beinhalten. Nachdem kurz vor dem Einschlafen und vor dem Aufwachen jedoch ein ähnlicher Bewusstseinszustand vorherrscht wie beim Meditieren, kann man diese Phasen auch liegend im Bett dafür nützen.

Meditieren bedeutet innezuhalten und sich gewahr zu werden, zu fühlen, zu spüren und wahrzunehmen. Es erzeugt einen Zustand der Entspannung und der Beruhigung des Geistes. Die Sammlung, Konzentration und Beherrschung des Geistes werden im Buddhismus »Samadhi« genannt. In der Meditation fällt es oft leichter, sich seiner selbst bewusst zu werden und die eigenen Fehler oder Einschränkungen zu erkennen, die den Fortschritt blockieren. Nach buddhistischer Weltsicht sind das vor allem:

- Sinnliche Begierde
- Groll, Hass, Ärger
- Stumpfheit und Trägheit
- Aufgeregtheit und Gewissensunruhe
- Zweifelsucht

Einsicht ist der erste Schritt zu der Entscheidung, etwas im Leben oder sich selbst zu verändern und damit Neues anzuziehen. Entspannung und Konzentration sind die Vorstufen zu den Zielen der Weisheit und Klarheit im Leben. Die Fokussierung des Geistes hilft, zu verändern und tiefe Sammlung zu erzielen. Die Achtsamkeit beim Meditieren kann sich auf den Körper, die Gefühle und Empfindungen oder das Denken und den Geist richten.

Der Pfad der Sammlung führt zu verschiedenen Stufen der Versenkung und der mystischen Erlebnisse oder Zustände, wie Verzückung, Seligkeit und Ekstase. Laut Buddha gibt es vier Versenkungsstufen, die dabei helfen, Nirwana und das Ende des Leidens zu erlangen:

- Achtsames gerichtetes Denken (sinnliches Verlangen hört auf – Wohlbehagen)
- Geistige Konzentration auf einen Punkt oder Gegenstand (Nachdenken hört auf – Wohlbehagen)

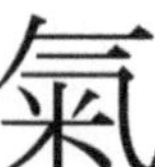

- Gleichmut, Klarheit, Gelassenheit
- Aufhebung von Vergangenheit und Zukunft, von Erinnerungen an Gefühle oder Empfindungen – reine Gegenwart, Sein.

Eine meditative Grundhaltung ist eine geistige Einstellung, eine offene und bewusste Geisteshaltung im täglichen Leben. Leben im Sinne des Zen-Buddhismus ist Meditation, die in jeder Sekunde gelebt wird. Das meint bewusstes, achtsames Dasein, Präsenz in jedem Augenblick, ein Leben im Jetzt. Gehen ist Gehen und Sitzen ist Sitzen, Schreiben ist Schreiben, nicht Denken und Handeln und Sprechen, die einander widersprechen. Angestrebt werden dabei die Erhöhung der Achtsamkeit und der Bewusstheit im täglichen Leben.

3 Traditionelle Chinesische Medizin (TCM)

Grundlagen der TCM

Die Traditionelle Chinesische Medizin (TCM) ist ein Jahrtausende altes Heilsystem, dessen Wurzeln über 5000 Jahre zurückreichen. Am Anfang standen Formen des Schamanismus, eines ganzheitliches Heilsystems, das durch die Beobachtung und Verbindung mit der Natur entstand. Im Laufe der Zeit wurde das System immer mehr verfeinert und auch aufgezeichnet, zum Beispiel im Buch des »Gelben Kaisers« Huang Ti Nei Jing Su Wen. Dies ist das zentrale Buch der TCM, das um 1000 v. Chr. entstanden sein soll. In ihm unterhalten sich der »Gelbe Kaiser« und sein Minister Qi Bo über die wesentlichen Dinge des Lebens und der Medizin. Der »Gelbe Kaiser« ist eine mythische Figur, die von 2697 bis 2597 v. Chr. gelebt haben soll. Ihm wird auch die Erfindung der Akupunktur und der chinesischen Schriftzeichen zugeschrieben.

Krankheit im Sinne der TCM ist alles, was den Fluss von Qi (Energie) und Blut stört oder mit einer Störung der Körperflüssigkeiten einhergeht. Dann ist die Balance gestört, das Gleichgewicht von Yin und Yang aus der Mitte geraten. Auslösende Faktoren können bioklimatische Einflüsse, die Umwelt und die Ernährung sein (äußere Faktoren), aber auch Emotionen und geistige Konzepte (innere Faktoren).

Die TCM kümmerte sich intensiv um die Gesunderhaltung der Menschen, aber auch um die Behandlung von akuten und lebensgefährlichen Krankheiten, sowie chronischen Erkrankungen. Es ist bekannt, dass in bestimmten Perioden im alten China der Arzt nur so lange bezahlt wurde, wie der Patient gesund war. Gesundheit im Sinne der Traditionellen Chinesischen Medizin bedeutet im allgemeinen freier Fluss von Qi (Energie) in den Energieleitbahnen und Organen, eine ausreichende Versorgung des Körpers mit Blut und Körperflüssigkeiten und ein harmonisches Gleichgewicht der Polaritäten Yin und Yang. Ist das Gleichgewicht gestört, werden die entstandenen Disharmoniemuster behandelt, dies unterscheidet sich von den Krankheitsbildern im Sinne der westlichen Medizin.

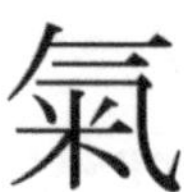

Alle Beschreibungen in diesem Kapitel über Organe, Blut etc. sind immer im Kontext mit der TCM zu sehen, die diese Begriffe anders versteht und teilweise weiter fasst als die westliche Medizin. Organe sind als Systeme und Funktionskreise zu verstehen mit komplexen Zusammenhängen, die über die Wirkung und Aufgabe des Organs an sich hinausgehen. Blut und andere Körperflüssigkeiten werden ebenfalls immer im Kontext mit den Lehren von Qi und Yin und Yang verstanden, die noch im Laufe dieses Kapitels näher erläutert werden.

Qi

Einer der wichtigsten Grundbegriffe der Traditionellen Chinesischen Medizin (TCM) ist »Qi« (auch: Ch'i; sprich: Tschi). Die gebräuchlichste Übersetzung für »Qi« ist das Wort »Energie«. Doch Qi im chinesischen Sinne ist noch viel mehr. Es geht als philosophisches Lebenskonzept weit über die Medizin hinaus. Unterschiedliche chinesische Schulen haben verschiedene Konzepte über das Qi entwickelt. Einig sind sie sich darüber, dass es sich bei Qi um eine Art Ursubstanz handelt, die in allem existiert und es belebt. Qi wird in alten chinesischen Texten häufig als die Wurzel menschlichen Daseins bezeichnet. Damit versteht man unter Qi auch die Grundlage aller Schöpferkraft und Kreativität. In anderen Kulturen werden analog dazu Begriffe wie Ki (japan.), Pneuma (griech.), Prana (Sanskrit) etc. verwendet.

Qi als Ursubstanz ist dynamisch und beweglich, durch Verdichtung wird es schwerer und fester. Es ist der Atem des Lebens und die bewegende Kraft hinter allem. Das Schriftzeichen für Qi steht auch für Dunst, Dampf, Gas und für ungekochten Reis. Im Wörterbuch für Chinesische Medizin finden sich für Qi folgende Bedeutungen:

- Luft, Gas, Dampf, Flatus (Ausstoßen von schlechtem Qi)
- Geruch
- Aura (Energiefeld eines Lebewesens, Raumes, Ortes)
- Umweltkräfte (Kälte, Hitze, Feuchtigkeit, Trockenheit)
- Natur
- jedes der dynamischen Phänomene des Körpers.

Alles, was existiert, ist eine Manifestation von Qi. Es kann in verschiedenen Situationen verschiedene Gestalt annehmen. Je nachdem, wo und wie es wirkt, kann Qi mehr oder weniger materiell sein. Es zeigt sich als Energie, Lebenskraft, Bewegungskraft, Materie, Äther etc., im materiell-fassbaren Bereich erscheint es in anderer Ausprägung als im geistig-spirituellen Bereich. Qi kann wahrgenommen und benutzt werden, es gibt dafür aber unzählige Möglichkeiten.

Im Zusammenhang mit dem Menschen drückt sich in seinem Qi seine individuell spezifische, unverwechselbare Energie aus. Obwohl jeder Mensch damit einzigartig ist, kommuniziert sein Qi auch mit dem Qi seiner Umwelt und der gesamten Schöpfung. Der Mensch ist von Qi erfüllt und lebt inmitten von Qi.

Qi wird oft als die Quelle des Geistes und der Essenz bezeichnet. Sich ansammelndes Qi produziert Essenz, sich ansammelnde Essenz sorgt für den Geist der Gesundheit. Obwohl es nur eine einzige Qi-Energie gibt, wird in der Praxis zwischen vielen Qi-Arten unterschieden.

In der chinesischen Medizin hat Qi vor allem zwei Bedeutungen: einerseits die Essenz, die von den inneren Organen gebildet wird und die Aufgabe hat, Körper und Seele zu nähren; andererseits steht Qi für die funktionelle Aktivität der Organe (Organ-Qi). Organe im Sinne der TCM sind immer Organsysteme oder Funktionskreise, die sich von der Sicht der Organe durch die westliche Medizin unterscheiden.

Qi ist dafür mit verantwortlich, dass der Körper richtig arbeitet. Allgemein schreibt man dem Qi medizinisch mehrere Qualitäten und Fähigkeiten zu, die mit seinen fünf Hauptfunktionen im Körper zusammenhängen:

- Qi ist die Quelle aller Bewegung und begleitet jede Bewegung;
- Qi schützt den Körper;
- Qi ist die Quelle harmonischer Transformation;
- Qi regelt die Bewahrung der Körpersubstanzen und Organe;
- Qi wärmt den Körper.

Wenn Qi harmonisch in den Energieleitbahnen (Meridianen) fließt, hält es den Körper gesund. Es ist der Treibstoff für die Transport- und Stoffwechselfunktionen im Organismus. Transformation und Transport von Nahrung wird ebenso durch Qi gewährleistet, wie der Transport der Körpersubstanzen. Eine besondere Beziehung zum Qi hat die Lunge, da sich bei jedem Atemzug das Qi in den Energieleitbahnen (Meridianen) weiterbewegt. Die Atmung ist die wichtigste treibende Kraft des Qi-Flusses in den Leitbahnen!

Bei träger Zirkulation kann sich Qi jedoch auch verdichten und dann in Form von Schwellungen, Beulen oder Geschwüren zu Tage treten. Neben Qi-Stau (Stagnation), der z. B. zu Stimmungsschwankungen führen kann, kann es unter anderem auch zu Qi-Mangel und damit verbunden zu Müdigkeit, mangelnder Konzentrationsfähigkeit, Energielosigkeit und geringer Belastbarkeit kommen. Qi Gong – die Bewegungslehre der TCM – unterstützt dabei, Qi im Körper anzusammeln und in Fluss zu bringen. Wird der Strom des Qi kontrolliert, gebündelt, ausgerichtet und fokussiert, sind Spitzenleistungen möglich,

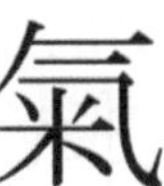

wie sie zum Beispiel Shaolin-Kampfmönche in ihren Bühnenprogrammen zeigen. Dabei ist Kraft gepaart mit Entspannung. Verspannte Muskeln verlieren an Kraft und eine verkrampfte innere Einstellung kostet ebenfalls Kraft.

Viel Qi im Körper äußert sich als Wachheit, Aktivität, Lebendigkeit, Gesundheit und Klarheit. Energieraubender ungesunder Lebenswandel, Verletzungen und Krankheiten zehren Qi auf. Gewonnen wird Qi einerseits aus der Nahrung, andererseits aus der Atemluft.

Neben diesem »nachgeburtlichen« Qi, das wieder aufgefüllt werden kann, spricht man in der TCM auch von »vorgeburtlichem« Qi, dem Potential an Lebensenergie, mit dem wir auf die Welt kommen. Mit dem vorgeburtlichen Qi kann man lediglich haushalten lernen, wieder auffüllen lässt es sich nicht, nur durch Nahrungs- und Atem-Qi ergänzen. Nahrungs-Qi wird durch die Ernährung nach den 5 Elementen zugeführt, die Zufuhr von Atem-Qi aus der Luft unterstützt das Qi Gong.

Energiereserven, die so angesammelt werden, sind für Zeiten des gesteigerten Energiebedarfs gedacht. Dazu gehören vor allem Notfälle wie etwa Krankheiten. Werden die Reserven durch stressigen Lebenswandel verbraucht, läuft der Körper buchstäblich ständig auf »Reserve«. Ohne genügend nachzutanken, bleibt der gesündeste Organismus wie ein Auto ohne Treibstoff irgendwann auf der Strecke.

Ursprungs-Qi (Vorgeburtliches Qi) – Yuan-Qi

Das Ursprungs-Qi ist Essenz in Form von Qi. Essenz (Jing) ist flüssigkeitsähnlich und hat ihren Sitz in den Nieren. Bei Ursprungs-Qi handelt es sich um eine dynamische und nicht so dichte Form der Essenz, die Grundlage von Yin und Yang im Körper. Essenz wird zum Teil vererbt und mitgebracht (Vor-Himmels-Essenz), zum Teil aus der Nahrung (Nach-Himmels-Essenz) erzeugt.

Ursprungs-Qi ist die treibende Kraft hinter den Organfunktionen, die Grundlage von Vitalität und Stärke, stellt Wärme für alle Körperfunktionen zur Verfügung und ist die Grundlage der Nieren-Energie (Nieren-Qi).

Ursprungs-Qi sitzt im »Tor der Vitalität / Tor des Lebens« (Ming Meng) zwischen den Nieren und steigt von dort auf in den Körper, um sich in die Energieleitbahnen (Meridiane) zu verteilen. An den Quellpunkten der Akupunkturmeridiane, wo es austritt, lässt sich das Ursprungs-Qi direkt beeinflussen.

Ursprungs-Qi ist notwendig, um Qi von einer Form in eine andere umzuwandeln. Es hilft Nahrungs-Qi und Atem-Qi zu transformieren, damit es den Körper nähren und die Abwehrfunktionen aufrechterhalten kann. Außerdem unterstützt es im Herzen bei der Umwandlung von Nahrungs-Qi in Blut.

Nahrungs-Qi – Gu-Qi

Nahrung kommt in den Magen und wird dort verdaut. Mit Hilfe des Milz-Qi wird Nahrungs-Qi aus der Nahrung herausgelöst und zur Lunge weitergeleitet. Dort verbindet es sich mit dem Qi der eingeatmeten Luft zu versammeltem Qi (Sammel-Qi). Außerdem steigt Nahrungs-Qi über die Lunge zum Herzen auf, wo es in Blut umgewandelt wird. Nahrungs-Qi ist eine grobe Form des Qi, die vom Körper noch nicht gut genutzt werden kann. Deshalb wird sie umgewandelt. Sie dient als Basis für feinere Qi-Arten.

Klares Qi – Qing-Qi

Dieses Qi ist ein Qi aus der Natur, das bei der Atmung von der Lunge aus der Luft aufgenommen wird. Im Körper verbindet es sich mit dem Nahrungs-Qi zu Sammel-Qi. Mit Hilfe des Ursprungs-Qi wird das Sammel-Qi schließlich in Wahres Qi umgewandelt.

Sammel-Qi – Zong-Qi

Diese Form des Qi ist bereits weiterentwickelt und aus dem Zusammenspiel von Nahrungs-Qi und Qi aus der Atem-Luft entstanden. Es ist eine dünnere, feinere Form des Qi, das vom Körper besser verwertet werden kann.

Das Sammel-Qi nährt Herz und Lunge, es unterstützt die Lunge bei ihrer Arbeit, Qi und Atmung zu kontrollieren, und das Herz dabei, Blut und Blutgefäße zu beherrschen. Es beeinflusst und fördert die Blutzirkulation in den Gefäßen.

Man nennt das Sammel-Qi wegen seiner Verbindung mit Herz und Lunge auch das »große Qi der Brust«. Von dort ausgehend versorgt es den Kehlkopf und kontrolliert so die Stärke der Stimme und die Sprache. Eine schwache Stimme und langsame Sprache deuten auf ein schwaches Sammel-Qi. Es wird einerseits durch die Organe Herz und Lunge und Störungen in diesem Bereich beeinflusst, andererseits können Probleme mit dem Sammel-Qi über die Herz- und Lungen-Meridiane behandelt werden.

Ursprungs-Qi und Sammel-Qi unterstützen einander. Während Ursprungs-Qi aufsteigt, um die Atmung zu unterstützen, fließt das Sammel-Qi abwärts, um die Nieren zu unterstützen.

Wahres Qi – Zhen-Qi

Mit Hilfe von Ursprungs-Qi wurde aus Sammel-Qi – dem Qi aus Nahrung und Atemluft – das Wahre Qi. Es ist das Produkt des letzten Stadiums der Qi-Umwandlung. Wahres Qi zirkuliert in den Meridianen und hat die Aufgaben,

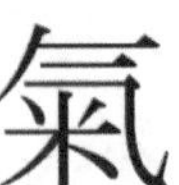

den Körper zu nähren (Nähr-Qi) und krankmachende Einflüsse abzuwehren (Abwehr-Qi).

Nähr-Qi – Ying-Qi

Das nährende Qi ernährt den gesamten Körper mit all seinen Organen. Dadurch ist es sehr eng mit dem Blut verbunden. Nähr-Qi fließt mit dem Blut in den Blutgefäßen und außerdem in den Meridianen. Beim Akupunktieren wird grundsätzlich Nähr-Qi bewegt. Einzige Ausnahme ist das Nadeln von Quellpunkten, über die das Ursprungs-Qi beeinflusst wird.

Abwehr-Qi – Wei-Qi

Diese Form des Qi fließt in den äußersten Körperschichten und ist eine gröbere Form des Qi als das Nähr-Qi. Es bildet die Verteidigungsfront gegen krankmachende Faktoren, die von außen in den Körper eindringen möchten. Es schützt den Organismus vor Kälte, Hitze, Wind, Trockenheit und Nässe. Um dieser Aufgabe nachzukommen, kontrolliert das Abwehr-Qi in Zusammenarbeit mit der Lunge die Poren des Körpers, den Schweiß und die Körpertemperatur. Es wärmt, befeuchtet und nährt die Haut und die Muskeln, in denen es zirkuliert.

Eine Schwäche des Abwehr-Qi führt unter anderem häufig zu Erkältungen und zu Kälteempfindlichkeit, da Haut und Muskeln nicht genug gewärmt werden können. Auch aus schwachem Lungen-Qi kann schwaches Abwehr-Qi resultieren. Die Lunge ist in der TCM als Funktionskreis mit der Haut, dem »Kontaktorgan« des Körpers, verbunden. Ist das Abwehr-Qi schwach, kann krankes – pathogenes Qi – die äußerste Körperschranke überwinden, sich im Körper einschleichen und als Störfaktor fungieren. Abwehr-Qi, das imstande ist, äußere pathogene Faktoren abzuwehren, nennt man auch aufrechtes Qi.

Blut – Xue

Blut und Qi sind in der TCM eng verbunden. Qi fließt immer mit dem Blut und gibt dem Blut das Leben. Blut wird sogar als eine Form des Qi verstanden, weil Qi an der Blutentstehung beteiligt ist. Qi bewegt das Blut in den Adern, andererseits ernährt das Blut auch das Qi.

Quelle für die Bildung von Blut ist das Nahrungs-Qi, das von Magen und Milz erzeugt und über die Lunge zum Herzen gebracht wird. Dort entsteht daraus Blut. Neben Nahrungs-Qi braucht es zur Blutbildung auch Essenz (Jing) und Ursprungs-Qi, die beide mit den Nieren in Verbindung stehen.

Aufgabe des Blutes ist die Ernährung des Körpers. Mit Hilfe von Qi verteilt es sich im Organismus. Es feuchtet den Körper an und schützt das Gewebe vor Austrocknung. Leber-Blut zum Beispiel sorgt für die Geschmeidigkeit der Sehnen. Außerdem beherbergt das Blut auch den Geist (Shen) und verankert ihn im Körper. Blut-Mangel aus der Sicht der TCM kann auch den Geist betreffen und zu Ängstlichkeit, Unruhe und Unzufriedenheit führen. Oft wurzeln diese Symptome im Leber-Funktionskreis und sind z. B. mit Ärger oder Stress verbunden.

Störungen des Blutes können auch mit Qi-Störungen Hand in Hand gehen. Staut sich Qi, kann auch das Blut nicht mehr richtig fließen. Qi kann jedoch ebenfalls nur frei fließen, wenn genug Blut vorhanden ist. Bei Stagnationen von Qi oder Blut kommt es zu oft schmerzhaften Stauungen. Hier muss wieder Bewegung in den Blut- und Qi-Fluss gebracht werden. Gesundheit hängt stark von der Harmonie zwischen Blut und Qi ab.

Körperflüssigkeiten – Jin-Ye

Auch bei der Erzeugung der anderen Körperflüssigkeiten spielt die Milz eine Rolle. Die Säfte werden, wie auch das Blut, aus der Nahrung gebildet. Während die unverwertbaren Teile über Darm und Blase ausgeschieden werden, filtern Dickdarm, Blase und Milz die verwertbaren Substanzen und transportieren sie zur Lunge. Von dort erfolgt die Verteilung in den restlichen Körper.

Unter Körperflüssigkeiten – Jin Ye – versteht man in der TCM einerseits Jin, die klaren wässrigen Flüssigkeiten, die mit dem Abwehr-Qi zirkulieren. Sie stehen unter Kontrolle der Lunge und befeuchten Haut und Muskeln. Außerdem treten sie als Tränen, Schweiß, Speichel und Schleim zutage. Die Jin-Flüssigkeiten verdünnen das Blut und verhindern somit die Verklumpung des Blutes. Ye sind die schwereren, konzentrierteren Substanzen, die mit dem Nähr-Qi durch den Körper zirkulieren. Sie bewegen sich langsamer und befeuchten die Gelenke, Knochen und das Gehirn sowie Augen, Ohren, Nase und Mund.

Zu viel an Körperflüssigkeiten führt zu Schleimansammlungen oder Ödemen (Schwellungen). Ein Mangel an Körperflüssigkeiten äußert sich durch Trockenheitssymptome wie trockene Augen, trockener Mund, trockener Husten etc.

Die drei Schätze und die drei Dan Tiens

Neben Qi (Energie) zählen noch Jing (Essenz) und Shen (Geist) zu den so genannten drei Schätzen im Körper. Qi wird auch als Dynamik des Lebens,

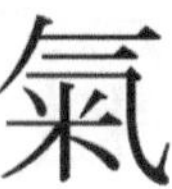

Jing als die Quelle des Lebens und Shen als der Geist hinter allem gesehen. Die drei Schätze stehen in Verbindung zu den drei Dan Tiens, den Energiezentren des Körpers im Unterleib, im Herzbereich und im Bereich des Dritten Auges. Dan Tien (Dan Tian) wird oft als »Zinnoberfeld« übersetzt.

Das unter Dan Tian kann man sich wie eine Schüssel im Unterbauch, etwa 4 bis 5 Zentimeter unter dem Nabel vorstellen, in der sich Energie – Qi – ansammelt.

Das untere Dan Tien ist wie ein energetisches Bankkonto, eine Energiereserve, von dem man bei Bedarf zehren kann. Es ist mit allen Energiebahnen des Körpers verbunden und energetisch ein zentraler Bereich. Hier wird die Energie des Körpers gesammelt, erzeugt und gereinigt, weiterbehandelt und gespeichert wie in einem Reservetank. Optisch kann man das Dan Tien auch als eine strahlende Lichtkugel sehen, die immer mehr an Größe gewinnt.

Neben dem unteren Dan Tien, das als Energiezentrum des physischen Körpers fungiert, sorgen das mittlere und obere Dan Tien für die emotionale und die spirituelle Entwicklung. Basis für beides schafft das untere Dan Tien. Ohne die nötigen Energien sind auch emotional sowie geistig-spirituell keine Veränderungen möglich.

Das mittlere Dan Tien wird in der Mitte des Brustbeins angesiedelt, etwa in der Höhe des Herzens. Es ist das Energiezentrum, durch das der Mensch Beziehungen zu anderen Menschen und Wesen aufnimmt, die Gefühlsebene. Das mittlere Dan Tien ist die Quelle der Gedanken und Absichten, des Mitgefühls und des Wohlwollens. Hier werden negative Emotionen umgewandelt.

Das obere Dan Tien sitzt in Höhe des 3. Auges zwischen den Augenbrauen in Höhe der unteren Stirn und im Bereich der Hirnanhangdrüse (Hypophyse). Es schafft die Verbindung zu einem höheren Bewusstsein und höheren Dimensionen, der geistigen Welt, und ist verbunden mit der spirituellen Entwicklung. Darüber hinaus speichert es die Energie, die für ein klares Denkvermögen und Bewusstsein nötig ist. Das Licht der geistigen Klarheit ist auch in den Augen sichtbar, wenn sie strahlen. Ist der Bereich des oberen Dan Tiens offen, paaren sich Intuition und Entschlusskraft.

Das untere Dan Tien steht in besonderer Verbindung zu Jing (Essenz), das mittlere Dan Tien zum Qi (Energie) und das obere Dan Tien zu Shen (Geist). Vitalität in den drei Dan Tiens spiegelt sich auch in den drei Schätzen wider, sprich: der Mensch ist körperlich und geistig gesund.

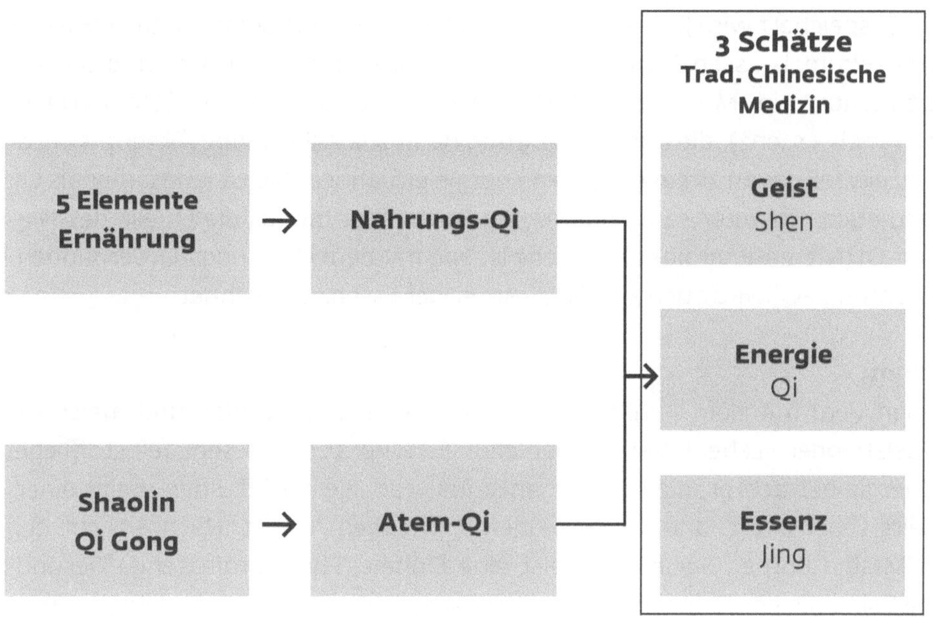

Abb 1: Die drei Schätze Qi (Energie), Jing (Essenz) und Shen (Geist) zählen zu den wichtigsten Elementen in der TCM. Wenn sie aus der Balance geraten, entstehen Krankheiten.

Jing

Jing (auch: Ching) wird meist übersetzt mit »Essenz« oder »Lebenskraft«. Die Vor-Himmels-Essenz ist vererbbar und das energetische Kapital, das wir von den Eltern mitbekommen. Dieser Teil der Essenz kann nicht selbst erzeugt und aufgefüllt werden. Bei der Zeugung, wenn Ei und Spermium verschmelzen, vereinigen sich die Energien von Mann und Frau. Sie werden als Jing bezeichnet. Jing ist auch für die individuelle Konstitution entscheidend.

Wichtige Funktionen des Jing sind:

- die Regulierung von Wachstum und Reifung – sowohl körperlich (Entwicklung, Fortpflanzung), als auch geistig;
- die Regulierung des Immunsystems (hilft pathogene Faktoren abzuwehren oder daran zu hindern, tiefer in den Organismus einzudringen);
- Verarbeitung von Schock und Traumata;
- Produktion von Mark (Knochenmark, Rückenmark, Gehirn) und Nieren-Qi.

Ist das Jing geschwächt, ist die Konstitution schwach und es besteht die Gefahr von chronischen Krankheiten. Außerdem kann es bei schwacher Essenz zu Wachstumsstörungen kommen. Auch Unfruchtbarkeit und Fehlgeburten werden mit beeinträchtigtem Jing in Verbindung gebracht.

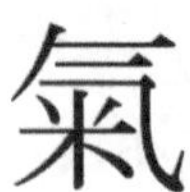

Gespeichert wird Jing in den Nieren. Es entsteht aus der pränatalen Essenz (Vor-Himmels-Essenz), die von den Eltern weitergegeben wird und bereits den Embryo im Mutterleib nährt, sowie aus der postnatalen Essenz (Nach-Himmels-Essenz), die aus der Nahrung herausdestilliert wird. Essenz ist flüssig, ein Teil davon zirkuliert in den Energieleitbahnen. Sie ist langsamer als Qi und auch schwerer zu erneuern. Jing ist darüber hinaus die Quelle des Nieren-Qi (Nieren-Energie). Die Essenz ist eng mit dem Ursprungs-Qi verbunden. Ursprungs-Qi wird auch als der Qi-Anteil der Essenz bezeichnet.

Shen

Shen wird mit dem Funktionskreis des Herzens verbunden und meist als »Geist« oder »Lebens-Geist« übersetzt. Es wird auch als sehr feinstoffliche Energie betrachtet, die vom Organismus produziert wird. Shen meint einerseits Lebenskraft, andererseits einen spirituellen Aspekt. Nach Ansicht der TCM sind Körper, Seele und Geist eine Einheit. Für allumfassende Gesundheit sind die körperlichen Aspekte (Substanzen) ebenso von Bedeutung, wie die spirituellen Aspekte. Zu den Körpersubstanzen zählen Qi (Energie), Jing (Essenz), Xue (Blut) und Jin-Ye (Körperflüssigkeiten). Die spirituellen Aspekte sind mit fünf Funktionskreisen verbunden:

- Funktionskreis Leber: Hun – die ätherische Seele
- Funktionskreis Herz: Shen – der Geist
- Funktionskreis Milz: Yi – der Intellekt
- Funktionskreis Lunge: Po – die animalische Seele
- Funktionskreis Niere: Zhi – die Willenskraft.

Die ätherische Seele Hun und der Geist Shen reisen zusammen durch den Körper und durch den Raum. Hun betritt bei der Geburt den Körper und verlässt ihn beim Tod wieder. Hun und Shen sind für die Ausstrahlung, das Charisma eines Menschen, bedeutsam. Sie geben die Kraft, nach außen hin aufzutreten, zu kommunizieren und beeinflussen die Sprache. Sprachstörungen werden oft als Störungen des Herzens und des Shen betrachtet.

Shen mit dem Sitz im Herzen, dem »Kaiser«, ist der Herrscher über die geistigen Konzepte der anderen Funktionskreise. Es sorgt für eine Ausgewogenheit der Gefühle, für Klarheit des Denkens und für Inspirationen. In manchen Beschreibungen wird dem Shen die Gesamtheit der emotionalen, mentalen und spirituellen Aspekte zugeordnet. Schwerwiegende Krankheiten entstanden aus Sicht der TCM vor allem, wenn der Mensch sich von seinem spirituellen Weg entfernt hatte. Die ersten Therapien der TCM zielten deshalb auf das Shen ab. Der Lebenswandel in der modernen Welt verzehrt Shen und lässt meist zu wenig für sowohl die Gesunderhaltung des Körpers, als auch die geistig-seelische Entwicklung bestehen.

Durch Qi Gong und bewusste Ernährung kann genug Energie im Körper gewonnen und transformiert werden, um Shen zu erzeugen und in die höheren Energiezentren zu verlagern.

Yin und Yang

Das Prinzip von Yin und Yang steht für Polarität und Komplementarität. Dadurch entsteht die kreative Spannung, in der Leben überhaupt erst möglich wird. Die Yin-Yang-Theorie ist die wichtigste Grundlage der TCM und ihrer Philosophie. Sie fand bereits vor tausenden Jahren Anwendung und widerspiegelt das Wechselspiel des Universums. Das Prinzip von Yin und Yang kann auf alle Lebensbereiche angewendet werden, auch auf die Traditionelle Chinesische Medizin.

Die chinesischen Schriftzeichen für Yin und Yang stehen auch für die Schatten- und die Sonnenseite des Hügels. Symbolisiert wird Yin und Yang durch die Monade:

Sie zeigt, dass immer das eine auch das andere beinhaltet. In jedem Yin (dunkel) ist auch Yang (hell) und umgekehrt. Das eine fließt in das andere und eines entsteht aus dem anderen. Yin und Yang können einander verzehren, aber sie brauchen einander auch und verwandeln, transformieren einander.

Die Monade kann in ständiger Bewegung, in einem fortwährenden Fließen von einem ins andere gesehen werden. Leben ist Fluss und Veränderung. Yin und Yang sind ständig bemüht, Ausgleich zu erzielen und in Balance zu bleiben. In einem Zustand der Harmonie sind Yin und Yang im Gleichgewicht. Es gibt niemals nur Yin oder nur Yang, eines existiert nicht ohne das andere. Die Welt der Gegensätze ist in Wahrheit eine Welt der Einheit, alles gehört zusammen. Zusammenfassend heißt das: Yin und Yang erzeugen einander, bedingen einander und beinhalten immer auch ihr Gegenteil in sich.

Einige Beispiele für die Zuordnungen zu den Prinzipien von Yin und Yang:

Yin

Dem Prinzip Yin werden die Farbe schwarz und der weibliche Pol zugeordnet. Zu Yin zählt man die Nacht, die Kälte und Feuchtigkeit, den Mond und die Erde, Raum und Langsamkeit, Passivität und Ruhe. Darüber hinaus sind alle Flüssigkeiten Yin, zum Beispiel das Blut. Yin steht für Substanz.

Ausreichend Yin bedeutet auf der Körperebene Entspannung, erholsamen Schlaf und gute Nerven. Auf der psychischen Ebene sind damit Gelassenheit,

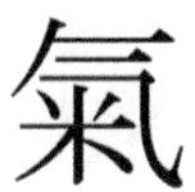

Geduld, das Abschalten können und Genießen verbunden. In der Sexualität führt genügend Yin zu Einfühlungsvermögen, Zärtlichkeit und Ausdauer.

Yang

Dem Prinzip Yang werden die Farbe weiß und der männliche Pol zugeordnet. Zu Yang zählt man den Tag, die Hitze und Trockenheit, die Sonne und den Himmel, Zeit und Schnelligkeit, Aktivität und Bewegung. Darüber hinaus ist Qi, weil es aktiv und beweglich ist, Yang. Yang symbolisiert Funktion.

Ausreichend Yang bedeutet auf der Körperebene leistungsstark und dynamisch zu sein, starke Abwehrkräfte und eine gute Verdauung. Auf der psychischen Ebene sind damit Konzentration, Willenskraft, Antrieb, Motivation, Mut und Lebensfreude verbunden. In der Sexualität führt genügend Yang zu einer starken Potenz und Libido.

Ruhe und Handeln gehören zusammen wie Yin und Yang, ebenso Meditation und Bewegung. Da die Balance von Yin und Yang durch die Herausforderungen des Lebens immer wieder beeinträchtigt wird, können Ungleichgewichtszustände entstehen. Medizinisch betrachtet sind das in der TCM:

- Yang-Mangel (Yin normal, Yang vermindert)
- Yin-Fülle und Yang-Mangel (Yin vermehrt, Yang vermindert)
- Yin-Mangel (Yin vermindert, Yang normal)
- Yin-Mangel und Yang-Fülle (Yin vermindert, Yang vermehrt)

Yang-Mangel entwickelt sich aus einem Mangel an Qi (Energie) und geht einher mit Kälte-Symptomen. Es fehlt die wärmende bewegende Kraft im Organismus. Das führt zu einer Verminderung der Aktivität, Erschöpfung und Müdigkeit.

Bei einem Überschuss an Yin kommt es ebenso zu Kältesymptomen. Yang arbeitet gegen diesen Zustand an und verbraucht sich dabei. So entsteht zusätzlich zu Yin-Fülle auch Yang-Mangel. Symptome sind meist Niedergeschlagenheit, Schwerfälligkeit, schwere Arme und Beine, ein dumpfes Gefühl im Kopf, Anfälligkeit für Verkühlungen und Schleimansammlung.

Bei Yin-Mangel fehlt der kühlende, ruhende Effekt des Yin. Yin kann geschädigt werden durch zu wenig Schlaf, zu viel Stress und Arbeit. Symptome sind Nervosität und Unruhe, wenig Ausdauer und geringe Belastbarkeit. Vermindert sich auch Yang immer mehr, führt das zu Blutmangel, es geht an die Substanz.

Zu wenig Yin gepaart mit zu viel Yang führt zu aufbrausendem Temperament, Reizbarkeit, Hyperaktivität, Schlafstörungen etc. Bei längeren Pha-

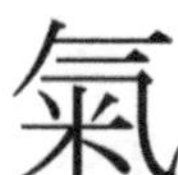

sen der Yang-Fülle verbraucht sich das Yin automatisch immer mehr, es wird durch die Hitze des Yang förmlich verdampft. Die Folge sind Hitzesymptome und Trockenheit.

Ein wichtiges Grundprinzip der TCM ist, immer die schwache Seite zu stärken. Yin-Mangel ist meist schwerer zu behandeln als Yang-Störungen. Hier muss wieder Substanz aufgebaut werden. Qi Gong hilft, Yin und Yang im Gleichgewicht zu halten und bei entstehendem Ungleichgewicht den Organismus wieder in Balance zu bringen. Andere Methoden sind die Akupunktur, Akupressur, Tuina-Massage, Ernährung nach den 5 Elementen und Pflanzenheilkunde.

Die 5 Elemente (Wandlungsphasen)

Die Lehre von den 5 Elementen ist über 2000 Jahre alt und ist aus der Yin-Yang-Theorie entstanden. Sie ist ein zentraler Bestandteil der traditionell chinesischen Philosophie und beschreibt die fünf Grundmuster des Seins. Die 5 Elemente, die in sehr engem Bezug zu dem Werden und Vergehen in der Natur stehen, werden auch Wandlungsphasen genannt, was ihre Dynamik mit einbezieht.

Alles was existiert wird den fünf Wandlungsphasen zugeschrieben, so auch die Organe und ihre Meridiane (z. B. Leber, Gallenblase – Holz-Element), die Gefühle, die Geschmacksrichtungen (z. B. süß – Erd-Element) und damit zusammenhängend die Wirkungsweisen von Lebensmitteln (siehe: Ernährung nach den 5 Elementen). Alles steht miteinander in Verbindung. So können z. B. die einem Element zugeordneten Gefühle die Organe aus diesem Element schädigen (z. B. Wut und Zorn wirken auf Leber und Gallenblase).

Eine Phase entsteht aus der vorhergegangenen Phase, eines geht ins andere über, wie der Frühling in den Sommer etc. Die 5 Elemente oder Wandlungsphasen sind Phasen der Energieumwandlung, wie sie auch in der Natur vorkommen, deshalb sind sie nach Naturelementen benannt.

Holz

Das Holz-Element steht für Geburt und Neubeginn, das sprießende Grün und den Frühling sowie die Kindheit. Es ist mit der Schöpferkraft der Visionen, der Kreativität verbunden und mit Flexibilität. Das Holz vermittelt auch die Fähigkeiten zum Planen und Organisieren, um die Visionen umzusetzen, Entscheidungen zu treffen und mit Widerstand umzugehen. Wachstum und Entwicklung brauchen Raum. Wird dieser verwehrt, entstehen Ungeduld, Wut, Ärger,

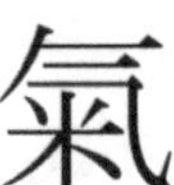

Zorn. Das Qi zieht sich zurück ins Innere und stagniert dort. Es entstehen Starre, nicht loslassen können, Probleme mit Veränderungen und Unflexibilität. Übersteigerter Leistungsdruck oder Liebesentzug in der Kindheit behindern die freie Entfaltung der Holz-Qualitäten und seines inneren Potentials.

Die Yin-Aspekte des Holzes sind innehalten, abwarten, nachgeben und geschmeidig sein, die Yang-Aspekte sind schnelles Wachsen, dynamisch und vorwärts bewegend. Ist das Holz im Gleichgewicht, sind beide Seiten ausgewogen. Wird das Holz übermächtig, kommt der Willen, dass alles sich unterordnen möge, alles zu bestimmen und Rücksichtslosigkeit. Ist das Holz im Mangel, entsteht Resignation.

Holz steht für die Farbe Grün, für den sauren Geschmack, den Klima-Faktor Wind und die Geisteshaltung der Toleranz und Großzügigkeit. Die Organe des Holzes sind Leber und Gallenblase.

Feuer

Das Feuer-Element steht für den Sommer und die Hitze. Es symbolisiert das Erwachsenenalter der jungen Erwachsenen und den Wissensdurst sowie die Neugierde. Ausstrahlung und Sprache sind mit dem Feuer verbunden, die Fähigkeit sich darzustellen, zu kommunizieren, sich auszudrücken. Offenheit und Kontakte knüpfen gehört ins Feuer-Element, auch sich verlieben können. Hierhin zählen die Freude, das innere Glück, die Einsicht, Lernfähigkeit und Spirit, auch Inspiration und Selbstfindung. Das Herz, das zum Feuer-Element zählt, beherbergt den Geist und die Liebe, Bewusstsein und Weisheit.

Ist das Feuer im Gleichgewicht, besteht eine Ausgewogenheit zwischen Freude, Begeisterung und Zufriedenheit, sowie ein Vertrauen in die intuitiven Kräfte.

Zu viel Feuer führt zu Begierde und überall mitmischen wollen. Ist das Herz nicht offen, führt das zu Lethargie und nichts mehr an sich heran lassen wollen.

Feuer steht für die Farbe Rot, für den bitteren Geschmack, den Klima-Faktor Hitze und die Geisteshaltung der Intelligenz gepaart mit Intuition. Die Organe des Feuers sind Herz und Dünndarm sowie Perikard (Herzbeutel) und der dreifache Erwärmer (eine Funktion, die auf mehrere Organe und ihr Zusammenspiel wirkt – siehe: Funktionskreise, S. 69).

Erde

Das Erd-Element steht für den Spätsommer und die Erntezeit sowie die Lebensmitte. Es ist der Nährboden für das Wachstum, die Entwicklung und

Reifung. Energie und Substanz (Qi und Jing) aus der Nahrung zu gewinnen und umzuwandeln, ist ein Teil der Erde. Auch Bodenständigkeit, klares Denken, Zuverlässigkeit und Konzentrationsfähigkeit gehören ins Erd-Element. Die Erde ist unsere Mitte, die innere Stabilität. Wenn man aus der Mitte gerät, führt das zu Grübeln, im Kreise denken, rund um die Bedürfnisse von sich und den Angehörigen, und zu Schwere.

Ist die Erde im Gleichgewicht, halten sich Geben und Nehmen die Waage. Handeln entsteht aus Überzeugung, Authentizität. Verlässlichkeit und Vertrauenswürdigkeit sind Faktoren der Erde, zielgerichtetes Denken und im Hier und Jetzt sein.

Zu viel Erde führt zum Helfersyndrom und zu Zwangsbeglückung, zur Unfähigkeit Hilfe anzunehmen und Mitgefühl zu empfinden. Zu wenig Erde lässt Zerstreutheit entstehen, Unkonzentriertheit und Selbstzweifel, Selbstmitleid und Suchtgefährdung.

Erde steht für die Farbe Gelb, den süßen Geschmack, den Klima-Faktor Nässe und für die Geisteshaltung der Vernunft und Stabilität. Die Organe der Erde sind Milz/Pankreas und Magen.

Metall

Das Metall-Element steht für den Herbst, die Wechseljahre und den Genuss von geschaffenen Werten. Hierhin gehören Trauer und Loslassen, Abschied von Fülle und Pracht sowie Trennung. Im Herbst des Lebens werden damit das Versiegen der Monatsblutung bei der Frau und der Rückzug der Körpersäfte verbunden. Das Metall-Element ist schneidend und bewirkt auch manchmal einschneidende Veränderungen. Wird es geschmolzen, ist es flexibel. Zum Metall-Element zählen auch die Rhythmen wie Ein- und Ausatmen, Tag und Nacht.

Ist das Metall im Gleichgewicht, entstehen Respekt vor einander, Anerkennung und Wertschätzung. Urvertrauen ist vorhanden sowie ein Gleichgewicht zwischen Loslassen sowie Neues entstehen lassen. Der eigene Rhythmus wird entdeckt und danach gelebt, Wissen wird weitergegeben.

Zu viel Metall führt zu Perfektionismus, zu Zwängen, zu vielen Grenzen und zu hartem Verurteilen. Zu wenig Metall kann mit Existenzängsten, mangelnden Strukturen und Grenzen, Wertlosigkeits- und Opfergefühlen Hand in Hand gehen.

Metall steht für die Farbe Weiß, den scharfen Geschmack, den Klima-Faktor Trockenheit und die Geisteshaltung von Gerechtigkeit und Vertrauen. Die Organe des Metalls sind Lunge und Dickdarm.

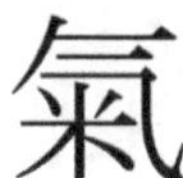

Wasser

Dem Wasser-Element werden der Winter, die Kälte und Rückzug, der Lebensabend und Tod zugeordnet. Das Absterben steht jedoch gleichzeitig auch für die Wende zum Beginn von etwas Neuem. Stärke, Willenskraft und Mut gehören in dieses Element. Das Wasser ist stark und dynamisch, kann Veränderungen bewirken, Hindernisse umfließen, den Stein abschleifen und aushöhlen und ist Symbol für den Fluss des Lebens.

Ruhen, entspannen und in sich gehen gehören zum Wasser-Element und in die Zeit des Winters, damit Energie für Neues entsteht und die Natur wieder antreibt. Der Fortpflanzungstrieb, die Fruchtbarkeit und die sexuellen Energien sind Teil des Wasser-Elementes.

Ist das Wasser im Gleichgewicht, bringt Mut gepaart mit Willenskraft alles in Bewegung und die Ausdauer dann zur Ausführung. Der Wille zu leben ist vorhanden, das Potential auszuschöpfen und auf die innere Stimme zu hören. Yin und Yang sind ausbalanciert.

Bei zu starkem Wasser wachsen der Übermut und die scheinbare Furchtlosigkeit. Zu schwach ausgeprägtes Wasser führt zu Starre aus Angst, mangelnder Ausdauer, Oberflächlichkeit und sehr schwacher Belastbarkeit.

Wasser steht für die Farbe Schwarz, den salzigen Geschmack, den Klima-Faktor Kälte und die Geisteshaltung von Mut und Bescheidenheit. Die Organe des Wassers sind Niere und Blase.

Der Fütterungszyklus

Der Fütterungszyklus wird auch Ernährungszyklus genannt. In der Natur nährt ein Element das andere. Holz nährt das Feuer, aus Feuer und Asche wird Erde, aus der mineralischen Erde entsteht das Metall und nährt das Wasser, das es auswäscht und wiederum das Holz ernährt.

In die andere Richtung gelesen, wird deutlich, dass ein Element das andere aufbraucht. Holz verbraucht Wasser, Feuer das Holz, die Erde vereinnahmt das Feuer und das Metall verdrängt die Erde, das Wasser schwächt und vernichtet Metall (z. B. Rost).

Der Fütterungszyklus wird auch beim Kochen nach den 5 Elementen berücksichtigt. Ein Element nährt das nächste. Deshalb kann auch beim Zubereiten von Nahrungsmitteln Energie aufgebaut werden, wenn man bei der Reihenfolge der Zutaten den Fütterungszyklus beachtet.

Der Kontrollzyklus

Während jedes Element das nächste nährt, kontrolliert auch jedes das übernächste Element. Das ist der Kontrollzyklus oder Zyklus der Unterdrückung. Holz kontrolliert die Erde, Erde das Wasser, Wasser kontrolliert das Feuer, Feuer das Metall, Metall kontrolliert das Holz. Ein Blick auf die Naturkräfte macht es nachvollziehbar: Metall kann durch Feuer geschmolzen werden, Feuer durch Wasser gelöscht, Erdwälle stauen das Wasser, das Holz der Pflanzen durchstößt die Erde und kontrolliert die Murengefahr, das Metall der Axt und Säge bändigt das Holz der Wälder.

Der Kontrollzyklus ist notwendig in der Natur, damit das Wachstum und die Erzeugung von einem aus dem anderen nicht eskaliert. Holz soll wachsen, aber nicht alles überwuchern, das Feuer soll brennen, nicht lodern und verzehren, die Erde soll nähren und nicht ersticken, das Metall soll zur Form werden, aber nicht erstarren lassen, und das Wasser soll fließen, nicht überfluten.

Auf die Gefühle der Elemente umgelegt, lässt sich daraus schließen: Wut (Holz) bändigt die Sorge (Erde), die Freude (Feuer) überwindet die Traurigkeit (Metall), die (Für-)Sorge (Erde) bringt die Angst zum Verschwinden, und die Traurigkeit (Metall) zähmt die Wut (Holz).

In umgekehrter Richtung gelesen ergibt sich der Zyklus der Überwindung der Unterdrückung. Wasser überwindet die Unterdrückung durch die Erde, wenn der Damm bricht, Feuer überwindet die Unterdrückung durch das Wasser, wenn es das Wasser verdampft etc.

Die Säulen der TCM

Die Balance von Yin und Yang, die Ausgewogenheit der 5 Elemente und die Versorgung mit Qi und Jing sind maßgeblich für die Gesundheit aus Sicht der Traditionellen Chinesischen Medizin. Um die Harmonie im Organismus aufrecht zu halten oder ein entstehendes Ungleichgewicht auszubalancieren, entwickelten sich im Laufe der Zeit fünf Methoden bzw. Ansatzpunkte: die Akupunktur, die Tuina-Massage samt Akupressur, die Diätetik mit der Ernährung nach den 5 Elementen, die Pflanzenheilkunde und die Bewegungslehre – das Qi Gong.

Der körperliche Zustand kann mit Hilfe von mehreren verschiedenen Diagnosemethoden festgestellt werden.

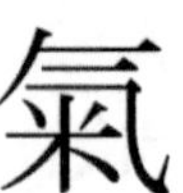

Yang	Yin
Holz	Metall
außen	innen
Feuer	Wasser
Licht	Dunkel
Frühling	Herbst
Himmel	Erde
Tag	Nacht
heiß	kalt
schnell	langsam
Mann	Frau
oben	unten
Sonne	Mond
Geburt	Tod

Die Diagnose in der TCM

Die Befragung ist ein wesentlicher Bestandteil der Diagnosestellung in der TCM. Dabei wird herausgefunden, welche Faktoren zu der Erkrankung oder dem Ungleichgewicht geführt haben, wie der Schlaf, Appetit, Durst und Stuhlgang ist, ob sich die Symptome unter bestimmten Bedingungen ändern, wie das Gefühlsleben aussieht etc.

Der zweite Faktor nach der Befragung ist die Zungendiagnose. Die Zunge ist ein Spiegel des Körpers. Ebenso wie in den Ohren, den Handflächen und an den Fußsohlen ist darauf der Organismus als Gesamtes abgebildet. Alle Organe und Meridiane sowie ihre Verbindungen sind mit ihr verbunden. Sowohl Qi, als auch Blut und die Körperflüssigkeiten haben eine enge Verbindung mit der Zunge. Die Größe und Form der Zunge, Zahnabdrücke und Furchen, ihre Farbe und Durchfeuchtung sowie die Farbe des Belages geben Auskunft über Hitze, Trockenheit, Feuchtigkeit etc. Die Zunge eines gesunden Menschen ist weich und elastisch, leicht rötlich gefärbt und feucht, mit einem leichten weißen Belag.

Das Nützen der Sinne zur Diagnose ist wesentlich in der TCM. Auch die Farbe des Gesichtes, der Klang der Stimme und der Geruch zum Beispiel von Schweiß und Atem werden einbezogen.

Danach folgt zum Abschluss die Pulsdiagnose an beiden Handgelenken. Dabei wird der Puls jeweils mit Zeige-, Mittel- und Ringfinger ertastet und so zum Beispiel die Energieversorgung der Meridiane abgelesen. Die Qualität des Pulses gibt Auskunft über die Dynamik der Krankheit (Fülle, Leere) und die Lokalisierung (innen, außen, welches Organ).

Die TCM kennt verschiedene Klassifikationen der Eigenschaften von Erkrankungen: Besonders wichtig ist die Einteilung in Yin- und Yang-Disharmonien, in innere und äußere Erkrankungen (dies beschreibt, wie tief die krankmachenden Faktoren in den Körper eingedrungen sind), in Leere- und Fülle-Erkrankungen (zu viel oder zu wenig Qi etc.), und in Kälte- und Hitzeerkrankungen (gemeint sind vor allem innere Kälte- und Hitzesymptome).

Welche Methode zur Behandlung in Frage kommt oder welche Mischform, ist individuell verschieden. Häufig werden zum Beispiel Akupunktur und Heilkräuter kombiniert. Die Ernährung nach den 5 Elementen und die Qi Gong-Bewegungslehre sind meist feste Bestandteile des alltäglichen Lebens, können aber bei Krankheit oder entstehendem Ungleichgewicht auch therapeutisch eingesetzt werden.

Akupunktur

Bei der Akupunktur wird mit dünnen Nadeln behandelt, die durch die Haut einige Millimeter tief in die Akupunkturpunkte auf den Meridianen – den Energieleitbahnen des Körpers – gestochen werden. Dort verbleiben die Nadeln, je nach gewünschtem Effekt, von einigen Sekunden bis zu 25 Minuten. Die Akupunkturnadeln sind um ein Vielfaches dünner als zum Beispiel Injektionsnadeln. Die haardünnen Stahlnadeln sind meist sterile Einwegnadeln und werden nach dem Gebrauch entsorgt. Früher wurde auch mit Nadeln aus Gold oder Silber gearbeitet, die man nach der Behandlung sterilisierte.

Die Nadeln werden an den Leitbahnen nicht immer an unmittelbar betroffenen Zonen gesetzt. Durch den Energiefluss in den Meridianen ist auch eine »Fernwirkung« möglich. Augenkrankheiten können zum Beispiel über Punkte am Fuß behandelt werden, Magenschmerzen über Punkte am Unterschenkel. Besonders dynamisch in ihrer Wirkung sind die Punkte in der Nähe der Hände und Füße, wo die Meridiane beginnen bzw. in einander übergehen. Je nach Art des Stechens kann Energie zugeführt (tonisiert) oder abgeleitet (sediert) werden.

Ein Gefühl von dumpfem Druck, Wärme oder leicht kribbelnder Elektrisierung beim Nadeln zeigt an, dass der Körper anspricht und die Akupunkturnadel an einem wirkungsvollen Punkt platziert wurde. Dieses Gefühl beim

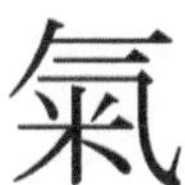

Ankommen des Qi an der Nadel wird De-qi-Gefühl genannt und kann je nach Erkrankung unterschiedlich stark sein. Es verändert sich auch je nach dem, wie stark die Nadel drehend auf- und ab bewegt wird.

Zur den der Akupunktur verwandten Verfahren gehört auch die Moxibustion. Dabei wird getrocknetes Moxakraut (Beifußkraut) in Zigarrenform gedreht, angezündet und über die Akupunkturpunkte gehalten, die man auf diese Art und Weise wärmebehandelt. Brennende Moxakugeln können auch auf Akupunkturnadeln zur Erwärmung der Nadeln aufgesetzt werden. Bei der »direkten Moxibustion« wird das Moxakraut auf die bloße Haut gelegt, früher wurden damit bewusst Narben erzeugt, um einen starken therapeutischen Effekt zu erreichen. Dies ist heute obsolet. Die Wirkung ist auch ohne Narbenbildung zufrieden stellend. Bei der indirekten Moxibustion werden zwischen Haut und brennendem Moxakraut Ingwerscheiben oder eine Salzschicht appliziert. Moxibustion wird vor allem bei Zuständen von Kälte und Feuchtigkeit im Körper, sowie bei Schwächezuständen eingesetzt.

Die Behandlung von Akupunkturpunkten durch Fingerdruck heißt Akupressur und zählt zur Tuina-Massage. Mit Akupressur werden auch die Fußsohlen und ihre Reflexzonen behandelt, die man in der Akupunktur wegen ihrer großen Schmerzempfindlichkeit ausspart.

Die Akupunktur begann sich um 200 v. Chr. während der Han-Dynastie zu entwickeln, als sich die chinesische Medizin für die Erforschung der Energieleitbahnen (Meridiane) interessierte. Einhundert Jahre später rückten die Öffnungen, durch die Qi in den Körper eintreten oder aus dem Körper austreten kann und die auf den Meridianen liegen, immer mehr ins Interesse. Die beiden Systeme wurden erst später vernetzt.

Den Fluss des Qi in den Leitbahnen verglich man mit dem Lauf eines Flusses. Die ersten Akupunkturpunkte entsprachen dem Brunnen und der Quelle des Flusses, weitere Punkte dem Bach, dem bereits breiteren Fluss und dem Strom bis zur Flussmündung ins Meer. Diese ersten entdeckten Akupunkturpunkte – jeweils fünf pro Meridian mit Verbindung zu den 5 Elementen – sind als »antike Punkte« bekannt. Immer mehr Punkte wurden entdeckt und die Nadeltechnik verfeinert. Schräges Einstechen, Hin- und Herbewegen oder das Erhitzen der Nadeln kamen dazu und machten die Behandlungsform immer differenzierter.

Nach dem Ende der Kulturrevolution in den 70-er Jahren des 20. Jhds. öffnete sich China immer mehr dem Westen und das Wissen der TCM gelangte zunehmend auch ins Ausland. Besonders groß war das Interesse an der Akupunktur.

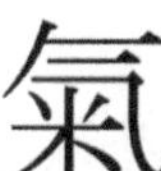

Mittlerweile existieren zahlreiche schulmedizinische Studien über die Wirkung der Akupunktur. Anatomisch kann man an den meisten Akupunkturpunkten bindegewebige Zylinder finden, die besonders gefäß- und nervenreich sind und in das Fasziensystem (das Bindegewebssystem) des Körpers hineinragen.

Eingesetzt wird die Akupunktur im Westen vor allem wegen ihrer schmerzlindernden, Immunabwehr stärkenden und ihrer vegetativ ausgleichenden Wirkung. Bei der Akupunktur macht man sich die unterschiedlich schnelle Leitfähigkeit der Nervenzellen zunutze. Beim Stechen der Nadel werden rasch leitende Nerven an der Haut aktiv und melden dem Gehirn die kleine Verletzung. Dadurch wird zum Beispiel vorübergehend die Wahrnehmung von Schmerzen in anderen Körperbereichen blockiert, Verspannungen lösen sich und die Durchblutung des Schmerzareals wird verbessert. Außerdem schüttet der Körper durch den Reiz der Akupunkturnadeln vermehrt schmerzstillende Endorphine aus.

Durch die ausgleichende Wirkung auf das vegetative Nervensystem wird die Akupunktur auch bei Störungen wie nervösen Herzbeschwerden, Reizmagen und Reizdarm oder bei klimakterischen Beschwerden eingesetzt. Das vegetative Nervensystem reguliert alle Organfunktionen und stellt die Verbindung zwischen Organ und Gehirn her.

Untersuchungen der immunstimulierenden Wirkung der Akupunktur haben gezeigt, dass die Zahl der Abwehrzellen im Blut und der Antikörper im Organismus durch die Akupunktur deutlich ansteigt. Genadelt wird deshalb auch bei Infektionen und Störungen des Immunsystems.

Eine Besonderheit der Akupunktur ist die Ohrakupunktur. Im Ohr ist wie zum Beispiel auch an den Fußsohlen der ganze Körper »abgebildet« und über das Ohr erreichbar. Stellt man sich einen mit dem Kopf nach unten liegenden Embryo auf das Ohr projiziert vor, wäre der Kopf im Bereich des Ohrläppchens, die Wirbelsäule am Ohrenrand entlang der Knorpelfurche, die inneren Organe in der Ohrmuschel. Insgesamt über 100 Akupunkturpunkte für den ganzen Körper liegen im Ohr dicht nebeneinander.

Bereits in alten chinesischen Schriften wurden Ohrakupunkturpunkte erwähnt. Ein französischer Arzt namens Nogier erforschte sie in den 50-er Jahren des 20. Jhds. und entwickelte daraus die so genannte »Aurikulotherapie«. Nogiers Erkenntnisse gelangten wiederum nach China, wo sie eine Wiederbelebung der Tradition der Ohrakupunktur gefördert haben sollen.

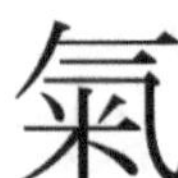

Meridianlehre

Meridiane sind Energieleitbahnen, die den Körper durchziehen. Die TCM kennt etwa 60 größere Meridiane. Auf ihnen liegen auch die wichtigsten Akupunkturpunkte, durch die der Fluss der Energie (Qi) in den Leitbahnen beeinflusst werden kann. Manche dieser Punkte werden als »Tore« bezeichnet. Hier konzentriert sich meist die Energie. Die Tore sind eine Öffnung in das regulative System des Körpers. Es gibt verschiedene Arten von Akupunkturpunkten, zum Beispiel die Gruppe der Yuan-Quell-Punkte, über die sich das Ursprungs-Qi beeinflussen lässt. Jeder Hauptmeridian besitzt einen eigenen Quellpunkt.

Auch in anderen asiatischen Heilsystemen kennt man ähnliche Netze aus Leitbahnen und Energiepunkten, die Gemeinsamkeiten, aber auch Unterschiede zur TCM aufweisen. In Indien nennt man Energieleitbahnen zum Beispiel Nadis, die Energiezentren heißen Chakren.

Die Gesamtheit der Meridiane wird in der TCM Jing luo genannt und teilt sich in verschiedene Systeme auf. Die einzelnen Leitbahnen (Meridiane) gehen zwar in einander über, sind aber auch deutlich von einander zu unterscheiden. Jede Hauptleitbahn ist durch einen Anfangs- und einen Endpunkt definiert und hat einen anatomisch genau festgelegten Verlauf. Es wird auch die Flussrichtung des Qi in den jeweiligen Leitbahnen postuliert, jene sind meist nach den mit ihnen verbundenen Organen benannt. Die Funktionen der einzelnen Hauptleitbahnen korrelieren mit den Funktionen dieser Organe. Die Funktionen der einzelnen Energieleitbahnen korrelieren mit den Funktionen dieser Organe. Jedem Organ und damit auch Meridian ist eine der fünf Wandlungsphasen (Elemente) zugeordnet und alle Meridiane sowie Organe haben ihren täglichen energetischen Hoch- und Tiefstand in der Dauer von jeweils zwei Stunden. Innerhalb von 24 Stunden fließt das Qi durch alle Meridiane.

Das Meridian-System besteht aus verschiedenen Schichten, die in unterschiedlicher Tiefe im Körper liegen. Jede der Schichten bildet ein verbundenes System (Umlauf) und ist mit anderen Systemen an bestimmten Stellen vernetzt. Die Schnittstellen sind häufig Akupunkturpunkte. Alle Leitbahnsysteme haben unterschiedliche Aufgaben.

Die Muskelleitbahnen verlaufen an der äußersten Schicht und beherrschen die oberste Hautschicht, die Poren, die oberste Muskelschicht und die Sehnen. Es gibt zwölf Muskelleitbahnen, in ihnen fließt das Wei-Qi, das Abwehr-Qi. Die Muskelleitbahnen haben keine Verbindung nach Innen.

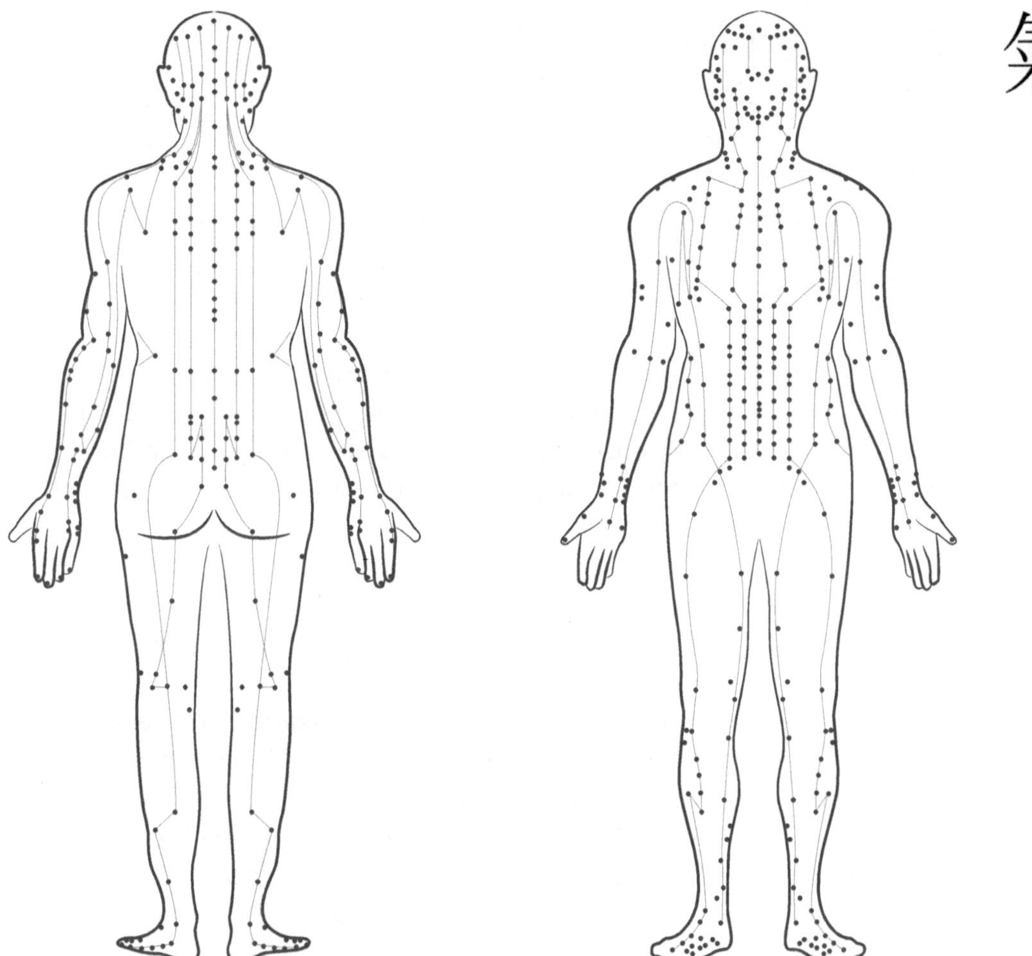

Abb. 2: Die Meridiane (Energieleitbahnen) überziehen wie ein Netz den gesamten Körper. Der Energiefluss kann u. a. durch Akupunktur beeinflusst werden.

Die 12 Hauptleitbahnen haben Verbindungen zu den inneren Organen und sind die bekanntesten Meridiane. In ihnen fließt hauptsächlich Nähr-Qi. Alle »Speicherorgane« (z. B. die Lunge) sind mit einer Yin-Leitbahn verbunden (Lungen-Meridian), alle »Durchgangs- oder Hohlorgane« (z. B. der Dickdarm) mit einer Yang-Leitbahn (Dickdarm-Meridian). Die Speicherorgane bewahren die reine Energie, die Hohl- oder Durchgangsorgane leiten unreines Qi und Substanzen weiter zur Ausscheidung. Je ein Speicherorgan (Yin) und ein Durchgangsorgan (Yang) stehen zu einander in Verbindung und spielen in ihrer Wirkung zusammen. So ergibt sich folgendes System der Hauptleitbahnen:

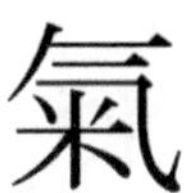

Yin-Leitbahnen	Yang-Leitbahnen
Leber	Galle
Herz	Dünndarm
Perikard (Herzbeutel)	Dreifacherwärmer
Milz	Magen
Lunge	Dickdarm
Niere	Blase

Der »Dreifacherwärmer« (auch: »Dreifacher Erwärmer«) ist eine Sonderform und kein Organ, sondern eine Funktion, die im Inneren wirkt und mehrere Organe betrifft. Der obere Erwärmer umfasst Herz und Lunge, der mittlere Erwärmer bindet Milz, Bauchspeicheldrüse, Magen und Leber ein, und zum unteren Erwärmer zählen Nieren und Blase.

In den Hauptleitbahnen fließen Qi und Blut besonders konzentriert. Hier verbinden sich Körper, Seele und Geist im Organismus. Außerdem sind die Hauptleitbahnen über verschiedene Akupunkturpunkte auch Verbindungsnetze mit der Außenwelt.

Die Vorderseite des Körpers wird hauptsächlich von den Yin-Leitbahnen beherrscht, die Hinterseite von den Yang-Leitbahnen. An den Seiten des Körpers verlaufen die Gallen- und Leber-Meridiane.

Der *Lungen-Meridian* ist der Beginn des gesamten Energieflusses und startet beim »Mittleren Magenabschnitt«. Er tritt beim Schlüsselbein an die Oberfläche und fließt an der Innenseite des Arms bis zum äußeren Nagelfalz des Daumens.

Der *Dickdarm-Meridian* beginnt am Nagelfalz des Zeigefingers und verläuft über die Außenseite des Ellbogens zur Schulter, weiter über den Hals und Unterkiefer bis zum äußeren Nasenflügel der gegenüber liegenden Körperseite.

Der *Magen-Meridian* entspringt am Unterrand der Augenhöhle, verläuft nach unten zum äußeren Mundwinkel, Unterkiefer und Hals, über die Mitte des Schlüsselbeins zur Brustwarze und wendet sich weiter unten nach innen. Dort läuft er eineinhalb Daumenbreiten neben der Mittellinie des Körpers weiter über das Schambein und die äußere Vorderseite des Beines bis zum Fußrücken und endet bei der zweiten Zehe.

Der *Milz-Meridian* beginnt bei der großen Zehe und verläuft über die Innenseite des Beines nach oben zur Leiste, am Bauch außerhalb des Magen-Meridians weiter bis zum Brustkorb und endet dort seitlich unterhalb der Achselhöhle.

Der *Magen- und Milz-Meridian* werden dem Erd-Element zugeordnet, der Lungen- und Dickdarm-Meridian dem Metall-Element. Diese vier Leitbahnen bilden den so genannten »1. Umlauf«, dessen Aufgaben mit der Verdauung und Ausscheidung, dem Nahrungs-Qi, der Blutbildung und -reinigung sowie der Entgiftung zusammenhängen. Psychisch werden damit das Denken, der gesunde Menschenverstand, Wachheit und Individualität verbunden. Der 1. Umlauf liegt nahe der Körperoberfläche und reagiert auf äußere Einflüsse sensibel. Jeder der drei Umläufe des Körpers besteht aus einem Yin-Arm-, einem Yang-Arm-, eine Yin-Bein- und einem Yang-Bein-Meridian. An den Finger- und Zehenspitzen treffen die Yin- und Yang-Meridiane aufeinander. Dort findet der Übergang und das Schließen des Energiekreislaufs statt. So ist der gesamte Körper in jedem Umlauf versorgt.

Der *Herz-Meridian* entspringt in der Achselhöhle und verläuft an der Innenseite des Armes über die Handfläche bis zur Innenseite des kleinen Fingers.

Der *Dünndarm-Meridian* verläuft vom kleinen Finger seitlich über den Außenrand der Hand und weiter entlang der Elle, über den Ellenbogen und den Oberarm, im Zick-Zack über das Schulterblatt zum hinteren Nacken und endet in der Mitte vor dem Ohr.

Der *Blasen-Meridian* entspringt am oberen inneren Augenwinkel und verläuft über den Kopf zur Halswirbelsäule, teilt sich in einen inneren und einen äußeren Ast und verläuft entlang der Wirbelsäule über den Rücken und das Kreuzbein. Die beiden Äste vereinigen sich wieder in der Kniekehle, verlaufen über die Wade, hinter dem Knöchel vorbei und am Fußaußenrand entlang bis zur kleinen Zehe.

Der *Nieren-Meridian* startet auf der Fußsohle in der Mitte des Fußes und läuft von dort weiter bis hinter den Innenknöchel, die Beininnenseite hoch, taucht am Knie in die Tiefe und kommt oberhalb des Schambeines wieder an die Oberfläche des Körpers. Von dort verläuft er nahe bei der Mittellinie weiter bis zum Brustkorb, weitet sich und steigt bis zum Brustbein-Schlüsselbein-Gelenk.

Der *Herz- und Dünndarm-Meridian* werden dem Feuer-Element zugeordnet, der Nieren- und Blasen-Meridian dem Wasser-Element. Diese vier Meridiane bilden den »2. Umlauf«, dessen Aufgaben die Grundvitalität, Lebenswärme, Umwandlung und Haushalt von Flüssigkeiten, Fortpflanzung und die Verwaltung der vererbten Essenz betreffen. Psychisch werden damit Grundvertrauen, Geborgenheit, Angst und Sexualität verbunden. Der 2. Umlauf liegt tiefer im Körper als der 1. Umlauf.

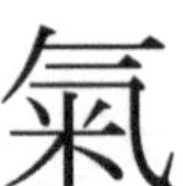

Der *Herzbeutel-Meridian (Perikard)* beginnt seitlich der Brustwarze und läuft an der Arm-Innenseite als mittlerer der drei Yin-Meridiane bis über die Mitte der Handfläche und endet beim dritten Finger.

Der *Dreifacherwärmer-Meridian* startet beim vierten Finger und läuft in der Mitte der Außenseite des Armes, über Schulter und Nacken, umrundet das Ohr und endet vor dem Ohr.

Der *Gallenblasen-Meridian* beginnt vor dem Ohr und verläuft bis zum seitlichen Rand der Augenhöhle, von dort weiter im Zick-Zack über den seitlichen Schädel und die Schulter nach vorne bis an die Seite des Brustkorbes. Nach einigen Zacken am Rande des Brustkorbes, am seitlichen Bauch und der seitlichen Hüfte läuft er weiter über die Außenseite des Beines zum Knöchel und endet bei der vierten Zehe.

Der *Leber-Meridian* beginnt bei der großen Zehe, verläuft über den Fußrücken und entlang der Innenseite des Beines bis über die Leiste, dann weiter über den seitlichen Bauch und endet unterhalb der Brustwarze.

Der *Leber- und Gallen-Meridian* werden dem Holz-Element zugeordnet, der Herzbeutel- und Dreifacherwärmer-Meridian dem Feuer-Element. Diese vier Meridiane bilden den »3. Umlauf«, dessen Aufgaben die Blutspeicherung, den freien Fluss des Blutes, die Körperflüssigkeiten und Qi, die Verteilung von Qi, Flüssigkeiten und Wärme, die Entgiftung sowie die Koordination von Funktionen betreffen. Psychisch werden damit Kreativität, gelebte Sexualität, das Ausleben von Potentialen, Gefühle des »Gestautseins«, Aggressivität und Zorn verbunden. Der 3. Umlauf liegt tiefer als die ersten beiden Umläufe im Körper. Wo und in welchem Umlauf sich eine Krankheit zeigt, sagt auch etwas darüber aus, wie tief sie in den Körper eingedrungen bzw. wie weit sie schon fortgeschritten ist.

Die Luo-Gefäße stellen die Querverbindungen zwischen den Hauptmeridianen her. Sie verlaufen meist horizontal. Außerdem gibt es so genannte »kleine Luo-Gefäße«, die sich an der Körperoberfläche verteilen und an die Kapillaren erinnern. Die Luo-Gefäße haben eine starke Verbindung zum Blut und bilden einen eigenen Kreislauf.

Sie können pathogene Faktoren speichern und so verhindern, dass sie tiefer in den Körper eindringen.

Die divergenten Leitbahnen können ebenfalls pathogene Faktoren speichern und abwehren. Sie arbeiten mit dem Abwehr-Qi und dem Ursprungs-Qi zusammen. Der Verlauf der divergenten Leitbahnen ist ähnlich wie jener der Hauptleitbahnen. Sie hängen eng mit dem Lymph- und Immunsystem zusammen. Divergente Leitbahnen treffen u.a. an den großen Gelenken in der Nähe der Lymphknoten mit den Hauptleitbahnen zusammen.

Die 8 Extra-Leitbahnen (Außerordentliche Meridiane) liegen in der tiefsten Schicht des Meridiannetzes. In ihnen fließt die Jing-Essenz, die sie im Körper verteilen und ins Gewebe bringen. Die Extra-Leitbahnen verbinden das vorgeburtliche und nachgeburtliche Qi im Körper und repräsentieren die körperliche und seelische Entwicklung. Sie sind die ersten Leitbahnen, die im menschlichen Körper entstehen. In der Chinesischen Medizin werden sie vor allem bei tief sitzenden Krankheiten, die nicht auf andere Therapien ansprechen, behandelt. Sie können auch pathogene Faktoren aus den Hauptleitbahnen absorbieren. Die Extra-Leitbahnen stehen in Verbindung mit dem Uterus, dem Gehirn, der Wirbelsäule, dem Mark, den Knochen, den Gefäßen und der Gallenblase. Durch ihre ausgleichende und Reservoir-Funktion wurden sie auch mit Kanälen verglichen, die zwischen den Hauptleitbahnen verlaufen und so den Fluss regulieren.

Das Lenkergefäß (Gouverneursgefäß) und das Dienergefäß (Konzeptionsgefäß) zählen zu den Extra-Leitbahnen und bilden zusammen den kleinen Energiekreislauf. Das Lenkergefäß ist ein Yang-Meridian und beginnt am Damm, verläuft weiter zum Steißbein und Kreuzbein, die Wirbelsäule entlang hoch bis in den Kopf, im Schädel entlang der Gehirnoberfläche bis zum Scheitel und weiter etwa vier Zentimeter unter der Mittellinie des Gesichts bis zur Gaumenmitte, wo es endet. Das Dienergefäß, ein Yin-Meridian, beginnt ebenfalls am Damm, steigt über das Schambein entlang der Mittellinie des Körpers hoch, etwa vier Zentimeter unter der Körperoberfläche vorbei an Nabel, Sonnengeflecht und Herz bis in den Kopf und endet in der Zungenspitze.

Die Energie fließt in der Regel durch das Lenkergefäß hinauf und durch das Dienergefäß wieder hinab, kann sich aber auch in der umgekehrten Richtung bewegen. Wird die Zungenspitze auf den harten Gaumen hinter den Schneidezähnen gelegt, wo das Lenkergefäß endet, schließt man so den Energiekreislauf zwischen diesen beiden Meridianen.

Die Funktionskreise

Die TCM betrachtet die Organe samt ihren Meridianen als funktionelle Einheiten, so genannte Funktionskreise. Jeder Funktionskreis steht auch in Verbindung mit einem Sinnesorgan, einem Element (Wandlungsphase) und allen diesem Element zugeordneten Faktoren wie Farbe, Geschmack, Jahreszeit, krankmachende Faktoren, Emotionen etc. In jedem Element werden sowohl

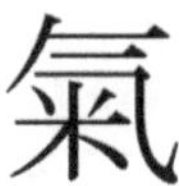

ein Yin-, wie auch ein Yang-Organ und -Meridian zusammengefasst (z. B. Leber und Gallenblase – Holzelement). Die Yin-Organe (Speicherorgane) haben die jeweils wichtigeren Aufgaben. Die Hauptfunktionen jedes Organs werden durch sein Qi definiert, das ständig in Bewegung ist, auf- oder absteigt und transformiert. Immer, wenn von Organen die Rede ist, ist der Funktionskreis dieses Organs gemeint.

Funktionskreise Leber und Gallenblase (Holz-Element)

Die Leber speichert das Blut und reguliert das Blutvolumen im Zusammenhang mit physischer Aktivität und in punkto Menstruation. Sie gewährleistet einen guten Energie-Fluss im Körper, in alle Richtungen und in allen Organen. Die Leber kontrolliert die Sehnen, sie befeuchtet und nährt sie, was für eine gute Beweglichkeit der Gelenke und ein harmonisches Zusammenspiel der Muskeln sorgt. Sie manifestiert sich in den Fingernägeln, die bei gesundem Leber-Qi elastisch und fest sind. Die Leber öffnet sich in den Augen, sorgt für die Sehkraft und die Befeuchtung der Augen. Außerdem beherbergt sie die Wanderseele hun, die sich bei einer gesunden Leber gut verwurzeln und helfen kann, ein Leben in Voraussicht und Weisheit zu führen.

Die Gallenblase speichert Galle und scheidet sie während der Verdauung aus. Sie leitet Qi an die Sehnen weiter und gewährleistet mit der Leber zusammen ihre Elastizität und Flexibilität. Die Gallenblase kontrolliert die Entscheidungsfähigkeit, Urteilskraft und vermittelt Mut sowie Initiative.

Funktionskreise Herz und Dünndarm, Herzbeutel und Dreifacherwärmer (Feuer-Element)

Das Herz regiert das Blut und die Blutzirkulation. Hier findet die Umwandlung von Nahrungs-Qi in Blut statt. Es kontrolliert die Blutgefäße. Bei starkem Herz-Qi sind sie in Ordnung und der Puls ist regelmäßig. Das Herz manifestiert sich im Gesicht, das bei einer starken Herz-Energie rosig strahlt. Es öffnet sich in der Zunge, die bei gesundem Herzen eine blassrote Farbe hat, der Geschmackssinn arbeitet normal. Das Herz beherbergt den Geist (Shen). Bei starkem Herz-Qi und ausreichend Blut ist die psychische Aktivität normal, das emotionale Leben ausgeglichen, das Bewusstsein klar, das Denken scharf, das Gedächtnis präzise und der Schlaf tief. Das Herz kontrolliert auch das Schwitzen. Spontanes Schwitzen kann von einer Herz-Qi-Schwäche hervorgerufen werden.

Der Dünndarm empfängt die aufbereitete Nahrung und Flüssigkeit aus dem Magen und wandelt sie um. Er trennt den reinen vom unreinen Teil, leitet den reinen an die Milz weiter, den unreinen an den Dickdarm und an die Blase.

Darüber hinaus hat der Dünndarm eine wichtige Aufgabe in punkto Bewegung und Transformation der Flüssigkeiten. Die Energie und Wärme dafür werden von den Nieren zur Verfügung gestellt.

Der Herzbeutel umhüllt das Herz und schützt es vor pathogenen Faktoren. Seine Qi-Funktionen ähneln denen des Herzens.

Der Dreifacherwärmer ist kein Organ, sondern eine Funktion. Er ist zuständig für alle Wege des Qi, allen voran das Ursprungs-Qi als die antreibende Kraft für die Organfunktionen, und der Flüssigkeiten. Der Dreifacherwärmer regelt das Loslassen von unreinen Flüssigkeiten und unreinem Qi. Bei Störungen kann es zu Stauungen von Qi und Flüssigkeiten kommen. Er kontrolliert die Wasserwege und die Befeuchtung des Körpers. Wie ein feines energetisches Netzwerk breitet er sich in den Körperhöhlen aus und kommuniziert mit den Organen und den Energieleitbahnen.

Funktionskreise Milz und Magen (Erd-Element)

Die Milz transformiert die aufgenommene Nahrung und Flüssigkeit und transportiert das daraus gewonnene Qi zu den verschiedenen Organen. Das Qi der Milz steigt auf, bringt das Nahrungs-Qi zu Lunge und Herz, wo es umgewandelt und daraus auch das Blut gebildet wird. Die Milz kontrolliert das Blut, die Muskeln und die Extremitäten. Bei einer starken Milz wird viel Qi zu den Muskeln und Extremitäten geschickt, der Mensch erhält viel körperliche Energie.

Die Milz öffnet sich in den Mund und manifestiert sich in den Lippen. Rosige, gut durchfeuchtete Lippen deuten auf ein gutes Milz-Qi. Sie hängt zusammen mit dem Geschmacksinn und mit dem Denken. Menschen mit starker Milz denken scharf, können sich gut konzentrieren und haben ein gutes Gedächtnis. Die Milz kontrolliert das aufsteigende Qi und hält so auch die inneren Organe an ihrem Platz und das Blut in den Gefäßen. Steigt das Milz-Qi nicht auf, kann es zu Durchfall, einer Schwäche des Qi und des Blutes, Organprolaps und Blutungen kommen. Zum Funktionskreis Milz wird auch die Bauchspeicheldrüse (Pankreas) gezählt.

Der Magen ist für die Fermentierung und das Reifen der Nahrung zuständig, er wandelt die Speisen und Getränke um und bereitet sie für die Milz vor. Er kontrolliert den Transport der Nahrungsessenzen und das Absteigen des Qi. Dadurch werden die unreinen Anteile der Nahrung in den Darm weitergeleitet. Der Magen ist die Quelle der Flüssigkeiten, bei ausreichenden Magen-Säften ist die Verdauung gut und der Geschmackssinn normal. Bei starkem energiereichem Magen fühlt sich der Mensch stark und energievoll. Steigt das Magen-Qi nicht ab, kommt es zu Übelkeit, Schluckauf, Aufstoßen und Erbrechen.

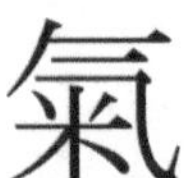

Funktionskreise Lunge und Dickdarm (Metall-Element)

Die Lunge herrscht über das Qi und die Atmung. Sie atmet reines Qi ein und unreines aus. In der Lunge wird aus Atem-Qi und Nahrungs-Qi das Sammel-Qi gebildet. Die Leitbahnen und Blutgefäße werden durch die Lunge kontrolliert. Ist das Lungen-Qi stark, ist der Blut- und Qi-Fluss gut und die Gliedmaßen sind warm. Die Lunge kontrolliert die Verteilung des Abwehr-Qi und der Körperflüssigkeiten im Körper zwischen Haut und Muskeln. Sie nährt und befeuchtet Haut und Haare, verarbeitet die Flüssigkeiten und reguliert die Wasserwege des Körpers. Die Lunge öffnet sich in die Nase. Bei starker Lungen-Energie ist die Nase offen und die Atmung unbeeinträchtigt möglich, der Geruchssinn funktioniert normal. Die Lunge beherbergt die Körperseele Po, die durch Traurigkeit und Kummer beeinflusst wird. Deshalb wirken sich diese Emotionen direkt auf die Atmung aus. Das Lungen-Qi steigt ab und bringt Energie sowie Flüssigkeiten zu den Nieren. Steigt das Lungen-Qi nicht genug ab und staut sich im Brustkorb, kommt es zu Husten oder Asthma.

Der Dickdarm übernimmt die Nahrung und Flüssigkeit vom Dünndarm. Er reabsorbiert Flüssigkeit und scheidet den unverwertbaren Rest der Nahrung als Stuhl aus.

Funktionskreise Nieren und Blase (Wasser-Element)

Die Nieren speichern die Essenz (Jing), sowohl die ererbte »Vor-Himmels-Essenz«, als auch die »Nach-Himmels-Essenz« aus der Nahrung, die durch die Umwandlung mit Hilfe der inneren Organe entsteht. Sie regieren Fortpflanzung, Geburt, Wachstum und Entwicklung. Die Nieren regieren das Wasser. Das Wasser der Nieren steigt zum Herzen auf und nährt den Yin-Aspekt. Steigt das Wasser nicht auf und ist das Nieren-Yang schwach, können sich Ödeme bilden. Bei Gleichgewicht zwischen Nieren-Yin und -Yang ist der Harn in punkto Farbe und Menge normal. Die Nieren liefern der Blase Qi zur Speicherung und Umwandlung des Harns und kontrollieren die Trennung der Flüssigkeiten im Dünndarm. Sie kontrollieren die unteren Körperöffnungen. Zu wenig Nieren-Qi kann zu Inkontinenz und Durchfall führen. Die Nieren produzieren das Mark, füllen das Gehirn und die Knochen. Bei starker Nieren-Essenz sind Gehirn, Gedächtnis und Konzentration gestärkt. Die Nieren halten das Qi fest, das von der Lunge kommt. Sie öffnen sich in den Ohren und sorgen für gutes Gehör. Nierenkraft manifestiert sich im Haar, das Wachstum der Haare hängt von der Nährung durch die Nieren-Essenz ab. In den Nieren wird die Willenskraft beherbergt. Bei starker Nieren-Energie ist der Geist auf Ziele gerichtet, die er sich gesetzt hat und verfolgt sie stetig und aufmerksam.

Die Blase beseitigt das Wasser durch die Transformation des Qi. Sie wandelt unreine Anteile der Flüssigkeiten in Harn um. Die nötige Wärme und das erforderliche Qi dafür stellt das Nieren-Yang bereit.

Tuina-Massage und Akupressur

Auch die über 2000 Jahre alte Tuina-Massage orientiert sich am System der Energieleitbahnen und Akupunkturpunkte. Die Bezeichnung Massage greift eigentlich zu kurz für die sehr umfassende Form der Therapie, die den gesamten Organismus einbezieht. Die Grundlage ist das Wissen der TCM.

Bei der Behandlung werden Stagnation oder Ungleichgewicht in den Meridianen durch schnelle energiereiche Bewegungen auf den Leitbahnen therapiert. Dabei spielen Druck, Vibration, reibende, streichende, schiebende und kneifende Griffe zusammen. Das Schütteln, Drehen, Ziehen, Kneten, Klopfen und Schlagen gehört ebenso zu Tuina, wie das Massieren mit dem Druck des Daumens, der Handkanten, der Faust, des Ellenbogen und des Fußes. Der punktuelle Teil der Methode ist in Europa als Akupressur bekannt geworden.

Nach der Massage werden durch Handgriffe mit sehr großer Hebelwirkung zusätzlich noch Gelenksblockaden gelöst und Fehlstellungen des Stützapparates korrigiert. Tuina ist also eine Mischform aus Massage und manueller Therapie. Aus Tuina entwickelten sich auch andere Massagetechniken, z.B. Shiatsu.

Pflanzenheilkunde

Die Behandlung mit Kräutern und anderen Produkten aus der Natur hat in China die größte Bedeutung im Rahmen der TCM. Rund 80% der ärztlichen Maßnahmen werden über die Pflanzenheilkunde gesetzt.

Kräuter sind der Hauptfaktor in der chinesischen Pflanzenheilkunde, aber auch Wurzeln, Blüten, Früchte, Rinden und Zweige kommen zur Anwendung. Ergänzt werden sie durch mineralische Substanzen und tierische Arzneien. Viele verwendete Pflanzen wachsen auch in Mitteleuropa, oft handelt es sich aber um eine chinesische Variante dieser Kräuter, die sich manchmal grundlegend von ihrer europäischen »Schwester« unterscheidet.

Aus den Kräutern und anderen Substanzen werden meist Mischungen hergestellt, die sich als Tee oder Suppe eignen. Die klassische chinesische Zubereitung ist der so genannte Dekokt. Dabei werden die Substanzen in kaltem Wasser angesetzt und anschließend aufgekocht. Je nachdem auf welchen Körperbereich er wirken sollen, wird er vor, zu oder nach dem Essen getrunken. Bei Behandlung des unteren Erwärmers mit einer Wirkung auf Unterleib und

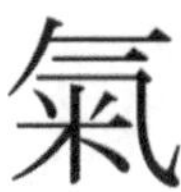

Beine werden Tee oder Suppe vor dem Essen zu sich genommen, bei Behandlung des mittleren Erwärmers mit einer Wirkung auf Magen, Milz-Pankreas und Nieren zum Essen, bei Behandlung des oberen Erwärmers mit einer Wirkung auf Lunge, Herz, Perikard, Arme oder Kopf nach dem Essen.

Darüber hinaus gibt es Rezepturen für Tabletten, Umschläge und Salben. Klassische Rezepturen sind oft tausende Jahre alt. Die verwendeten Zutaten spielen zusammen, stehen meistens in Wechselwirkung, also verstärken einander oder hemmen Nebenwirkungen anderer Substanzen.

Eingeteilt werden die Kräuter und anderen Substanzen in mehrere Kategorien, die sich auf ihre Wirkungsweise beziehen. Unterschieden wird auf welchen Funktionskreis sie wirken, auf welche Körpersubstanz, auf welche krankmachenden Faktoren und welche spirituelle Ebene sie ansprechen. Kräuter, die auf die Körpersubstanzen eine Wirkung haben, tonisieren zum Beispiel das Qi, das Blut, das Jing, das Yin oder das Yang. Jene, die auf die krankmachenden Faktoren Einfluss nehmen, leiten zum Beispiel Nässe, Hitze oder Wind aus. Darüber hinaus gibt es wärmende Kräuter und solche, die den Geist beruhigen.

Entsprechend der Diagnose werden meist Kräuter kombiniert, die eine ähnliche Wirkung zeigen und in dieselbe Wirkrichtung arbeiten, um den Effekt zu optimieren. Kleinere Rezepte kombinieren häufig drei bis fünf verschiedene Kräuter, in umfangreicheren Rezepturen können auch zehn bis fünfzehn Substanzen gemischt werden. Das wichtigste Kraut wird auch als »Herrscherkraut« bezeichnet, zu dem die anderen Zutaten kombiniert werden. Die nächst wichtigen Substanzen werden »Minister« und »Assistenten« genannt und das letzte Kraut, das dazukommt, hat meist einen harmonisierenden Effekt auf das gesamte Rezept.

Die Kräuter sind meistens sehr wirkungsvoll und zeigen oft schon in kurzer Zeit einen Effekt. Nebenwirkungen sind nur selten bei sachgemäßer Anwendung. Manchmal können Allergien gegen einzelne Bestandteile oder Magen-Darm-Unverträglichkeiten auftauchen. Dann wird die Dosis und Zubereitung variiert oder die Mischung abgesetzt.

Chinesische Kräuter sind im Westen über die Apotheken beziehbar, die mit Direktimporteuren oder Großhändlern arbeiten. Außerdem werden Granulate oder wässrige Lösungen (Tropfen) der Originalkräuter vertrieben.

Ernährung nach den 5 Elementen

Gesundheitsvorsorge ist das Hauptziel der Diätetik in der TCM und ihrer Ernährung nach den 5 Elementen. Durch ausgewogene und typgerechte Ernährung soll sich erst gar kein Ungleichgewicht im Körper einstellen und die Energieversorgung durch das Qi aus der Nahrung gesichert sein. 70% des nachgeburtlichen Qi, das den Körper nährt, kommt aus der Nahrung, 30% aus der Atemluft.

Die Qualität der Nahrungsaufnahme ist dafür entscheidend, wie viel Qi in den Körper gelangt und – aus westlicher Sicht – wie viele Nährstoffe in den Zellen ankommen. Davon hängen körperliches und geistig-seelisches Gleichgewicht ab. Der Zusammenhang zwischen Ernährung und Medizin wurde in China bereits 300 Jahre v. Chr. festgestellt. So weit lässt sich die Ernährung nach den 5 Elementen der TCM zurückverfolgen.

Bei der Energieaufnahme aus der Nahrung kommt es nicht nur auf die Anzahl der verzehrten Kalorien an, sondern auch auf die Qualität der Nahrungsmittel (z. B. biologisch), die Bekömmlichkeit einer Speise (Zubereitung, Gewürze, Kräuter, Zusammenstellung der Rezepte – z. B. 5-Elemente-Küche) und das Essverhalten (Anzahl der Mahlzeiten, Essenszeiten, Größe der Portionen, Kauverhalten).

Das Besondere an der Ernährung nach den 5 Elementen ist ihre Individualität. Sie lässt sich ganz auf die persönlichen Bedürfnisse abstimmen und auch therapeutisch einsetzen. Dadurch ist es möglich, zum Beispiel Yin- und Yang-Ungleichgewicht, Erkrankungen durch klimatische Faktoren, Feuchtigkeit, Trockenheit, Kälte- oder Hitze-Symptomen mit Hilfe der Ernährung entgegenzusteuern. Qi kann damit in Bewegung gebracht und aufgebaut werden, ebenso die Säfte und das Blut. Insofern spielen die Ernährung nach den 5 Elementen und andere Ansätze der TCM wie zum Beispiel Qi Gong oder Akupunktur perfekt zusammen.

Energetische Wirkung von Nahrungsmitteln

Alle Nahrungsmittel werden in der TCM einerseits den 5 Elementen und ihren Geschmacksrichtungen zugeordnet, andererseits auch nach ihrer thermischen Wirkung im Körper unterschieden.

Nach den Geschmacksrichtungen ergibt sich folgende Elemente-Einteilung und Wirkungsweise der Lebensmittel:

- **Holz:** *sauer* – leitet nach innen, zusammenziehend, bewahrt die Säfte, baut Körperflüssigkeiten und Yin auf, adressiert Leber, Gallenblase und Sehnen (z. B. gegen starkes Schwitzen; nicht günstig bei Erkältungskrankheiten – Orangen, Zitronen, Vitamin-C-Bedarf z. B. durch Kohl decken!)
- **Feuer:** *bitter* – leitet nach unten, trocknet aus, beseitigt Hitze und regt Transformation an, adressiert Herz, Dünndarm und Blut (z. B. Kaffee – leitet

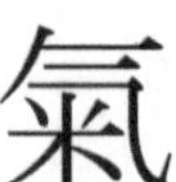

Flüssigkeit nach unten, starker Harndrang nach Kaffeekonsum; trocknet aus, deshalb immer Wasser zum Kaffee trinken!)

- **Erde:** *süß* – baut Qi auf, verteilt in alle Richtungen, entspannt, befeuchtet, adressiert Milz, Magen und Muskeln (z. B. gut gegen Stress; ungünstig bei viel Feuchtigkeit und Schleim im Körper; Süß-Bedarf eher mit lange gekochten Karotten als mit Schokolade decken!)
- **Metall:** *scharf* – leitet nach oben, zerstreut, bewegt, löst Stagnationen, adressiert Lunge, Dickdarm und Qi (z. B. scharfe erwärmende Gewürze regen die Verdauung an, machen Speisen bekömmlicher; Ingwer-, Lindenblüten-, Holunderblüten-Tee bei Erkältungen.)
- **Wasser:** *salzig* – leitet nach unten, weicht auf, adressiert Niere, Blase und Knochen (z. B. zu viel Salz kann das Blut und die Knochen austrocknen, Vorsicht bei Osteoporose; auch Mineralwasser enthält Salze, Übermaß immer vermeiden!)

Thermisch – nach der Temperatur-Wirkung im Körper – unterscheidet man die Nahrungsmittel innerhalb der 5 Elemente aufgrund folgender Wirkungsweisen:

- **heiß** (z. B. Chilli, Curry, Pfeffer, Knoblauch, Yogi-Tee, Schnaps)
- **warm** (z. B. Ziegenkäse, Basilikum, Getreidekaffee, Fenchel, Lauch, Garnelen)
- **neutral** (z. B. Karotten, Kartoffeln, Butter, Erbsen, Linsen, Forellen)
- **erfrischend** (z. B. Pfefferminze, Radieschen, Paprika, Frischkäse, Fabrikzucker)
- **kalt** (z. B. Tomate, Gurken, Melonen, Zitronen, Joghurt, Avocado, Salz)

Thermisch heiße Nahrungsmittel treiben Kälte aus dem Körper, erhitzen ihn aber auch, was nicht günstig ist für Menschen, die leicht schwitzen und viel Yang haben. Neutrale Nahrungsmittel bauen Qi (Energie) auf und harmonisieren, Erfrischendes baut die kostbaren Säfte im Körper auf (Blut, Lymphflüssigkeit, Gelenksschmiere, Tränenflüssigkeit, Liquor im Gehirnbereich etc.). Kalte Nahrungsmittel vertreiben die Hitze aus dem Körper, können ihn aber auch sehr stark abkühlen, worunter Menschen leiden, die leicht frieren. Rohkost, Joghurt und etliche Südfrüchte sind im Winter deshalb kontraproduktiv. Rohes – auch frisch gepresste Säfte – müssen vom Körper erst auf Körpertemperatur erwärmt werden, um sie verdauen zu können. Das kostet Energie, die im Winter für die Körperwärme abgeht.

Welche Nahrungsmittel man auswählt, hängt deshalb von der Jahreszeit und der persönlichen körperlichen Verfassung ab. Grundsätzlich gilt immer, dass in der Natur das wächst, was der Mensch gerade in dieser Region zu der jeweiligen Jahreszeit braucht. Südfrüchte wachsen zum Beispiel dort, wo es heiß ist und der Körper Kühlung braucht. Südfrüchte im Winter können den Körper stark auskühlen, auch Tomaten und Gurken. Nahrungsmittel, die kalt (abkühlend) oder heiß (erhitzend) wirken, sollten in unseren Breiten nur in kleinen Mengen verwendet und nie im Übermaß genossen werden.

Durch das Angebot von sämtlichen Nahrungsmitteln während des gesamten Jahres gehen der natürliche Rhythmus und die Ernährung im Einklang mit der Natur verloren. Im Frühling wachsen zum Beispiel Sprossen und junge Triebe wie Birkenblätter oder der erste Löwenzahn. Sie helfen dem Körper nach dem Winter wieder die Schlacken loszuwerden und neue Frische zu tanken. Im Sommer kühlen erntefrische Salate, im Spätsommer wird durch eine Vielfalt von Gemüse die Mitte gestärkt, während im Herbst Lauch und Fenchel erwärmen. Für den Winter wurde früher Gemüse gelagert oder eingelegt. Auch Aufläufe und andere erwärmende Zubereitungsarten kennzeichnen die optimale Winterkost.

Grundsätzlich werden im Winter meist mehr erwärmende und im Sommer mehr erfrischende Nahrungsmittel empfohlen, es sei denn, es sind besondere Hitze- oder Kälte-Symptome im Körper zu behandeln. In diesen Fällen ist unter therapeutischer Aufsicht ein individuell auf den Zustand des Körpers abgestimmter Speiseplan notwendig.

Kochen nach den 5 Elementen

Nicht nur die thermische Wirkung, auch die Zubereitungsart entscheidet darüber, wie sich ein Nahrungsmittel im Körper thermisch bemerkbar macht. Wärmende – yangisierende – Zubereitungsarten sind Grillen, Braten, Rösten, Räuchern, Backen, langes Kochen in Flüssigkeit, Kochen in Alkohol, Verwendung von erhitzenden oder erwärmenden Gewürzen. Gegrilltes oder scharf angebratenes Fleisch z. B. ist heiß in seiner thermischen Wirkung. Menschen mit viel Yang – viel Hitze im Körper (hoher Blutdruck, cholerisches Temperament etc.) sollten zu häufige Grillpartys meiden!

Kühlende – yinisierende – Zubereitungsarten sind Blanchieren, Dünsten, Pökeln, Kochen mit viel Wasser, Kochen mit erfrischenden Zutaten. Durch die abkühlende Wirkung der Zubereitung kann auch die Wirkung von thermisch heißen Nahrungsmitteln gemildert werden. Um die kühlende Wirkung eines Nahrungsmittels abzuschwächen, kann es erwärmend zubereitet werden.

Kochen bereitet die Nahrung auf, sodass sie leichter verdaut und in körpereigene Stoffe umgewandelt werden kann. Der energetische Aufwand an Milz-Qi verringert sich dadurch im Vergleich zu ungekochter Nahrung. Roh-

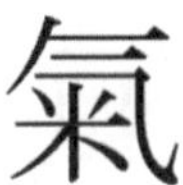

kost kühlt den Körper aus, weil es viel Energie erfordert, sie zu verdauen. Viele Menschen können nur wenig Rohes verarbeiten und der Rest wird unverdaut ausgeschieden, ohne dass der Körper daraus seinen Nutzen zieht.

Wesentlich beim Kochen nach den 5 Elementen ist auch der Fütterungszyklus, also in welcher Reihenfolge die Zutaten verkocht oder zusammengemengt werden. Ein Element nährt das nächste und baut so Energie auf. Bei Experimenten im Rahmen von 5-Elemente-Kochkursen hat sich gezeigt, dass das Ergebnis desselben Rezeptes besser schmeckt, wenn die Zutaten im Fütterungszyklus statt willkürlich zu einander gefügt werden.

Wurde ein Element versehentlich übersprungen, ist ein Schritt zurück im Kreislauf möglich. Danach wird der Fütterungszyklus Element für Element – Holz, Feuer, Erde, Metall, Wasser – fortgesetzt. Der Zyklus kann auch mehrmals durchlaufen werden, zum Beispiel beim Nachwürzen. Dadurch baut sich noch mehr Energie auf.

Manche Nahrungsmittel wechseln ihren Geschmack während der Zubereitung. Angebratene Zwiebeln (ursprünglich scharf) werden zum Beispiel süß. Das jeweils letzte Element – die letzte Zutat – entscheidet über den »Botschaftsgeschmack« des Gerichtes, also welches Organ und Element adressiert wird. Sauer (z. B. Zitronensaft) sendet die Energie und Wirkung zu Leber und Gallenblase, salzig (z. B. Sojasoße) zu Niere und Blase.

Kochen nach den 5 Elementen erleichtern zum Beispiel Aufkleber in den Farben der 5 Elemente, die das schnelle Auffinden von Gewürzen aus den jeweiligen Elementen im Gewürzregal ermöglichen, oder Tabellen, in denen die Nahrungsmittel samt ihrer thermischen Wirkung und Elementezuordnung aufgelistet sind. Solche Tabellen finden sich häufig in Büchern über Ernährung nach den 5 Elementen. Da es sich jedoch auch hier um Erfahrungswerte handelt und die erhältlichen Tabellen nicht aus klassischen TCM-Quellen stammen, finden sich häufig Unterschiede in der Zuordnung. Einerseits werden Nahrungsmittel nach ihrem Geschmack und der Wirkung eingeteilt, andererseits auch nach der Farbe. Außerdem gibt es bei der Zuordnung nach der thermischen Wirkung zuweilen Auffassungsunterschiede, ob eine Zutat zum Beispiel lediglich erfrischend oder bereits als kalt (auskühlend) einzustufen ist.

In China sind Nahrungsmittel-Einteilungen, wie sie im Westen zu finden sind, unbekannt. Dort ist das Wissen über die 5 Wandlungsphasen noch im Allgemeinwissen verankert, dass über die Reihenfolge von Zutaten nicht ausdrücklich nachgedacht wird. Auch alte Rezepte in unseren Breiten, wie sie sich zum Beispiel von Großmüttern auf ihre Enkeltöchter vererben, zeigen, dass auch hierzulande früher die Zutaten häufig ganz selbstverständlich in der Reihenfolge des Fütterungszyklus angeführt wurden.

Nachdem die Ernährung nach den 5 Elementen Wert auf die energetische Versorgung des Körpers legt, ist auch denaturierte Nahrung möglichst zu vermeiden. Dazu zählen Fertiggerichte, Konserven, Nahrungsmitteln mit Geschmacksverstärkern, Emulgatoren und Farbstoffen, Mikrowellen- und Tiefkühlkost. Mikrowellen zerstören die Zellstruktur und töten die Energie der Nahrung. Tiefkühlkost wiederum wirkt auf die Zellstruktur von Eiweiß und Kohlehydraten verändernd und erzeugt Kälte im Körper.

Bewegungslehre (Qi Gong)

Durch das Körpertraining Qi Gong wird der Fluss des Qi, der Energie im Körper, harmonisiert und gestärkt. Es unterstützt die Aufnahme von Atem-Qi aus der Luft, das gemeinsam mit dem Qi aus der Nahrung den Körper nährt. Qi Gong ist wie die Ernährung nach den 5 Elementen eine Möglichkeit, aktiv etwas zur Gesundheitsvorsorge beizutragen. Eine Form des Qi Gong – Shaolin-Qi Gong – sorgt unter anderem für die Transformation der Muskeln, Sehnen und Bänder, vor allem im Bereich des Brustkorbs, dadurch für mehr Atemraum und mehr Atem-Qi für den Körper. Es ist Inhalt dieses Buches.

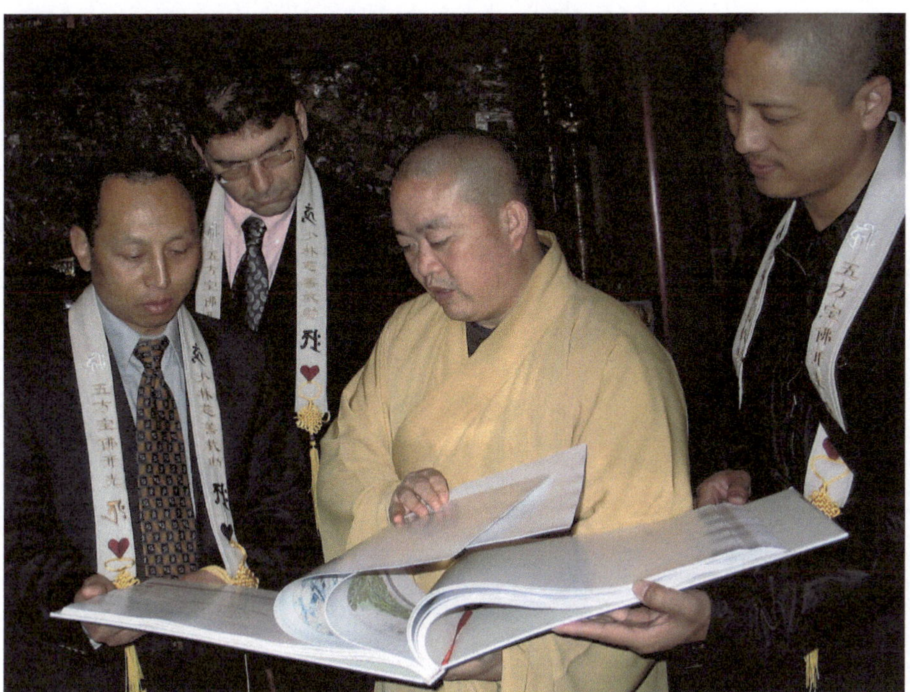

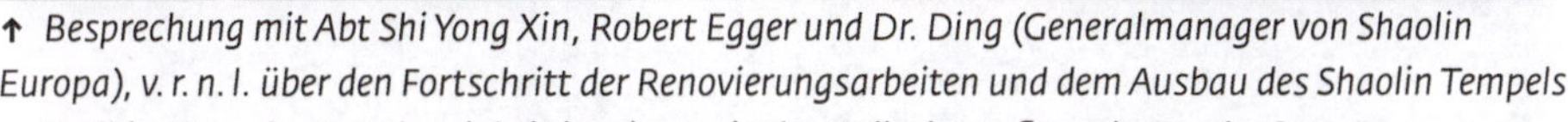

↑ *Besprechung mit Abt Shi Yong Xin, Robert Egger und Dr. Ding (Generalmanager von Shaolin Europa), v. r. n. l. über den Fortschritt der Renovierungsarbeiten und dem Ausbau des Shaolin Tempels*

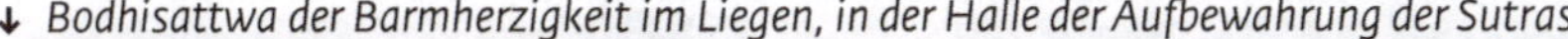

↓ *Bodhisattwa der Barmherzigkeit im Liegen, in der Halle der Aufbewahrung der Sutras*

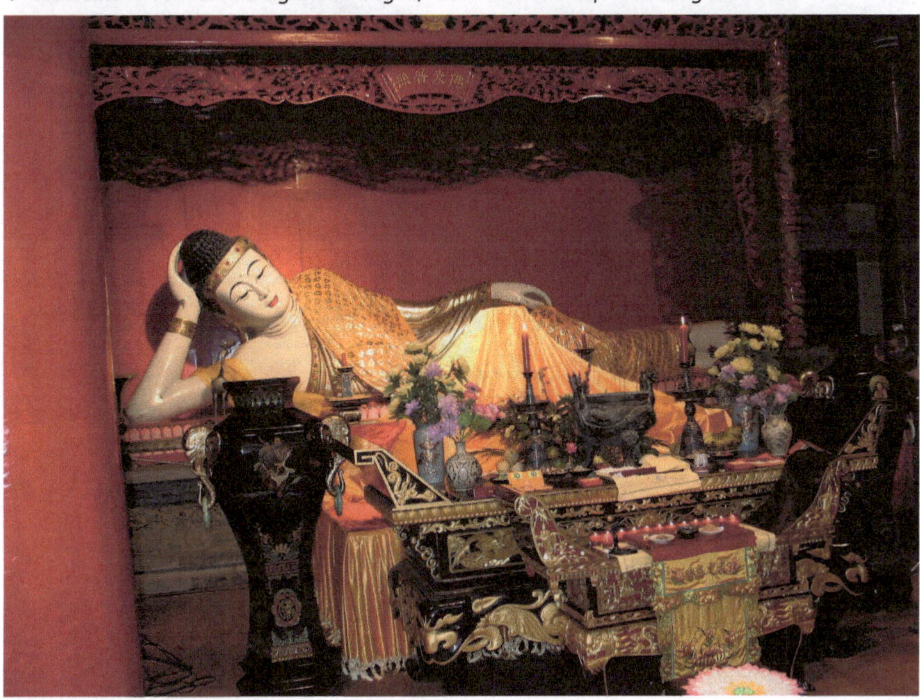

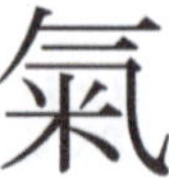

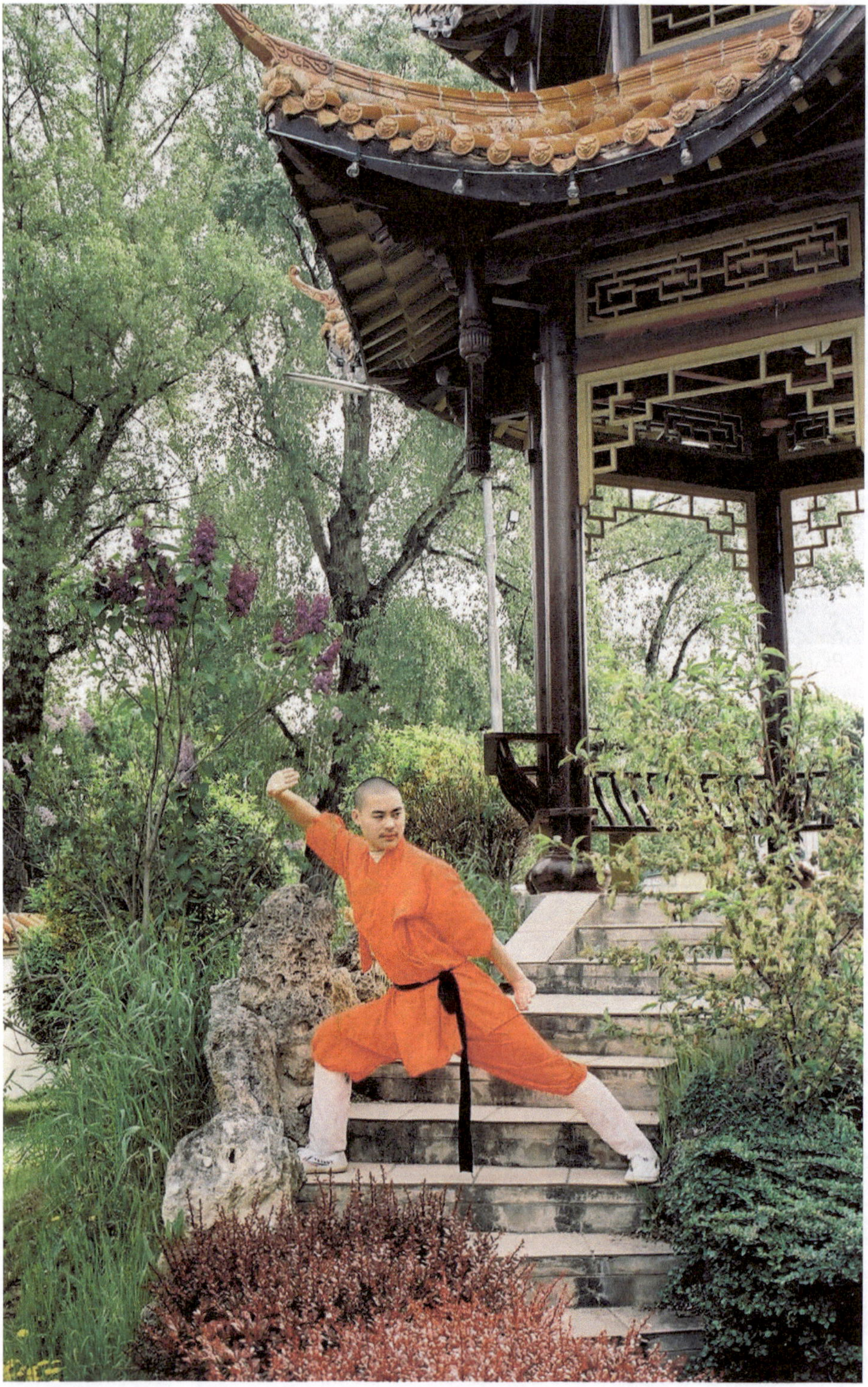

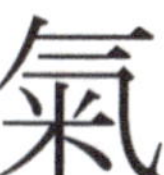

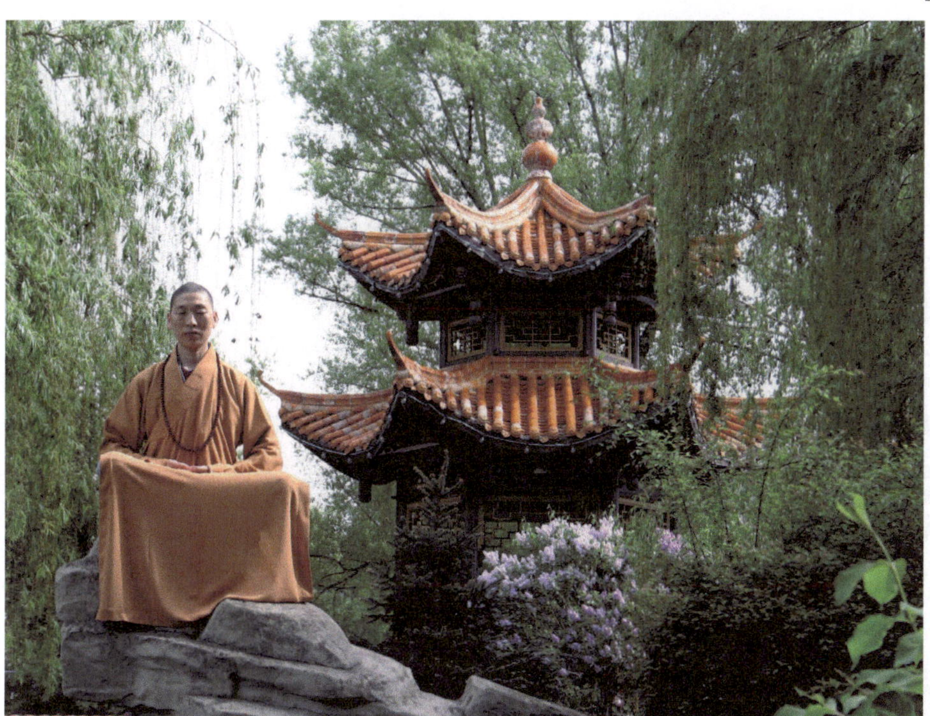

← Gun bu vorgeführt von Shi Yan Feng im buddhistischen Garten

↑ Abt Shi Yong Chuan vor dem Tempel meditierend

→ Großmeister und Abt des Shaolin Tempels Deutschland Shi Yong Chuan im Gespräch Shi Yang Feng

↓ Abt Shi Yong Chuan in sitzender Meditation

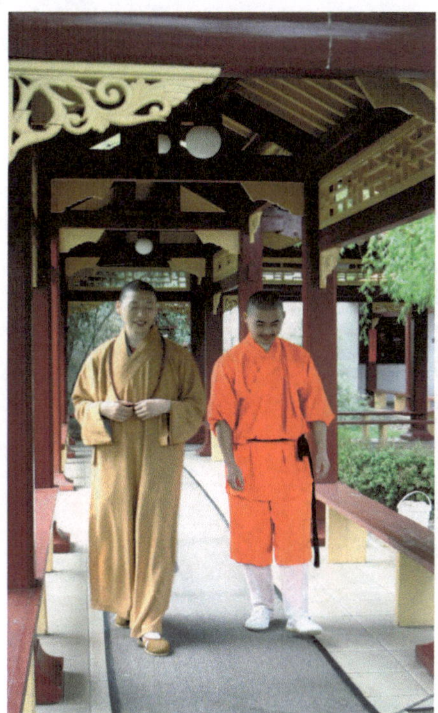

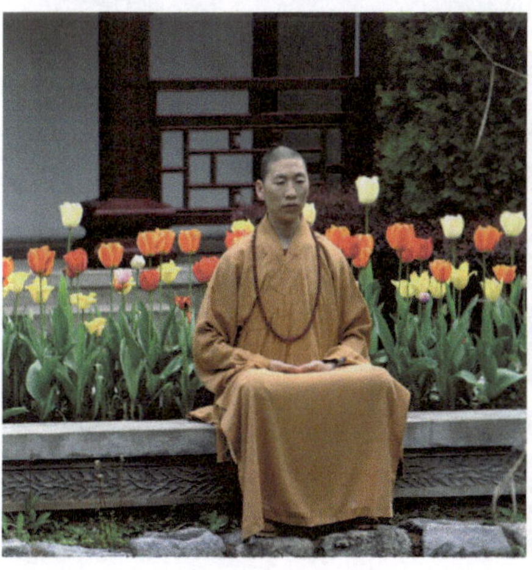

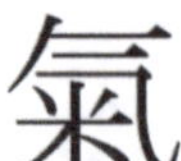

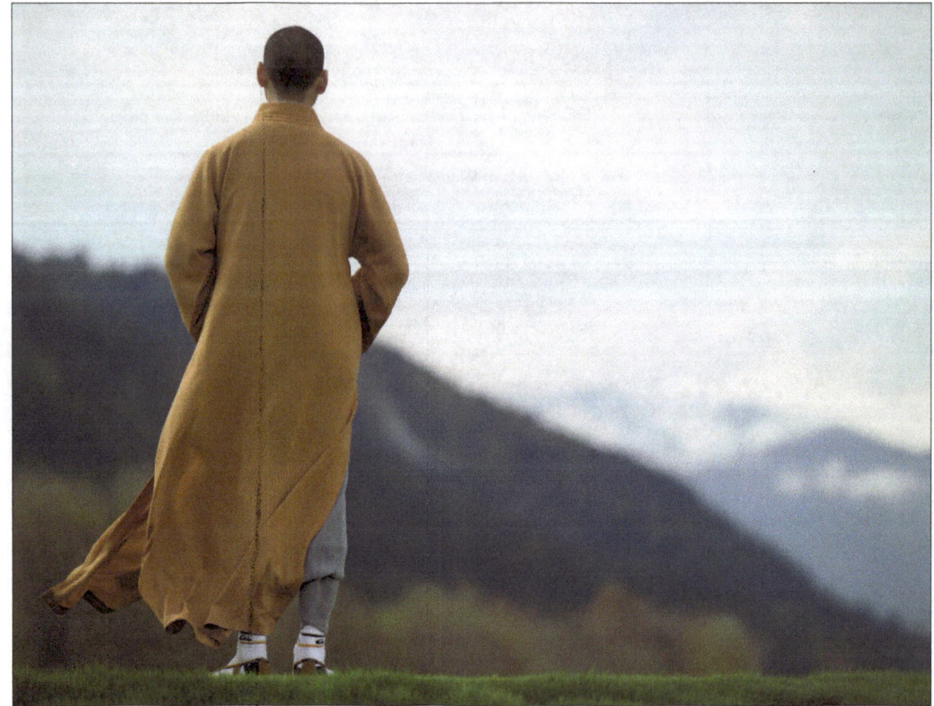

↑ Abt Shi Yong Chuan zu Besuch in Österreich: eine Wanderung in den Seckauer Alpen
→ im Hintergrund der Glockenturm des Shaolin Tempels, im Vordergrund eine Trainingshalle der Mönche
↓ Abt Shi Yong Chuan und Shi Yang Feng im Gespräch beim Rundgang

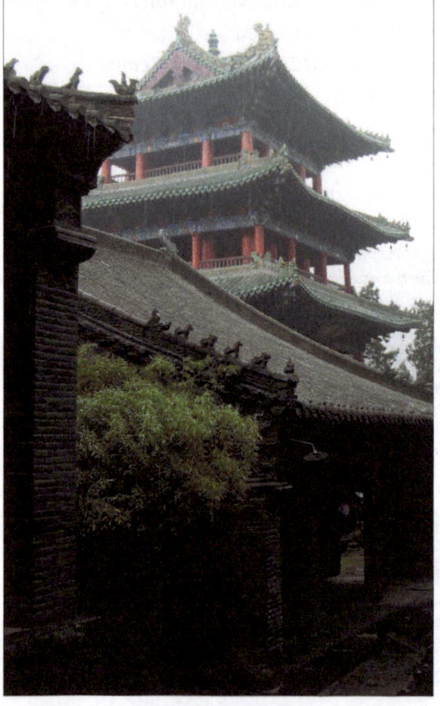

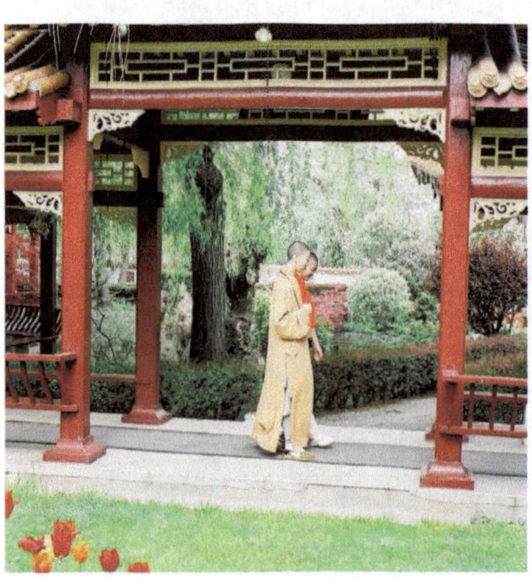

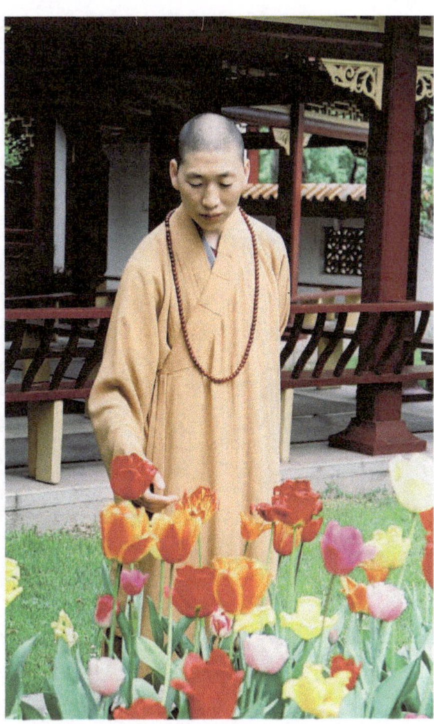

→ *Abt Shi Yong Chuan genießt die Blumen im buddhistischen Garten*
↓ *Abt Shi Yong Chuan beim Training der 2. Bewegung des Ba duan jin*

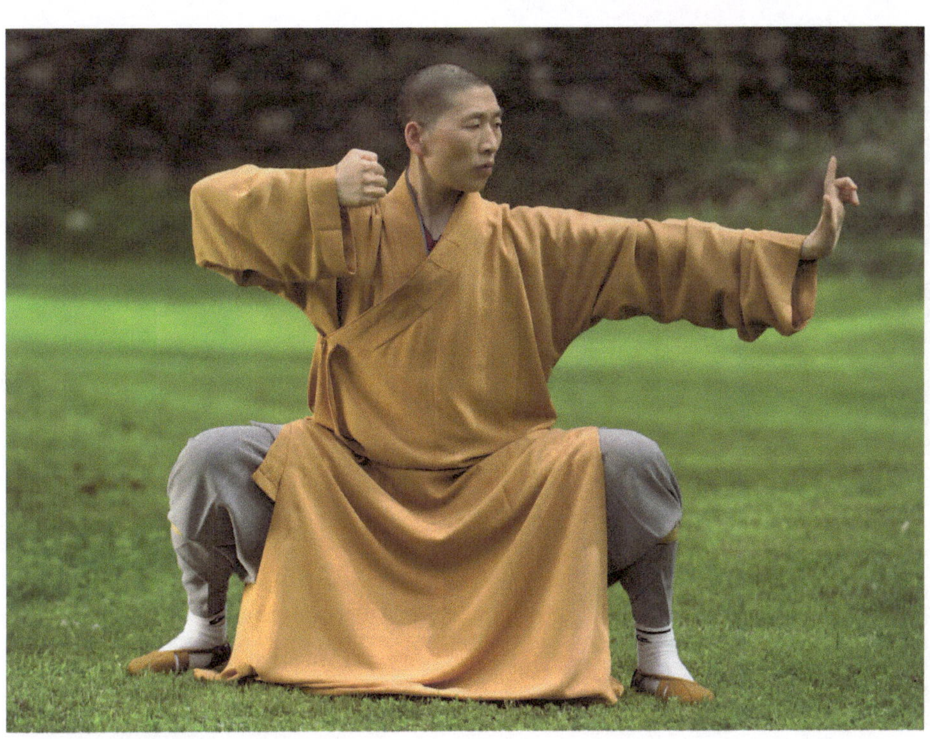

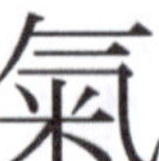

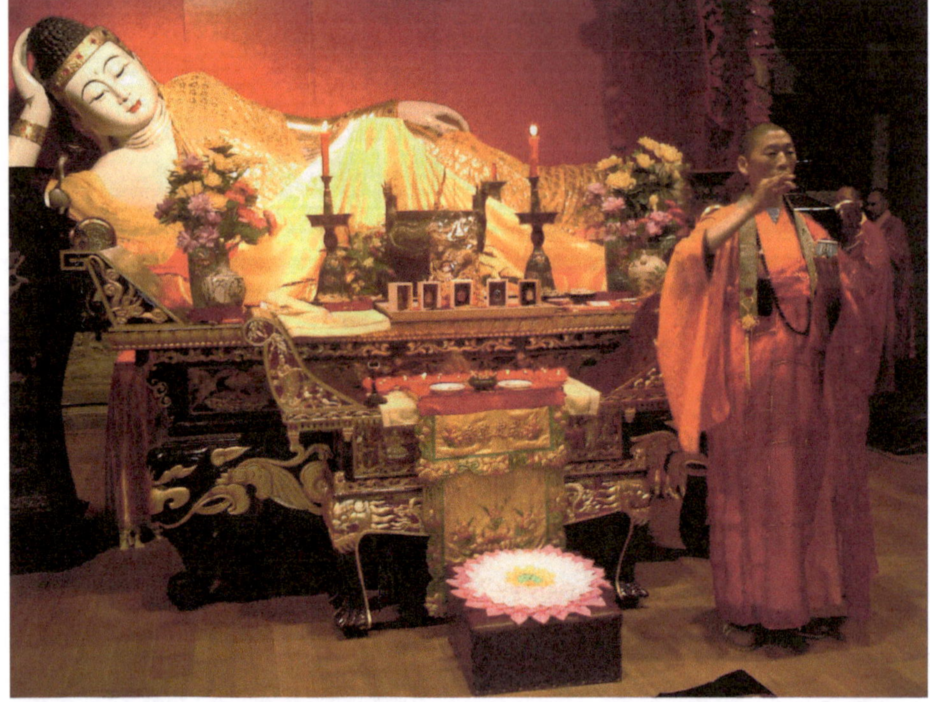

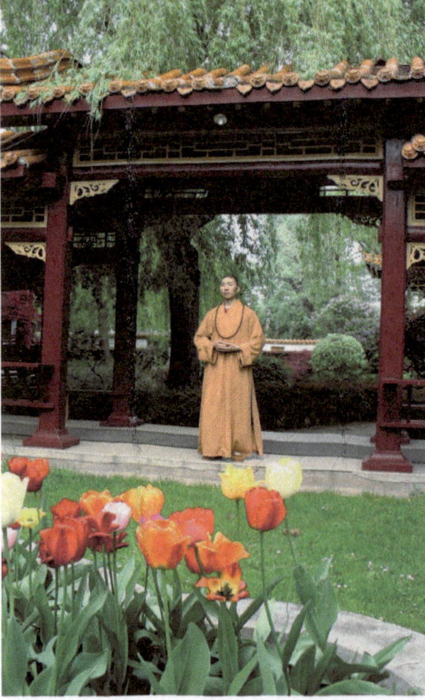

↑ *Abt Shi Yong Chuan bei der Zeremonie in der Halle zur Aufbewahrung der Sutras im Shaolin Tempel*

← *Abt Shi Yong Chuan am Eingang zum buddhistischen Garten*

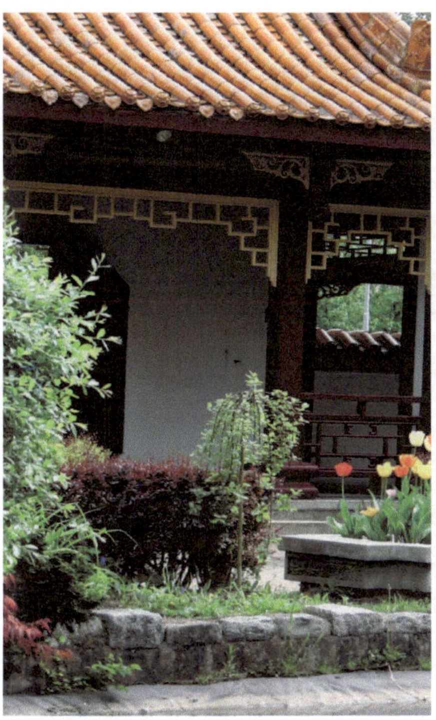

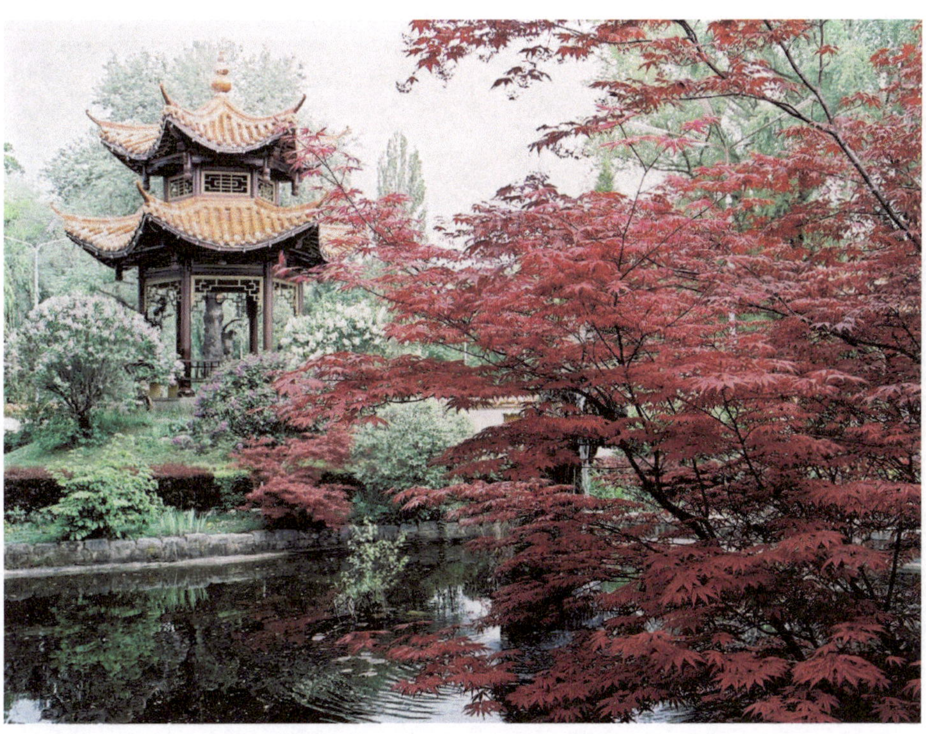

← Stilleben im Rückzugsraum im buddhistischen Garten
↓ Bilder der Schönheit aus dem buddhistischen Garten

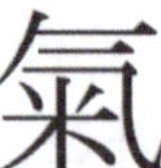

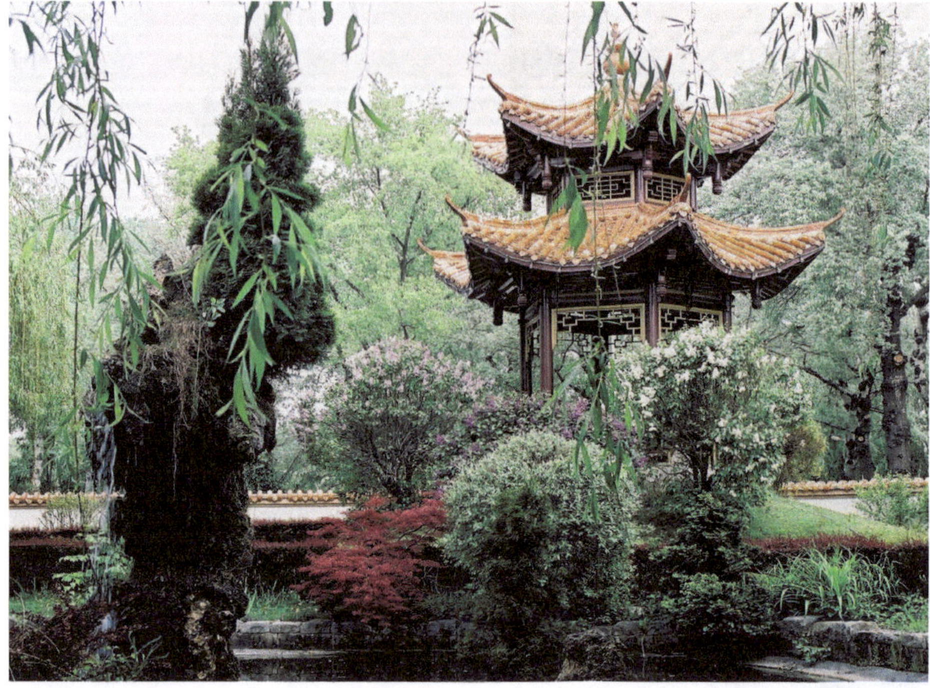

↑ *Seitenansicht eines Turms im buddhistischen Garten*

↓ *Verbindungsgang zu den Wohnungen der Mönche im Shaolin Tempel mit Blick auf die Mauer mit Drachen, typisch für den Shaolin Tempel ist die ochsenblutrote Färbung der Mauer*

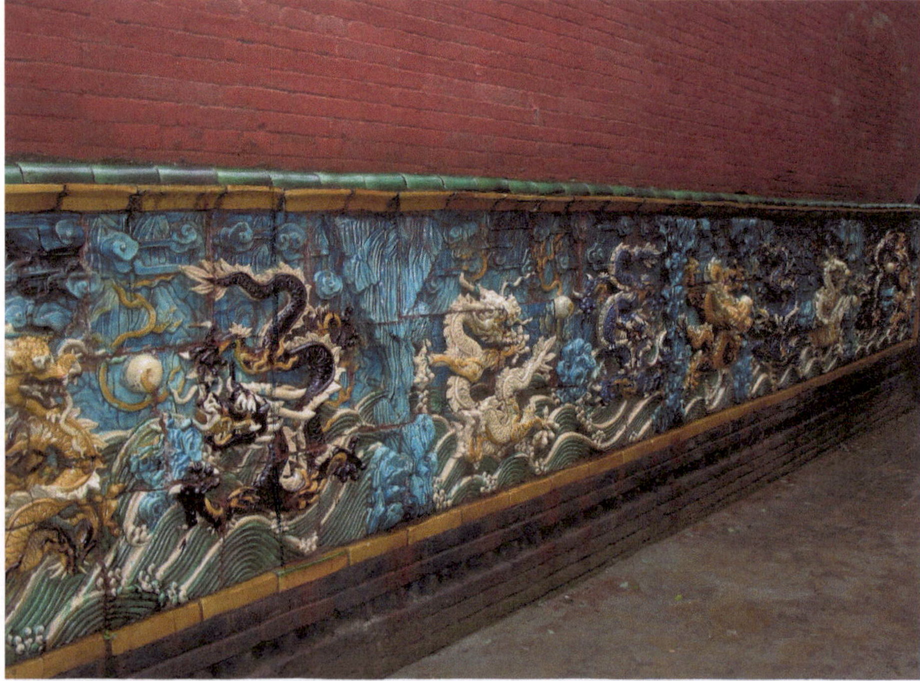

4 Die Übungen des Yi-jin-jing-Qi Gong

Transformation der Muskeln, Sehnen und Bänder

Die 12 überlieferten Übungen des Yi-jin-jing-Qi Gong – des Shaolin-Qi Gong zur Transformation der Muskeln, Sehnen und Bänder – wurden erstmals im Jahr 1624 n. Chr. (Ming-Dynastie) in der Abschrift des »Yijin«-Buches erwähnt und sind als Holzschnitt aus dem Jahr 1864 (Qing-Dynastie) erhalten (siehe Anhang). Die Zeichnungen und Kurzbeschreibungen verraten nur wenig über den genauen Ablauf der Übungen. Die detaillierte Übungsabfolge wurde lange Zeit nur von Shaolin-Qi Gong-Meistern an ihre Schüler persönlich weitergegeben.

Yi-jin-jing heißt übersetzt: Methode (jing) zur Transformation (Yi) der Muskeln, Sehnen und Bänder (jin). Der Begriff »jing« (Essenz) aus der Traditionellen Chinesischen Medizin (TCM) ist eine andere Wortbedeutung, die nicht in Zusammenhang mit dem Yi-jin-jing steht. Alle Übungen wirken transformierend auf die Muskulatur – schlaffe Muskeln kräftigen sich, harte Muskeln werden weicher – sowie auf die Sehnen und Bänder des Bewegungsapparates. Die Gelenke werden beweglicher, Knochenverbindungen elastischer, der Atemraum / Brustkorb wird flexibler und dadurch die Atmung effektiver und tiefer. Die Sauerstoffversorgung des Körpers verbessert sich, wovon vor allem die vier am stärksten von Sauerstoff abhängigen Organe Gehirn, Herz, Leber und Lunge profitieren (näheres im Kapitel 5). Eingebettet ist das Yi-jin-jing-Qi Gong in das Wissen der Traditionellen Chinesischen Medizin (TCM) und die Philosophie des Buddhismus (siehe Kapitel 2 und 3). Zuerst wird gelernt, den Körper richtig zu bewegen, dadurch kommt auch das Qi in Bewegung – das ist der Einstieg in die energetische Lehre des Shaolin-Qi Gong.

Dieses Buch versucht, das traditionelle Wissen der Shaolin-Mönche mit dem westlichen Wissen der Medizin zusammenzubringen und auf westliche Weise erfahrbar und erklärbar zu machen. Alle Übungen sind im Original-Übungsverlauf abgebildet, die Beschreibungen sind jedoch auf die Sprache westlicher Menschen zugeschnitten und detaillierter, als Mönche sie üblicherweise weitergeben. Das soll das Verständnis der Übungsabläufe etwas erleichtern.

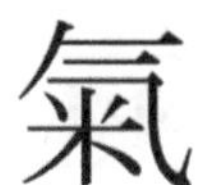

Die richtige Haltung

Die optimale Wirkung der Shaolin-Qi Gong-Übungen kommt durch ein Zusammenspiel zwischen der richtigen inneren und äußeren Haltung zustande. Energie folgt der Aufmerksamkeit. Insofern wird der inneren mentalen Haltung ebenso viel Bedeutung beigemessen wie der korrekten äußeren Ausführung der Bewegungsabläufe.

Innere Haltung

Wenn das Denken ruhig ist und im Einklang mit dem Körper, kann die Energie frei fließen. Häufig stört das »Affengeschnatter« eines überaktiven Verstandes, wie es die Asiaten oft nennen, die kontemplative Haltung und das Einfach-fließen-lassen. Denken kann das Üben unterstützen, wenn es auf die inneren Abläufe bei den einzelnen Übungsfolgen ausgerichtet ist. Visualisieren verstärkt die Wirkung. Für den Körper machen vorgestellte Bilder im Gegensatz zu Erlebtem keinen Unterschied in punkto Emotionen. Zum Beispiel können selbst vorgestellte Lasten schweißtreibend sein.

Wenn das Denken, die Vorstellungsgabe, den Körper unterstützt, seine Grenzen zu überschreiten, findet er ganz natürlich Wege, mehr und mehr zu leisten. Eine entspannt-konzentrierte ausgerichtete innere Haltung hilft die Energie zu leiten, denn Energie folgt der Aufmerksamkeit.

Die entspannteste Art zu lernen führt nicht über das Denken und die Großhirnrinde, sondern über das Rückenmark und das Stammhirn, das Unbewusste. So haben wir sprechen und laufen gelernt, einfach durch stetiges Üben, dass zur Selbstverständlichkeit wurde. Auf diese Art und Weise lässt sich auch Shaolin-Qi Gong immer mehr integrieren und einen Zustand erreichen, in dem die Bewegung geschieht und fließt und der Gedankenstrom still steht. Körper, Seele und Geist sind eins bei dieser Art des Übens.

Sich ein geistiges Bild zu machen, hilft die Übungsabläufe immer mehr im Körper verankern und bei Bedarf wieder abzurufen. Wir lernen durch Vorbildwirkung. Insofern ist ein Lehrer oder eine Lehrerin immer sehr hilfreich und wichtig, um die richtigen Übungsabfolgen und einen fließenden Übergang zwischen den Übungen einzustudieren. Lernen von den Besten, von Profis, durch beobachten, einfühlen, nachmachen, ist auch der Weg von Spitzensportlern.

Zu viel Anleitung und Reden erzeugt oft Stress und Leistungsdruck. Hier ist das richtige Maß zu finden. Der Verstand will sich gerne erinnern und alles richtig machen, doch das Unbewusste versteht einfach durch nachmachen.

Shaolin-Mönche sind meistens wortkarg und lehren durch ihre Vorbildwirkung. Sie erzeugen ein Feld der Ruhe, das die Student/innen mit trägt und unterstützt, ihren Rhythmus zu finden. Kinder lernen auch Laufen, ehe die Eltern erklären können, wie Laufen geht.

Je mehr sich der Geist beruhigt, desto unwillkürlicher fließt die Bewegung meist wie von selbst und mit ihr das Qi. Dann erfolgt ein inneres Aufgehen in der Bewegung und im Üben, so wie Kinder aufgehen in ihrem Spiel. Ohne zu denken heißt jedoch nicht völlig ohne Bewusstsein. Erst wenn das »Affengeschnatter« endet, hat der Beobachter Raum für Bewusstheit. Bewusst die Abfolge wahrnehmen und sie beobachten, heißt jedoch nicht kontrollieren.

Die inneren Stimmen – das »Ich« und das »Selbst«

Häufig findet im Inneren ein Dialog statt zwischen verschiedenen Anteilen unseres Selbst. Der innere Kritiker kontrolliert sich, macht sich hinunter bei Fehlern oder will gerne brillieren. Das »Ich« spricht mit dem »Selbst«. Das »Ich« oder »Ego« ist verbunden mit dem Verstand und der Kopfebene, das »Selbst« mit dem wahren innersten »Selbst« und dem Körperbewusstsein. Das innere Verhältnis der beiden ist ganz entscheidend dafür, wie die Kenntnis der Übungen und der technischen Abläufe wirkungsvoll in Szene gesetzt werden.

»Ich« vertraut meist dem »Selbst« nicht, es zweifelt, hat Angst und kritisiert. Obwohl das »Selbst« alles mitbringt, um die Abläufe umzusetzen und die Übungen fließen zu lassen, lässt sich das »Ich« nicht gleich abstellen. Zweifel und Ängste allerdings schwächen, zu viel Mühe und Denken hindern das Fließen. Alte Glaubenssätze aus der Kindheit, die uns vorgaukeln wollen, dass nur mit Mühe und Anstrengung Leistungen möglich werden, stehen dem Geschehenlassen häufig im Weg. Denn das »Selbst« kennt keine Mühe, es ist verbunden mit mühelosem Energiefluss. So wie der Atem mühelos fließt, wenn wir ihn lassen, fließt auch die Energie durch uns, frei von Blockaden.

Der Weg vom »Ich« zum »Selbst« führt über das Vertrauen. Worte und Belehrungen des Verstandes sollten sich durch das bildhafte Denken immer mehr ablösen lassen, Selbstvertrauen entsteht dann durch die ersten Erfolgserlebnisse und der innere Beobachter, der mit dem »Selbst« verbunden ist, registriert einfach ohne Bewertung. So lässt sich jede Handlung mehr und mehr verfeinern, ohne in einen inneren Kreislauf von Versagen und Abwertung durch das »Ich« zu stolpern.

Das »Ich« berechnet, bewertet, verurteilt, ärgert sich, befürchtet, hofft, strengt sich an, bedauert, kontrolliert, denkt, ist zerstreut und nervös und der Körper verkrampft sich. Das »Ich« will gerne gewinnen, will beweisen, dass es

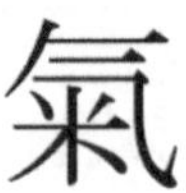

gut ist, wünscht sich Aufmerksamkeit, Bewunderung, Anerkennung und will geliebt sein. Das ganze Selbstwertgefühl des »Ich« ist von Erfolg oder Misserfolg abhängig und steht und fällt damit. Dazu kommen alte oft unbewusste Überzeugungen wie »Das lerne ich nie«, »Das kann ich nicht«, »Alle anderen sind viel besser« etc., die dem Fließen im Wege stehen. Überzeugung erschafft jedoch immer Realität. Wenn wir von etwas überzeugt sind, werden wir diese Erfahrung auch anziehen. Es ist nur eine Frage der Zeit, bis das was wir ausstrahlen, auf uns zurückstrahlt. Insofern macht es Sinn, das »Ich« und das »Affengeschnatter« seines Verstandes in die Schranken zu weisen.

Harmonie entsteht erst, wenn der Verstand ganz ruhig ist. Die Kunst des Sicht-Selbst-Vergessens im Tun wird beim Shaolin-Qi Gong geübt. Das wahre »Selbst« braucht nichts, will nichts und wünscht nichts, es ist einfach. Dann entstehen Momente der Einheit und Freude, im Einklang sein mit dem Großen Ganzen, ein einziges Fließen im Innen und Außen. »Selbst« ist auch Vollkommenheit, jenseits des Perfektionismus des »Ich«. Es ist vollkommen im Jetzt, völlig präsent. Während das »Ich« mit sich hadert und sich nicht gut genug findet, weiß das »Selbst«, dass es ist, was das »Ich« versucht zu erlangen. »Selbst« zu sein ist ein Gewahrsein dessen, was ist, der größten Version des »Ich Bin«. Doch das »Ich« zweifelt und fühlt die Vollkommenheit nicht. Das »Ich« will an Herausforderungen des täglichen Lebens wachsen, deshalb erschafft es sie auch im Alltag.

Die innere Haltung des Akzeptierens was ist schafft die Basis für die Entdeckung, dass längst alles da ist, was das »Ich« anstrebt. Es kann es bloß noch nicht wahrnehmen und bekämpft die Fehler und Schwächen, die es bewertet und ablehnt an sich. Wo der Widerstand hingeht, das bleibt jedoch bestehen, genährt von der Widerstandsenergie. Erst was angenommen und bejaht wird, kann integriert werden und sich verabschieden. Insofern ist das Wahrnehmen einer Unvollkommenheit beim Üben in dieser inneren Haltung kein Anlass, Kritik abzuspulen oder dagegen anzukämpfen, sondern einfach ein Ansporn, weiterhin übend dranzubleiben. Schwächen im Tun sind dann nicht gleichbedeutend mit Versagen oder persönlicher Wertlosigkeit.

Eine Haltung des Wahrnehmens ist jedoch nicht dasselbe wie sich etwas schön denken, Selbsttäuschung oder ähnlichem. Wahrnehmung oder Beobachtung ist eine Einstellung ohne Urteil, einfach bewusstes Spüren und Fühlen. Wissen spielt sich im Kopf ab, Wahrnehmen im Spürbewusstsein. Während des Übens ist es möglich, Mustern zu begegnen, die aus dem Alltag bekannt sind. Hier stehen die Chancen sie beim Üben zu fühlen und dadurch integrieren zu lernen, sehr gut. Alles, was wir fühlend erfahren, muss nicht ausagiert werden. Fühlen kann intensiv sein, aber es ist nicht anstrengend, wenn es widerstandsfrei geschieht.

Erst wenn die Mühe nachlässt, wird Veränderung möglich. Ein Verstand, der frei ist von Denken und Reflektieren wird zu einem klaren Spiegel des Bewusstseins und kann erkennen was ist, ohne zu werten. Fühlen was ist heißt: sich gewahr sein. Die Brille abnehmen, die rosarote wie die schwarze. Entwicklung wird erst dann möglich, wenn die Dinge unbelastet wahrgenommen werden, als das was sie sind.

Eine Bewegung, die aus dem »Selbst« fließt, fließt im eigenen Rhythmus ohne zu reflektieren, was der Rhythmus denn sei. Der Prozess des natürlichen Lernens und Wachsens entsteht aus sich selbst. Die Intelligenz des Körpers ersetzt den Verstand und das Denken, wo sie fehl am Platz sind. Immerhin schafft es der Körper, frei von Verstand und Denken, auch alle Körperfunktionen unbelastet aufrecht zu halten – das Atmen, den Herzschlag, die Verdauung etc.

Wir dürfen wieder Vertrauen schöpfen in das Körpergedächtnis und das Bewusstsein, auch wenn im westlichen Denken der Kopf viel höher bewertet ist als der Rest des Körpers und das energetische Feld. Je wichtiger das Resultat wird, desto mehr wehrt sich der Verstand, die Kontrolle abzugeben. Wenn es um nichts geht, fällt es viel leichter, wirklich los und fließen zu lassen. Stress und Leistungsdruck schaffen Verkrampfung und damit viel Energieverschwendung. Je entspannter Bewegungen fließen, umso weniger Reibungsverluste sind zu beklagen. Einzig die Lust am Lernen und der Wille zur Ausdauer sind die Erfolgskriterien.

Analysiert man das Lernen auf einer Ebene jenseits des Denkens, erkennt man, dass zum Beispiel Bewegungen meistens durch Sehen und Fühlen erlernt werden. Klare visuelle (Vor-)Bilder, die verinnerlicht werden und Gefühle auslösen, werden tief im Bewusstsein verankert. Inneres Sehen der Abläufe, fühlen, wie sich die Muskeln anfühlen, wenn sie eine Bewegung ausführen, inneres Timing spüren und sich des Körpers bewusst werden. Aufmerksamkeit wird verlagert durch das Bewusstsein. Mit bewusster Aufmerksamkeit lässt sich besser Shaolin-Qi Gong üben, und Shaolin-Qi Gong verhilft auch dazu, mehr bewusste Aufmerksamkeit während des Übens zu erlangen. Das Bewusstsein lässt sich fokussieren wie Licht und wird gewissermaßen vom gestreuten Strahl einer Lampe zum gebündelten Licht eines Lasers. Fokussierte Kraft des Bewusstseins.

Auch das bewusste Annehmen von bevorzugten Identitäten – der eines Shaolin-Qi Gong-Meisters zum Beispiel – lässt sich nutzen, um das »Selbst«

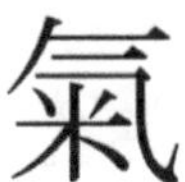

zu beflügeln und das »Ich« zu überlisten. Veränderungen geschehen dann wie von alleine durch das Identifizieren mit dieser Rolle und die Lockerheit wächst. Mit buddhistischer Ruhe, in vollkommener Gelassenheit, wird alles wahrgenommen und die Bewegung geschieht. Alte Gewohnheiten werden durch neue ersetzt, so wie ein Kind einfach aufhört zu krabbeln, wenn es das Laufen entdeckt.

Alte Gewohnheiten nicht zu bekämpfen, sondern sie weiter zu entwickeln, zu transformieren in Neues, ist ein Weg ohne Widerstände. Wenn die Vorstellung wegfällt, wie sich richtig von falsch unterscheidet, ist der Weg frei für Entwicklung. »Learning by doing« kann geschehen, einfach durch stetes Üben und fortwährendes Integrieren. Mit dem Körper zusammenzuarbeiten und das Bewusstsein zu nützen, schickt den Verstand auf Pause und lässt ihn nur dort aktiv werden, wo er gefragt und gewollt ist. Veränderung geschieht einfach, wenn wir nicht im Wege stehen, und lässt sich registrieren, erleben.

Wahre Entspannung unterscheidet sich allerdings von dem Bemühen, entspannt zu sein. Das ist die Verstandesfalle. Heitere Gelassenheit kann nicht künstlich erzeugt werden, sie geschieht einfach, wenn man im »Flow« ist. Eine innere Haltung des Shaolin-Qi Gong lässt sich am besten beschreiben mit entspannter Konzentriertheit. Alle inneren Geisteskräfte sind gebündelt und ausgerichtet kraft der Bereitwilligkeit, der Aufmerksamkeit, aber völlig anstrengungsfrei. Denn das »Selbst« ist präsent, ist im Sein. Alles geschieht hier und jetzt durch das »Selbst«. Diese verinnerlichte Haltung während des Shaolin-Qi Gong lässt sich auf alle Lebensbereiche leicht übertragen. Sie wird allmählich zur Lebenseinstellung, die viel Entspanntheit im Alltag erzeugt und Optimierung der Leistungen auch in anderen Bereichen. Leben spielt immer nur jetzt, nicht gestern, nicht morgen. Die Präsenz in der Gegenwart (Präsent) hält die Energie zusammen, hindert sie sich zu zerstreuen zwischen Vergangenheit und Zukunft, zwischen Erinnerungen und Plänen. Unterstützen dabei kann der Atem, der immer im Hier und Jetzt präsent ist. Deshalb nützen Meditationen auch durch Konzentration auf den Atem die Möglichkeit, den Verstand zu beruhigen und ins Gewahrsein zu gelangen.

Die beste Möglichkeit zu lernen und ganz präsent zu sein, ist vorhanden, wenn wir etwas von Herzen lieben. Alles, was wir lieben, rückt ins Zentrum der Aufmerksamkeit. Die Zeit verlangsamt sich scheinbar, jede Sekunde wird bewusst wahrnehmbar und jede Feinheit des Fühlens. Hingabe an das Sein geschieht. Alle Kräfte werden gebündelt, konzentriert auf das was wir lieben und damit eins. Diese Kraft des Liebens lässt sich als Motor auch nützen bei all den Tätigkeiten, die wir von Herzen gern ausüben. Gehört auch Shaolin-Qi Gong dazu, fällt alle Anstrengung ab wie von selbst und eine Energie entsteht, die über sämtliche Hürden trägt. Der Erfolg ist vorprogrammiert.

Wege des Lernens und Übens

Selbstentwicklung und Wachstum zählen zu den Bereichen, die Menschen am meisten Befriedigung verschaffen, stellt Vera Birkenbiehl fest. Der Weg zur Meisterschaft sei auch ein Weg zur Selbst-Findung. Wissen wird durch Lernen errungen, Verhalten jedoch durch Training erworben. Das trifft auch auf Shaolin-Qi Gong zu. Stetiges Üben lässt die Bewegungen tief im Körpergedächtnis verankern. Wer diesen Weg geht, kann auch Meisterschaft erlangen und wird nicht nur körperlich Transformation feststellen.

Unterweisung und Übung sind die Bausteine auf dem Weg der Meisterschaft. Lernen von den Besten macht sich bezahlt. Lernen im Sinne von Einüben vollzieht sich in Sprüngen – Quantensprüngen von einem zum nächsten Plateau. Dazwischen wird gefestigt, was sich gerade integriert und der nächste Schritt vorbereitet. So wachsen wir von einer Grenze zur nächsten, langsam die Grenzen überwindend. Learning by doing, step by step. Die Phase des Plateaus wird von vielen Menschen jedoch nicht geliebt. Sie wollen schneller weiter kommen, sie lieben den Fortschritt. Aber der Weg der Meisterschaft ist ein Prozess, der auch Zeit benötigt, sei es auch nur Minuten täglich.

Durch die Höhen und Tiefen steuern, trotzdem ausdauernd dran bleiben, das ist der Weg des Meisters, der Meisterin, sowohl im Leben als auch im Üben. Ausdauer, Bereitwilligkeit und die Freude am Üben sind entscheidend, auch wenn mal scheinbar nichts voran geht. Fortwährendes Üben knüpft neue Nervenverbindungen, auch im Gehirn. Die Bewegung beginnt zu fließen, wird immer mehr verinnerlicht. Lernen im Sinne von Neues einüben funktioniert nicht über das Denken. Das Rückgrat (Reflexsystem), die Gehirnbasis und das habituelle System spielen dabei zusammen. So entstehen Abläufe, die wir nicht mehr hinterfragen und einfach tun, ohne nachzudenken. Auto fahrende Menschen denken auch nicht mehr darüber nach, welche Pedale sie beim Bremsen, Kuppeln und Gas geben treten.

Mönche trainieren meistens seit ihrer Kindheit. Kein Wunder also, dass für sie Shaolin-Qi Gong und andere Techniken längst eine Selbstverständlichkeit sind. Denken ist nur so lange notwendig, bis die Übung vom Körper verstanden und im Zellgedächtnis registriert wird. Dann wird auf »Automatik« geschaltet.

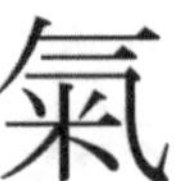

Zu den Prinzipien der Meisterschaft zählen unter anderem Unterweisung, Übung und Hingabe. Hilfe beim Lernen durch Meister unterstützt dabei, selbst das Potential zu entfalten und die Fertigkeit zu entwickeln, die gerade angestrebt wird. Dabei wird immer wieder die Kunst der kleinen Schritte geübt und alles Gelernte angewendet.

Übung macht den Meister. Das ist der Weg der (täglichen) Praxis. Meister und Weg sind eins. Lieben was getan wird, alles andere kommt von alleine. Hingabe an den Weg und die Übung hilft, sich voll und ganz einzulassen – ohne die Angst vor dem Scheitern und bereit sich als Anfänger oder Anfängerin zu zeigen. Erfolgreiche Menschen sind im Leben bloß einmal öfter aufgestanden als die nicht erfolgreichen.

Sich nicht zu gut zu sein, Neues zu lernen, spricht für den Meister, die Meisterin. Meisterliche Menschen wissen, dass es immer nur Lernende gibt. Aufzuhören sich zu entfalten wäre der Stillstand, das Ende des Wachsens.

Bewusstheit und Aufmerksamkeit unterstützen das Training. Gefühle und innere Bilder sind Energien, die beim Üben die Materie beeinflussen können. So können Grenzen weiter werden und jeder Fortschritt wird genossen. Der Weg des Meisters, der Meisterin, verläuft zuweilen auf des Messers Schneide. Grenzen müssen immer wieder sorgsam ausgelotet werden, um sie überwinden zu können, ohne sie völlig zu ignorieren und sich dabei zu überfordern. Rückfälle oder Niederlagen auf dem Weg sind normal, aber wer auf dem Weg der Meister geht wird sich nicht entmutigen lassen und immer wieder weitermachen. Lediglich das Ego, das »Ich« will im vertrauten Rahmen bleiben und scheut Veränderungen jeglicher Art. Es neigt zum Selbstboykott und sendet Warnsignale, wo die Hürden auf dem Weg sind. Widerstände sind immer Anzeichen für Veränderungen. Etwas Neues macht Angst, das Ego will das Gewohnte oft festhalten, denn das ganze System ändert sich, wenn ein Teil sich verändert. Das sind die Begleitumstände von Transformationen im Innen sowie im Außen.

Sich Unterstützung zu holen von anderen, die auf dem Weg sind und ebenfalls Üben, hilft dabei, wirklich dran zu bleiben, auch wenn sich Durchhänger einstellen oder Lustlosigkeit. Energie entsteht durch das Tun und sich auch mal überwinden, wenn die Bequemlichkeit siegen möchte. Training ist das beste Mittel gegen Erschöpfung und Abgespanntheit. Körperlich fit zu bleiben trägt zur Erhöhung der Energie in allen Lebensbereichen bei und der Fokus verändert sich, Freude und Schönheit wird sichtbar und spürbar. Der Blickwinkel ändert sich durch das Üben.

Was gut tut, sollte auch eingeplant werden, wenn die Zeit einmal knapp ist. Prioritäten setzen heißt auch sich zu entscheiden. Sich verpflichten, eine Vereinbarung eingehen, auch mit sich selber, hilft weiterzumachen.

Wer den Weg der Meisterschaft geht, begegnet auch Meisterfallen. Konflikte mit der Lebensweise sind dazu zu zählen, Raum für Übungen schaffen und sie nahtlos einzupassen in den Alltag, kann herausfordernd werden. Auch der Wunsch nach schnellen Resultaten ist eine Falle der Zielorientierten, oder das häufige Wechseln von Lehrern und die Suche nach Gurus. Mangelnde Wettbewerbsbereitschaft und sich entmutigen lassen durch andere, die gerade schneller wachsen und lernen, ist ebenfalls eine Falle. Außerdem Konkurrenzdenken und immer Bester und Beste sein zu müssen. Faulheit, Trägheit, Unbeständigkeit und eine Abneigung gegen Anstrengung zählen zu den Fallen der Meister, aber auch das mangelnde Fühlen der Botschaft des Körpers und sich nicht bewusst zu machen, wo die Verletzungsgefahr beginnt.

Eitelkeit oder die Sucht nach Anerkennung, gut dastehen wollen, Humorlosigkeit, Verbissenheit und Perfektionismus sind weitere Hürden am Weg. Perfektion lässt keinen Raum mehr für eine Weiterentwicklung. Die Freude am Üben und Wachsen sinkt. Erst die Erkenntnis, dass alles genau so vollkommen ist wie es ist, entspannt und macht den Weg zum Ziel.

Äußere Haltung

Die richtige Körperhaltung beim Shaolin-Qi Gong gewährleistet einen optimalen Energiefluss und die gewünschte Wirkung der 12 Yi-jin-jing-Übungen. Da manchmal kleine Veränderungen im Außen eine große Wirkung haben, ist es zu empfehlen, die richtige Körperhaltung nur von Profis abzuschauen. Kann die Energie, das Qi, beim Üben nicht frei fließen, bildet sich ein Energiestau oder Energie geht verloren.

Entscheidend ist bereits ein stabiler und gut geerdeter Stand. Die Füße stehen parallel und in hüftbreitem Abstand nebeneinander, das Gewicht ist gleichmäßig auf beide Füße verteilt, der Körper ist gut in der Erde »verwurzelt«. Dazu kann man sich auch vorstellen, dass aus der Mitte der Ballen (dem Beginn des Nierenmeridians – die Nieren speichern Energie nach Ansicht der TCM) Wurzeln in die Erde wachsen.

Zehen und Fersen stehen im selben Abstand zu einander, die Zehenspitzen zeigen gerade nach vorne und sind auf selber Höhe. Die Knie sind leicht gebeugt, die Mitte des Kniegelenks steht gerade über der Fußmitte, das Schienbein bildet einen rechten Winkel zum Boden. Hüfte, Knie und Fuß stehen in einer Linie.

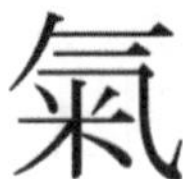

Die Steißbeinspitze weist senkrecht nach unten. Das wird erreicht, indem man das Becken leicht nach vorne hebt, sodass der untere Rücken – die Lendenwirbelsäule – senkrecht steht. Das erleichtert die Zwerchfellatmung und gewährleistet eine optimale Sauerstoffversorgung des Körpers. Die als doppeltes S geschwungene Wirbelsäule weist bei normalem Stand im Lendenbereich eine Kurve nach hinten auf. Beim Shaolin-Qi Gong muss dieser Teil der Wirbelsäule so nach vorne geschoben werden, dass er in einem rechten Winkel zum Boden, also völlig gerade steht.

Auch der obere Rücken ist in der Grundhaltung lotrecht. Hals und Kopf werden aufrecht und gerade gehalten sowie leicht nach oben gezogen. Dadurch verringert sich der Druck auf die Halswirbelsäule. Als Hilfe kann man sich vorstellen, der höchste Punkt des Kopfes – der Scheitelpunkt (Bai Hui) – sei mit einem seidenen Faden mit dem Himmel verbunden und am untersten Ende des Steißbeins sei ein kleines Gewicht befestigt. Auf diese Weise lässt sich die Wirbelsäule wie eine Perlenschnur Wirbel für Wirbel aufrichten und die Himmels- und Erdenergie kann sich im Körper verbinden.

Die Energie – Qi – kann freier fließen, wenn die Wirbelsäule möglichst locker und aufrecht steht. So bleibt mehr Platz für die Bandscheiben und die Verbindung der Nerven zum Rückenmark ist nicht durch schlechte Haltung unterbrochen. Auf diese Weise kann auch der Informationsstrom zwischen Hinterhirn und Körper frei und unbeeinträchtigt fließen.

Brustkorb und Bauch sind entspannt, das Brustbein ist gerade, die Schultern fallen wie von selbst nach hinten und hängen locker nach unten. Die Arme baumeln neben dem Körper mit den Handflächen nach vorne und den Daumen leicht an den Oberschenkeln streifend. Der Rücken ist flach und breit, auch die Achselhöhlen werden möglichst offen gehalten. Der Atem kann frei fließen und ist von den Schultern über den Brustkorb bis zu den Hüften spürbar. So kann das volle Lungenvolumen während des Übens genutzt werden.

Bei allen Übungen im Stehen bleibt diese Grundhaltung aufrecht. Wichtig ist, dass auch der Kiefer locker gelassen wird. Die Zungenspitze liegt deutlich fühlbar am harten Gaumen hinter den Schneidezähnen und schließt den Energiekreislauf zwischen vorderem und hinterem Hauptmeridian. Die Augen blicken gerade nach vorne.

Die Bedeutung des Atems

Der Atem ist der Träger der Qi-Bewegung und unterstützt dabei, die Energie zu lenken und im Körper aufzubauen. Fließen Bewegung und Atem ganz natürlich zusammen, ist der persönliche Rhythmus verwirklicht. Je länger stetig geübt wird, desto leichter gelingt es. Anfangs wird die Bewegung geübt, daran koppelt sich der Atem. Später, wenn der Atem natürlich fließt, passt sich die Bewegung von selbst dem Atem an. Beim Einatmen wird der Körper größer, beim Ausatmen kleiner. Die Verbindung von Bewegung und Atem vergrößert auch die Leistungsfähigkeit des Körpers, der Atem stellt die Vernetzung von Geist und Qi her.

Den Fluss des Atems beim Shaolin-Qi Gong kann man sich wie die Bewegung eines Paternoster-Liftes vorstellen, der nicht nur auf und ab fährt, sondern einen stetigen Kreislauf vollzieht. Die Verbindung von Ein- und Ausatmen ist eine sanfte und fließende, jeweils ohne Anhalten, wie beim Paternoster. Ohne Kraft stetig auszuatmen regt den Parasympathikus an und hat damit Einfluss aufs Nervensystem. Lediglich Kampfmönche atmen mit Kraft aus. Shaolin-Qi Gong zur Gesundheitsvorsorge hat jedoch andere Ziele. Atmen wird als »das Schwingen der Seele« betrachtet. – Es atmet mich. – Je mehr der Atem von selber fließt, desto mehr fließt die Bewegung mit ihm.

Die Bewusstheit während des Übens ist auf innere Abläufe und auf den Atem gerichtet. Dabei hilft die bildliche Vorstellung, wie der Atem durch den Körper fließt und Energie in Bewegung bringt, die sich schließlich im unteren Dan Tien sammelt, dem energetischen Zentrum vier Finger breit unter dem Nabel (siehe Kapitel TCM). Wenn der Brustkorb entspannt ist und der Atem frei fließt, kann das Qi nach unten sinken und diesen Energiespeicher auffüllen. Ist der Brustkorb angespannt, kann Qi aufsteigen und auch zu aggressiven Regungen führen. Mit Hilfe des Atems können auch starke Emotionen leichter abgebaut werden. Bei manchen Emotionen wird die Atmung flacher. Shaolin-Qi Gong hilft in diesen Fällen wieder bewusst tiefer zu atmen.

Tiefe Bauchatmung unterstützt dabei, das untere Dan Tien offen zu halten und die Energien in die höheren Zentren zu verlagern, wo sie umgewandelt und verfeinert werden.

Atem und Psyche

Atem und Selbstwahrnehmung hängen eng zusammen. Über die Konzentration auf den Atem werden auch Spannungen im Körper und Emotionen

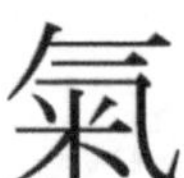

bewusster. Selbstwahrnehmung trägt dazu bei, neue Verbindungen zwischen den Nervenzellen zu knüpfen und Gehirn und Körper besser zu vernetzen. Manche Atemtherapien unterscheiden drei Arten des Atmens: die ausgeglichene Atmung, bei der sich Ein- und Ausatmen, Yin und Yang, etwa die Waage halten; die reinigende Atmung, bei der länger anhaltendes Ausatmen zur Entspannung und Entgiftung beiträgt, wie zum Beispiel beim Seufzen und Stöhnen bei Überlastung und Anspannung; und die Energie spendende Atmung, bei der die längere Dauer des Einatmens, wie etwa bei Müdigkeit durch Gähnen, dafür sorgt, dass mehr Sauerstoff aufgenommen wird und den Körper wieder in Schwung bringt.

Auch der Zusammenhang zwischen Psyche und Atem wurde erforscht. In der Länge und Leichtigkeit des Einatmens zeigt sich angeblich die Bereitschaft und Fähigkeit, das Leben als solches anzunehmen, so wie es ist. An der Länge und Leichtigkeit wiederum des Ausatmens zeigt sich die Fähigkeit loszulassen und zu vertrauen. Furcht und andere »negative« Emotionen ziehen den Körper zusammen und hemmen den Atemstrom. Erfreuliche Emotionen lassen den Atem frei fließen und kräftig aus- und einströmen.

Mit der Fähigkeit, sich und den Atem zu fühlen, steigt die Wahrnehmungsfähigkeit. Wut und Zorn werden spürbar als Verspannungen im Körper, vor allem im Nacken, Kiefer, Brustbereich und in den Händen. Der Atem wird flacher. Ebenfalls bei Furcht, die sich im Bauchbereich zeigt. Bei Kummer und Sorgen wird die Atmung oberflächlich und sprunghaft und bei Ungeduld kurz und stoßartig. Schuldgefühle und Selbstverurteilung schnüren wahrlich die Kehle zu, der Atem geht schwer. Liebe, Mitgefühl und Freude oder Erstaunen führen hingegen zu tiefem unverkrampften Atmen und Gefühlen von Offenheit, Aufnahmebereitschaft und Energie.

Der Zusammenhang zwischen Atem und Emotionen funktioniert auch anders herum. Nachdem viele Menschen gewohnheitsmäßig zu flach und schnell atmen, werden das Gehirn und der Organismus nicht gut mit Sauerstoff versorgt. Das Nervensystem (Sympathikus) signalisiert dadurch Kampf- oder Flucht-Reaktionen, es folgt eine Verkrampfung des Körpers, Ängstlichkeit und Reizbarkeit. Das Stresshormon Adrenalin wird ausgeschüttet. Das Denkvermögen ist beeinträchtigt und Probleme häufen sich plötzlich, denn der Blick wird getrübt.

Stressbedingte Störungen machen heutzutage 50 bis 80 % der Krankheiten aus. Dazu zählen chronische Erkältungen, Bluthochdruck, Herzbeschwerden, Reizdarm, Schlafstörungen, Depressionen etc. Stress und Ängste gehen oft Hand in Hand. Seinen Körper spüren zu lernen und mit Hilfe des Atems zu entspannen, ist ein Beitrag zur Gesundheit. Es aktiviert das parasympathische Nervensystem und damit Prozesse der Heilung.

Darüber hinaus können so genannte »negative« Gefühle als Signale genützt werden, die einfach anzeigen, dass etwas falsch läuft im Leben. Shaolin-Qi Gong ist ein hilfreicher Weg, um die nötigen Energien, die für Veränderung gebraucht werden, auch tatsächlich parat zu haben. Der Kern von Gesundheit und Wohlbefinden liegt auf lange Sicht in der Fähigkeit, auch inmitten von Tun und Bewegung immer sensibel zu bleiben für Gefühle sowie Empfindungen und dabei entspannt zu bleiben. Der Atem weist mit den Weg zur inneren Wahrnehmungsfähigkeit und in die eigene Mitte.

Natürliches Atmen

Der bekannte Psychiater und Bioenergetiker Alexander Lowen, ein Schüler von Wilhelm Reich, definierte als natürliches Atmen die Art und Weise, wie ein Kind oder Tier atmet. Sie bezieht den gesamten Körper mit ein. Alle Körperbereiche werden von der Atemwelle erfasst und beeinflusst. Während beim Einatmen der Atem von der Bauchhöhle bis zum Kopf verläuft, strömt er beim Ausatmen bis hinunter zu den Füßen.

Der Schlüssel zur natürlichen Atmung ist das bewusste Spüren, die innere Sensitivität zu schulen, um die Bewegungen des Atems immer mehr wahrzunehmen. Dadurch wird auch die Wechselwirkung zwischen Psyche und Atem bewusst. Erst wenn die inneren Kräfte, die auch die Atmung beeinträchtigen können, ohne Beurteilung oder Deutung einfach nur wahrgenommen werden, beginnt sich der Körper zu entspannen und die Einengung sich zu lösen.

Nach der fernöstlichen Lehre von Yin und Yang ergibt sich auch die Bewegung der Energie im Körper aus der Polarität zwischen Einatmung (Yang) und Ausatmung (Yin). Einatmen bringt die Energie in den Kopf und verteilt sie beim Ausatmen im gesamten Körper. Beim Einatmen wird nach dieser Ansicht Yin-Energie aus der Erde durch die Füße aufgenommen, beim Ausatmen werden schädliche und verbrauchte Energien auch durch die Füße abgegeben. Aus der Yang-Energie des Himmels werden beim Einatmen über den Scheitelpunkt auf der höchsten Stelle des Kopfes Energien aufgenommen, die beim Ausatmen im Organismus wieder verteilt werden.

Aus der westlichen Sicht kann Yin und Yang auch als Polarität von negativ und positiv betrachtet werden, die Elektrizität erzeugen und damit für das Fließen von Energie sorgen. Auch die Erde ist von einem elektromagnetischen Feld umgeben, genau wie der menschliche Körper, und beide besitzen positive wie auch negative Pole. Der menschliche Körper ist ein elektrischer Leiter,

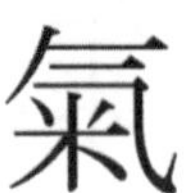

dessen Kopfende positive und dessen Fußende negative Ladung besitzt. Die Spannungsdifferenz der beiden wird umso größer, je aufrechter wir uns halten. Damit kann mehr Energie fließen. Günstig ist es aus diesen Gründen auch, im freien zu üben, wo die Verbindung mit den natürlichen Energien noch besser möglich ist.

Durch die natürliche Atmung, die im ganzen Körper fließt, wird der Körper besser entgiftet und auch besser mit Energie versorgt. Ganzheitliche Atmung entspannt und macht es möglich in Bereiche vorzudringen, die bisher noch nicht erforscht wurden. Durch die bewusste natürliche Atmung wird die innere Weite in den Körperräumen spürbar, lässt sie offener werden und sich mehr und mehr ausdehnen. Während Stress sehr viel Enge erzeugt, führt bewusste entspannte Atmung zu viel mehr Weite. Aber Stress und Unbehagen wachsen auch aus innerer Enge und wenig Raum für das Selbst. Alles was zu Weite und einem fließenden Atem beiträgt, lässt auch das Selbst sich entfalten und mehr Raum für Wachstum finden.

Die Atemtherapeutin Ilse Middendorf unterscheidet drei Atemräume: den unteren Atemraum vom Nabel abwärts, den mittleren Atemraum zwischen Nabel und Zwerchfell sowie den oberen Atemraum vom Zwerchfell bis in den Kopf hinein. In diese Räume zu atmen und sie zu erfahren, heißt sich auf neue Weise auch dem Selbst und seinen Gefühlen zu öffnen. Über den bewussten Atem lassen sich Verspannungen lösen und es ist ein Gleichgewicht zwischen Spannung und Entspannung möglich, das zur Gesundheit beiträgt. Anatomisch decken sich die drei Atemräume mit dem dreifachen Erwärmer aus der Traditionellen Chinesischen Medizin (TCM), der auch an der Bewegung der Energie – des Qi – durch den Körper beteiligt und für die Kommunikation zwischen den Organen zuständig ist.

Viele Menschen haben Schwierigkeiten völlig auszuatmen. Spannung muss gelöst werden, um die Atemluft loszulassen. Loslass-Probleme im täglichen Leben und das Unvermögen, Überholtes gehen zu lassen, auch in punkto Vorstellungen, kann sich im Atmen spiegeln. Von innerem Ballast befreit entspannen sich plötzlich die Schultern und Rippen und das volle Ausatmen stellt sich von selbst ein.

Wer nicht völlig ausatmen kann, kann auch nicht völlig einatmen. Es ist kein Platz für Neues. Psychologisch betrachtet ist völlig entspanntes Ein- und Ausatmen dann am einfachsten möglich, wenn die Bereitschaft zum Loslassen und zum Annehmen, auch von Unbekanntem, besteht.

Eine heitere Grundhaltung, widergespiegelt durch das selige Lächeln Buddhas, führt zu einer entspannten Haltung auch im Körper und, wenn es Hand in Hand geht mit einem äußeren Lächeln, außerdem zur Ausschüttung zahlreicher Glückshormone. Bereits ein Zeichen des Körpers – die Mundwinkeln zeigen nach oben – ist das Signal an das Gehirn, die Glückshormone bereitzustellen. Über ein heiteres Lachen und Lächeln kann der gesamte Organismus mit beeinflusst werden. Ein Lächeln entspannt, es regt den Blutkreislauf an und unterstützt den Stoffwechsel. Natürliche körpereigene schmerzstillende Stoffe werden ausgeschüttet und die Psyche schaltet auf »rosa«. Bewusster natürlicher Atem und eine heiter-entspannte Grundhaltung sind die besten Voraussetzungen für ein gelassenes Üben.

Die vorbereitenden Übungen – Ba jins

Das Grundprinzip des Shaolin-Qi Gong basiert auf den so genannten Ba jins. »Ba« bedeutet »länger machen«, »jin« steht für »Muskeln, Sehnen und Bänder«. Die Muskel- und Sehnenverbindungen zwischen den Knochen werden länger, die Gelenksabstände größer. Verspannungen und energetische Blockaden lösen sich, Qi (Yang) und Säfte (Yin) können besser fließen. In einer weiteren Wortbedeutung meint »ba« auch »acht« – woraus sich die empfohlenen acht Wiederholungen für jede Vorbereitungsübung ableiten lassen.

Auch wenn die Ba jins und andere vorbereitende Übungen dem Yi-jin-jing-Qi Gong ähneln, werden sie nicht als Shaolin-Qi Gong-Übungen betrachtet sondern dienen der Hinführung auf die 12 Yi-jin-jing-Übungen. Sie wärmen die Muskeln, Sehnen und Bänder auf, damit die folgenden Shaolin-Qi Gong-Übungen besser wirken. Die Ba jins beginnen im Rippen- und Brustkorbbereich, wo durch mehr Raum und Dehnbarkeit auch mehr Atemvolumen entsteht. Ein Ansatz, den das Yi-jin-jing-Qi Gong perfektioniert hat.

Hier die wichtigsten Ba jins für Lunge (Brustkorb) und Schultern sowie die vorbereitenden Hüft-Übungen (Mabu – Pferdestand etc.). Grundsätzlich gilt bei allen Übungen: keine Kraft aufwenden, weich und sanft schwingen, nie über Schmerzgrenzen gehen! Vor den Ba jins werden die Gelenke kurz durchbewegt, um sie aufzuwärmen.

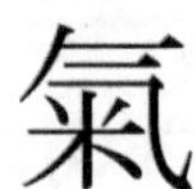

1. Lungen-Ba jin

Ausgangsposition:
Aufrechter Oberkörper, beide Hände verschränken, Handflächen und Blick nach oben.

Abb. 3: *Das 1. Ba jin zur Vorbereitung für den Brustkorb- und Lungenbereich.*

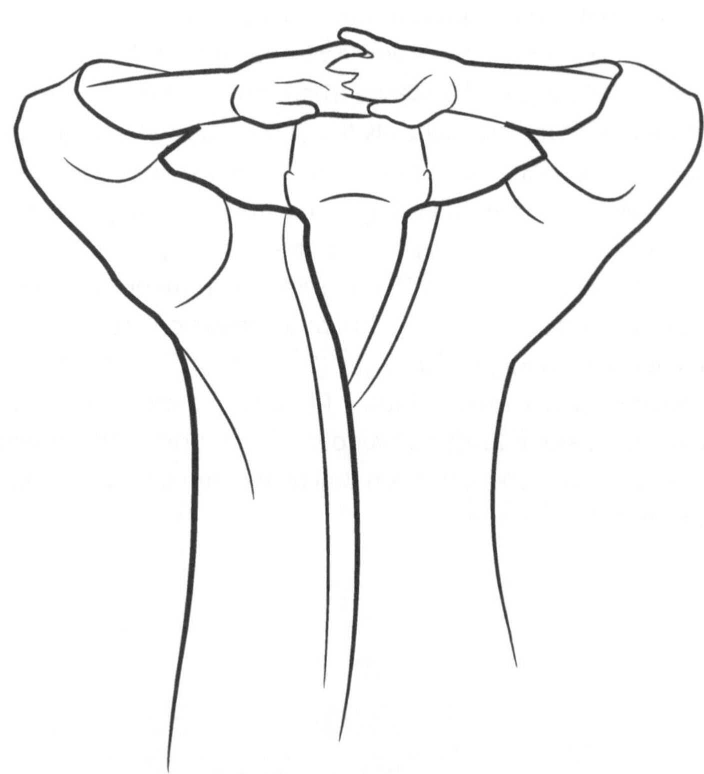

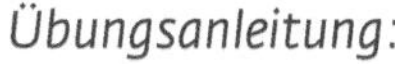

Übungsanleitung:
Handflächen zur Stirn ziehen, Nacken hochziehen, einatmen.
Handflächen wegdrücken, Nacken absenken, ausatmen.

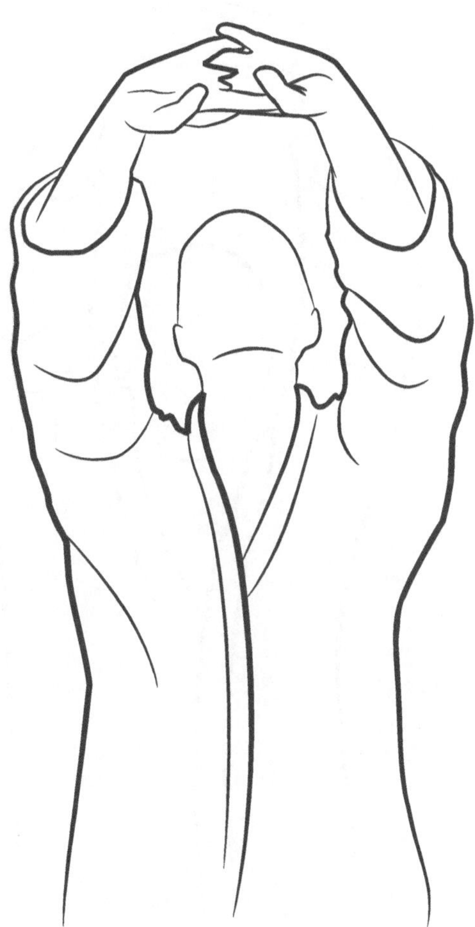

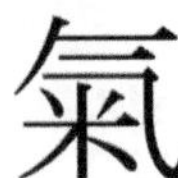

2. Lungen-Ba jin

Ausgangsposition:
Aufrechter Oberkörper, beide Hände verschränken, Handflächen nach oben.

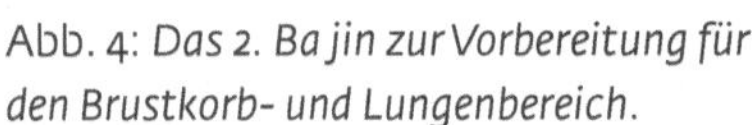

Abb. 4: *Das 2. Ba jin zur Vorbereitung für den Brustkorb- und Lungenbereich.*

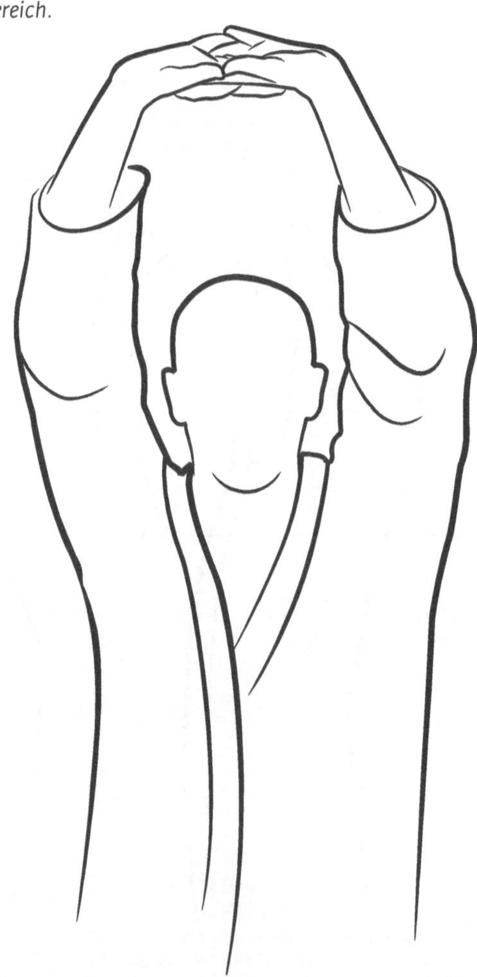

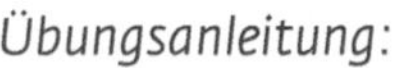
Übungsanleitung:
Handflächen nach rechts, Schultern nach links, einatmen. Handflächen und Schultern in die Mitte holen, ausatmen. Die Übung gegengleich mit den Händen nach links wiederholen.

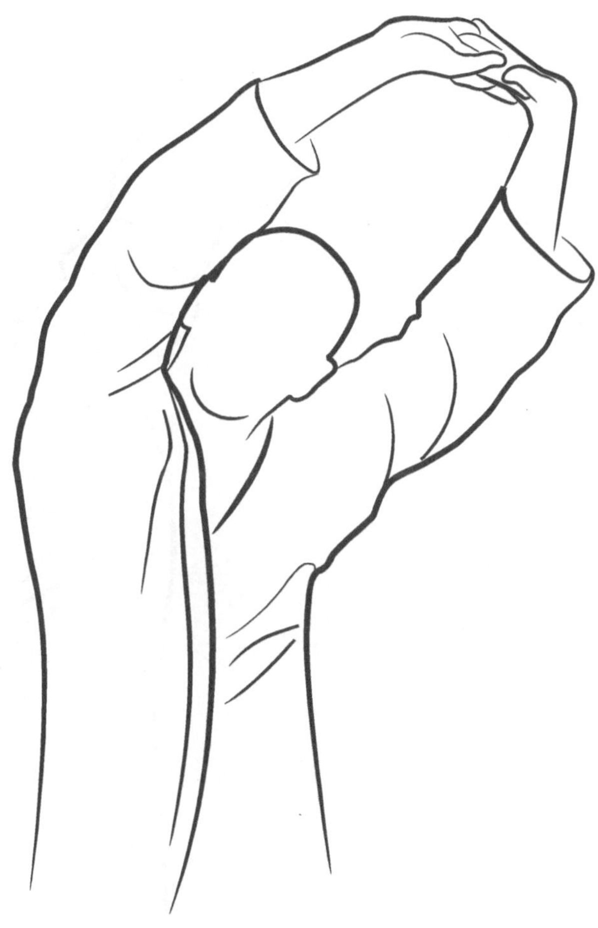

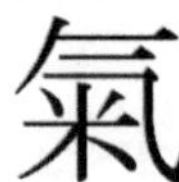

3. Lungen-Ba jin

Ausgangsposition:
Aufrechter Oberkörper, beide Hände verschränken, Handflächen nach oben.

Abb. 5: *Das 3. Ba jin zur Vorbereitung für den Brustkorb- und Lungenbereich.*

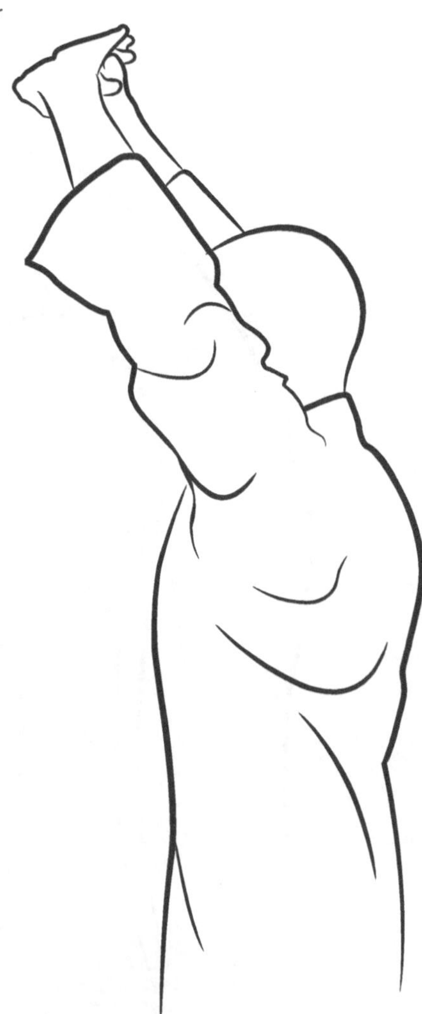

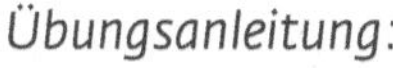

Übungsanleitung:

Mit gerader Wirbelsäule und den Handflächen nach hinten das Brustbein nach vorne wippen, einatmen.
Handflächen und Schultern in die Mitte holen, ausatmen.

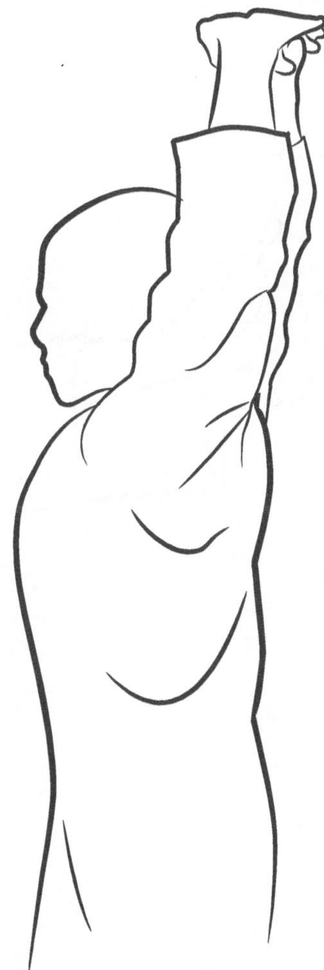

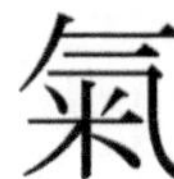

1. Schulter-Ba jin

Ausgangsposition:
Aufrechter Oberkörper, beide Arme waagrecht nach vorne strecken.

Abb. 6: *Das 1. Ba jin zur Vorbereitung für den Schulterbereich.*

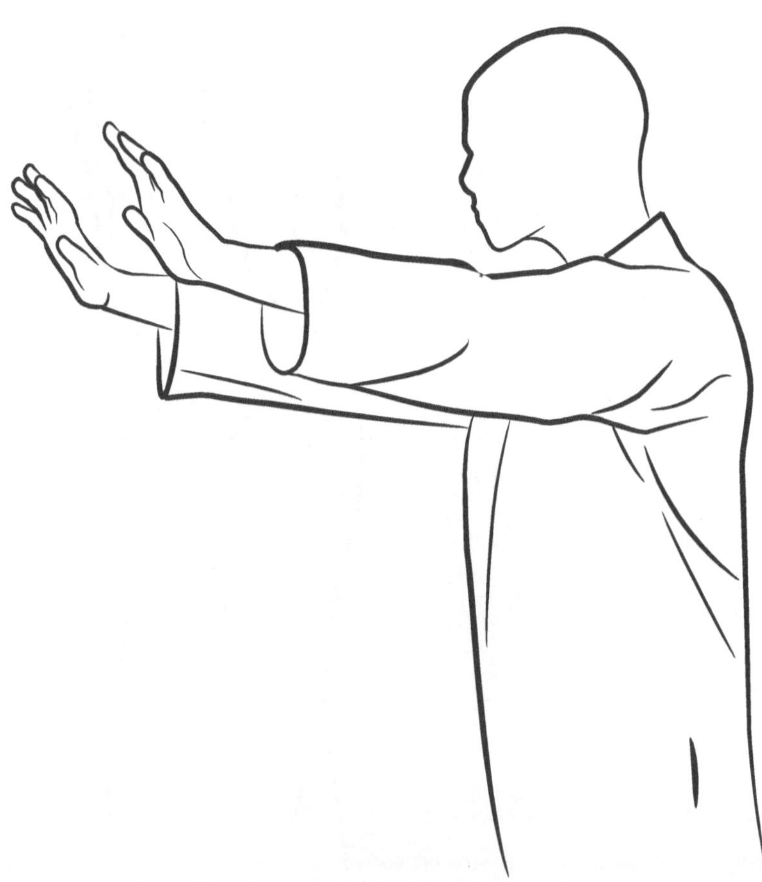

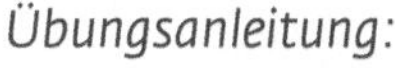

Übungsanleitung:
Schultern nach vorne bewegen, einatmen.
Schultern nach hinten bewegen, ausatmen.

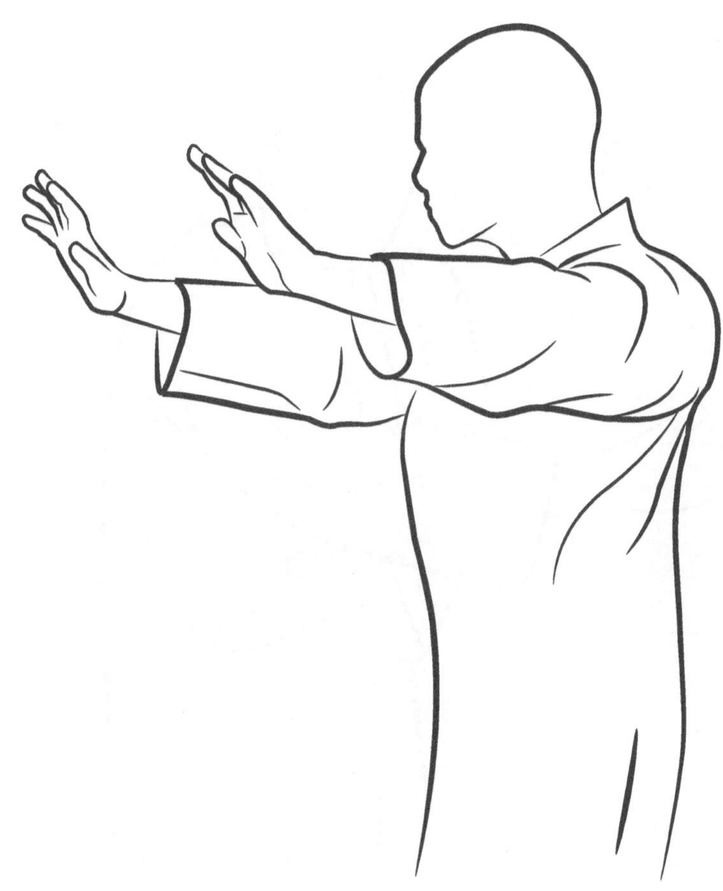

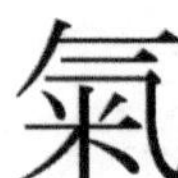

2. Schulter-Ba jin

Ausgangsposition:
Aufrechter Oberkörper, beide Arme diagonal gekreuzt.

Abb. 7: Das 2. Ba jin zur Vorbereitung für den Schulterbereich.

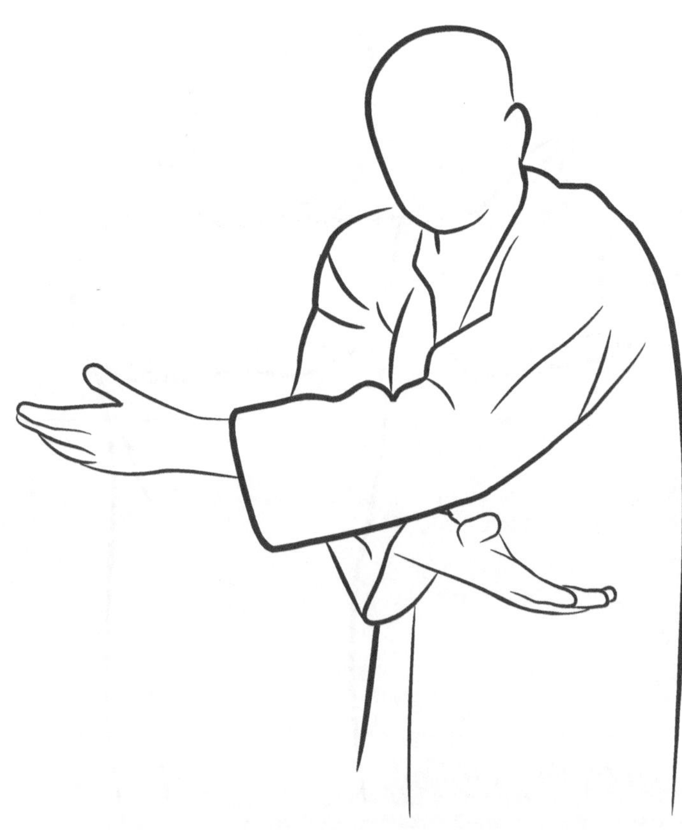

Übungsanleitung:
Schultern nach vorne ziehen, einatmen.
Schultern nach hinten ziehen, ausatmen.

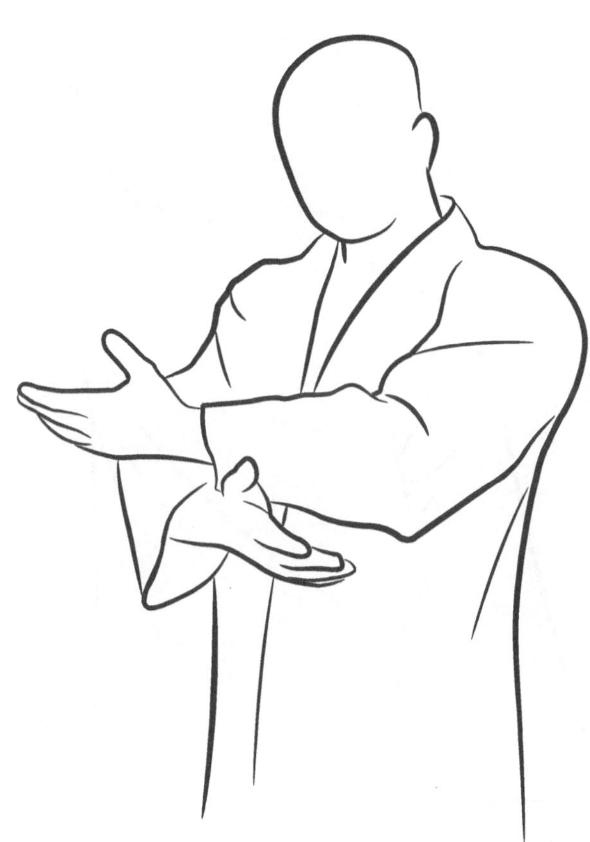

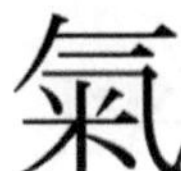

3. Schulter-Ba jin

Ausgangsposition:
Aufrechter Oberkörper, Stützen von Himmel und Erde.

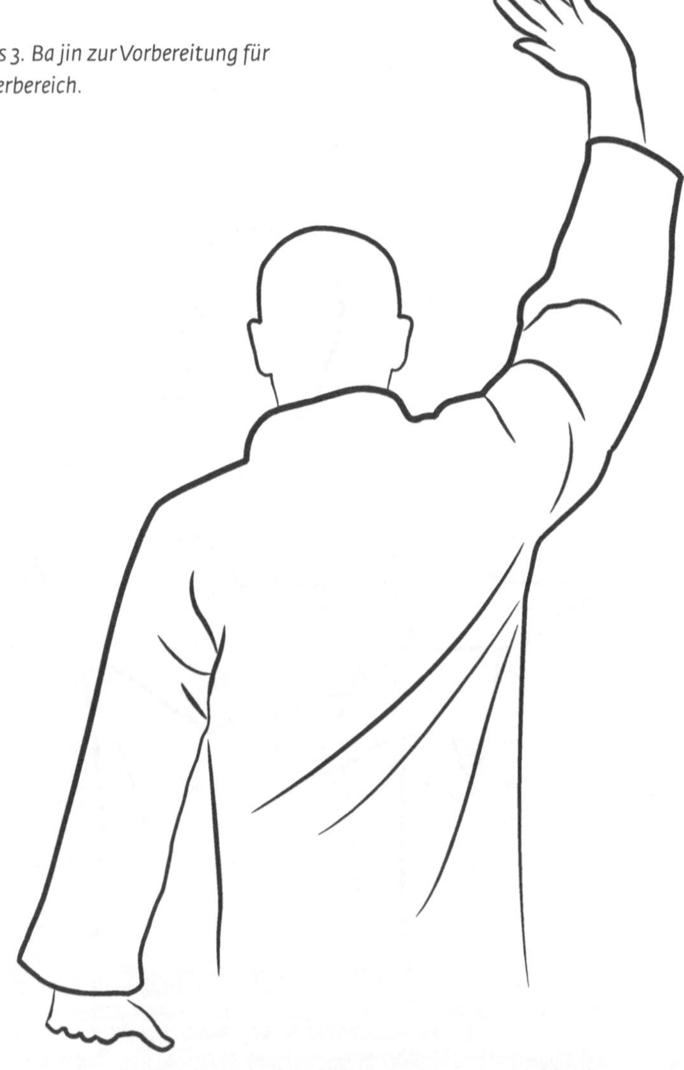

Abb. 8: Das 3. Ba jin zur Vorbereitung für den Schulterbereich.

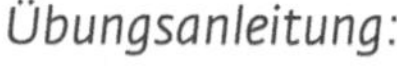
Übungsanleitung:
Himmel und Erde mit den Händen wegdrücken, einatmen. Himmel und Erde wieder zusammenkommen lassen, ausatmen.

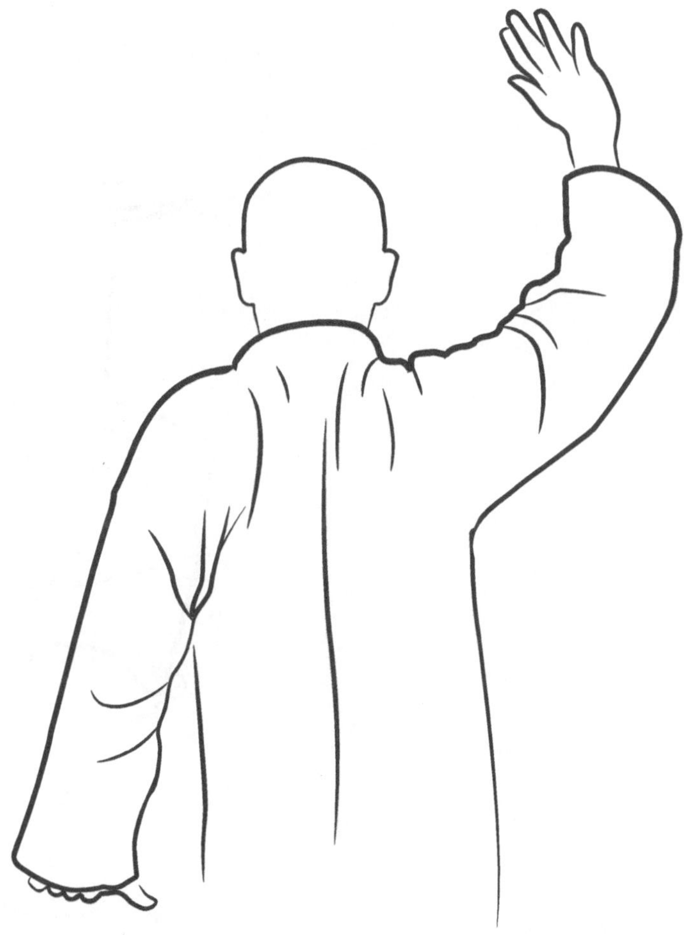

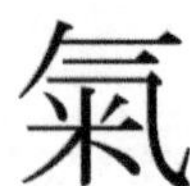

1. Hüft-Übung: Ma bu

Ausgangsposition:
Doppelt schulterbreiter Stand, Fußinnenkanten parallel, aufrechter Oberkörper.

Abb. 9: Die 1. Übung zur Vorbereitung für den Hüftbereich.

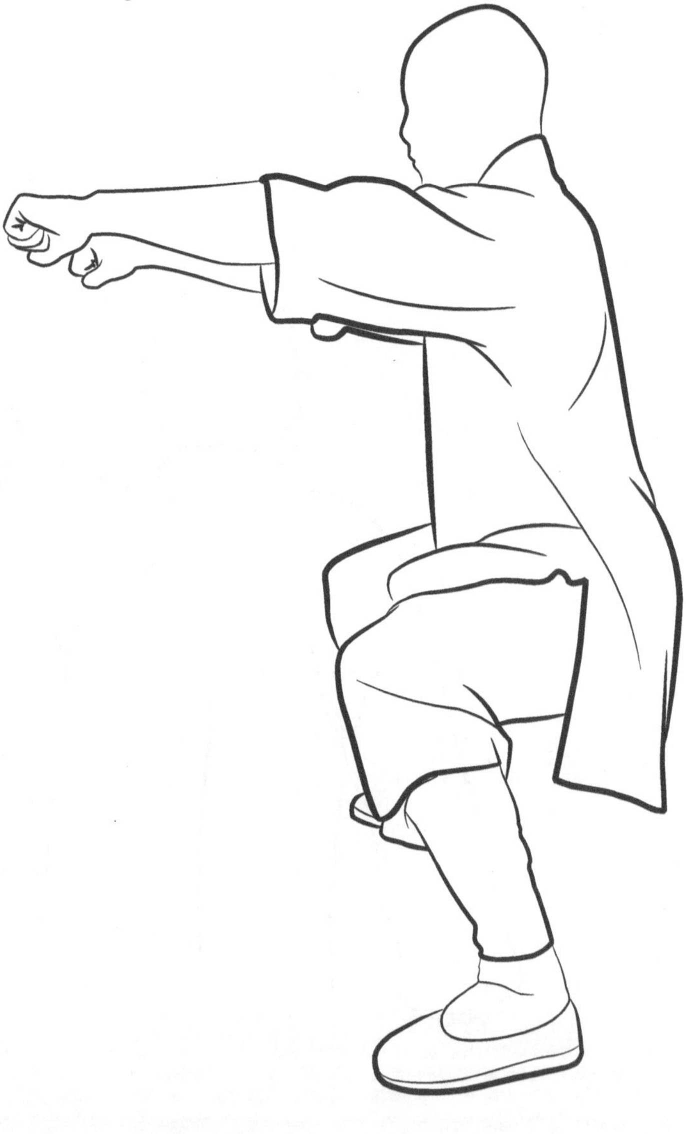

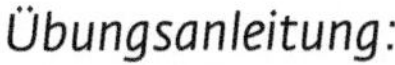

Übungsanleitung:
Schambein zum Nabel heben, beide Arme waagrecht nach vorne halten, Hände zu Fäusten ballen.
Kniebeuge, Schambein zum Nabel heben und wieder in die Ausgangstellung zurück.

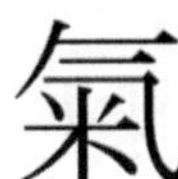

2. Hüft-Übung: Gun bu

Ausgangsposition:
Schulterbreiter Stand in der Breite und doppelt schulterbreiter Stand in der Länge, der hintere Fuß zeigt etwa im 45-Grad-Winkel nach außen und vorne. Arme anwinkeln, auf Brusthöhe hochheben und zu Fäusten ballen.

Abb. 10: Die 2. Übung zur Vorbereitung für den Hüftbereich.

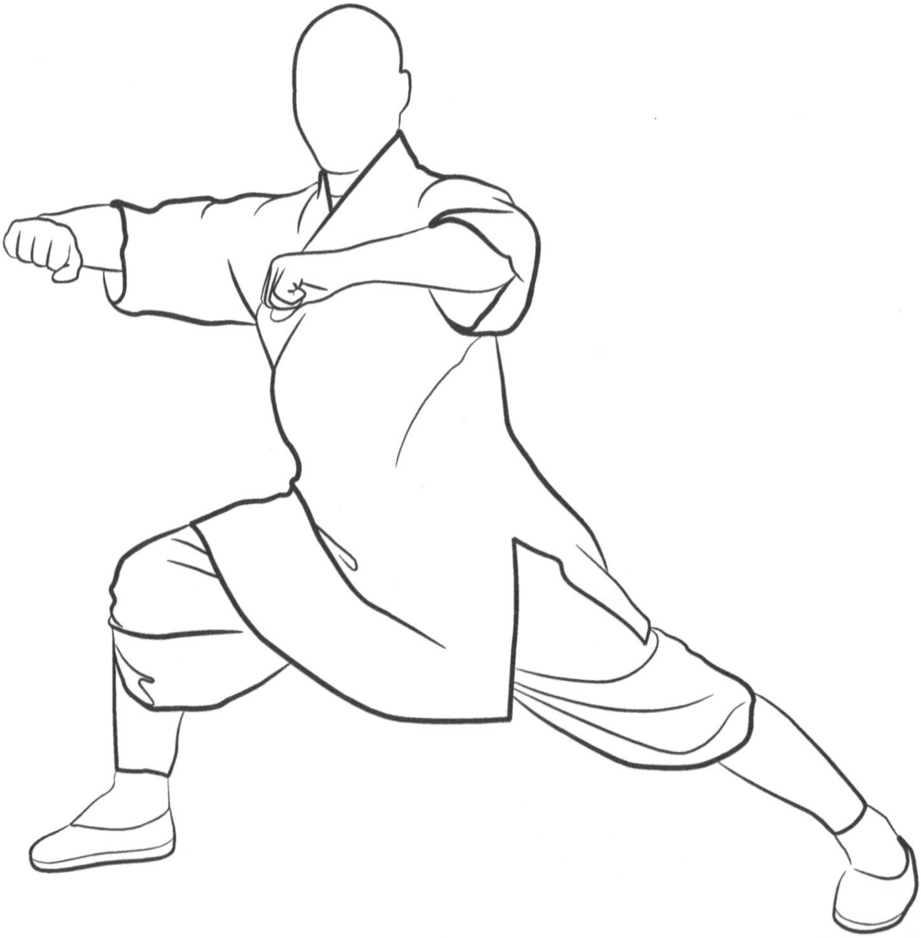

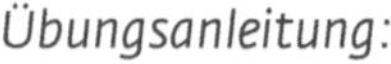

Übungsanleitung:
Die Hüfte des hinteren Beines zum Knie des vorderen Beines drehen und wieder in die Ausgangsposition zurück. Die Bewegung mit dem anderen Bein vorne gegengleich wiederholen.

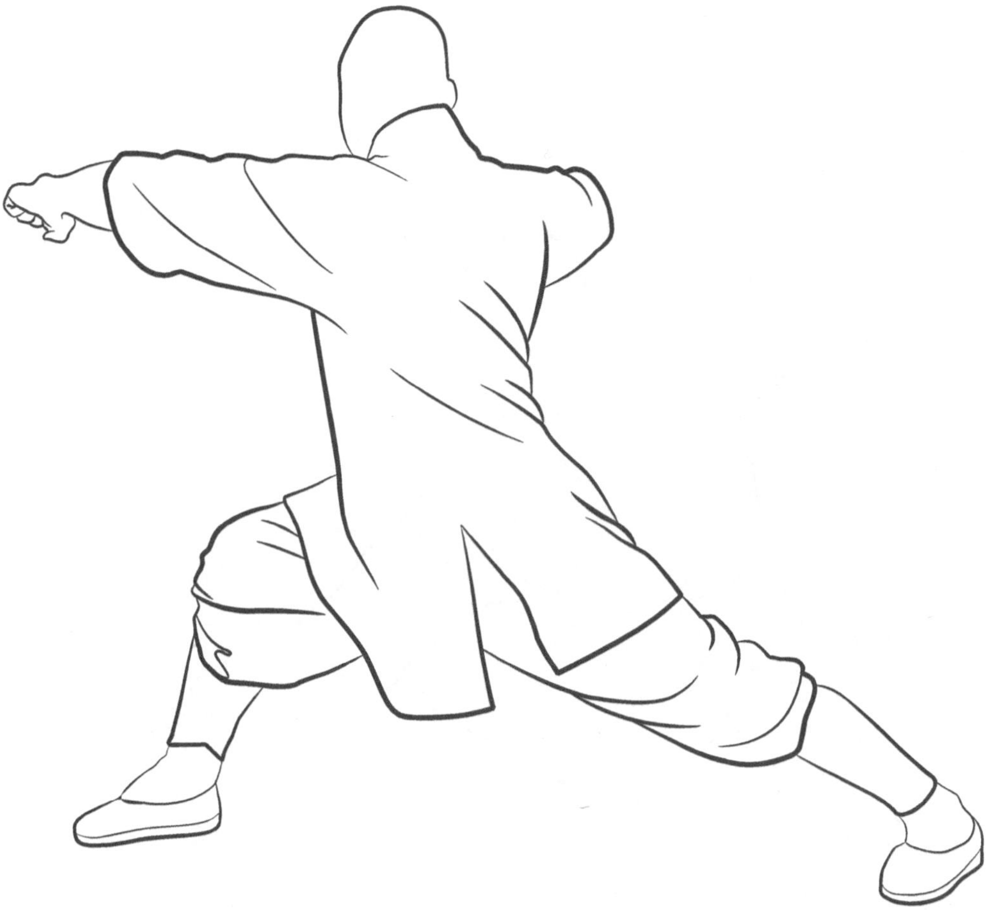

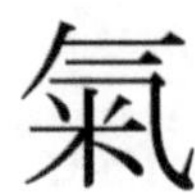

3. Hüft-Übung: Pu bu

Ausgangsposition:
Doppelt schulterbreiter Stand, Fußinnenkanten parallel.

Abb. 11: Die 3. Übung zur Vorbereitung für den Hüftbereich.

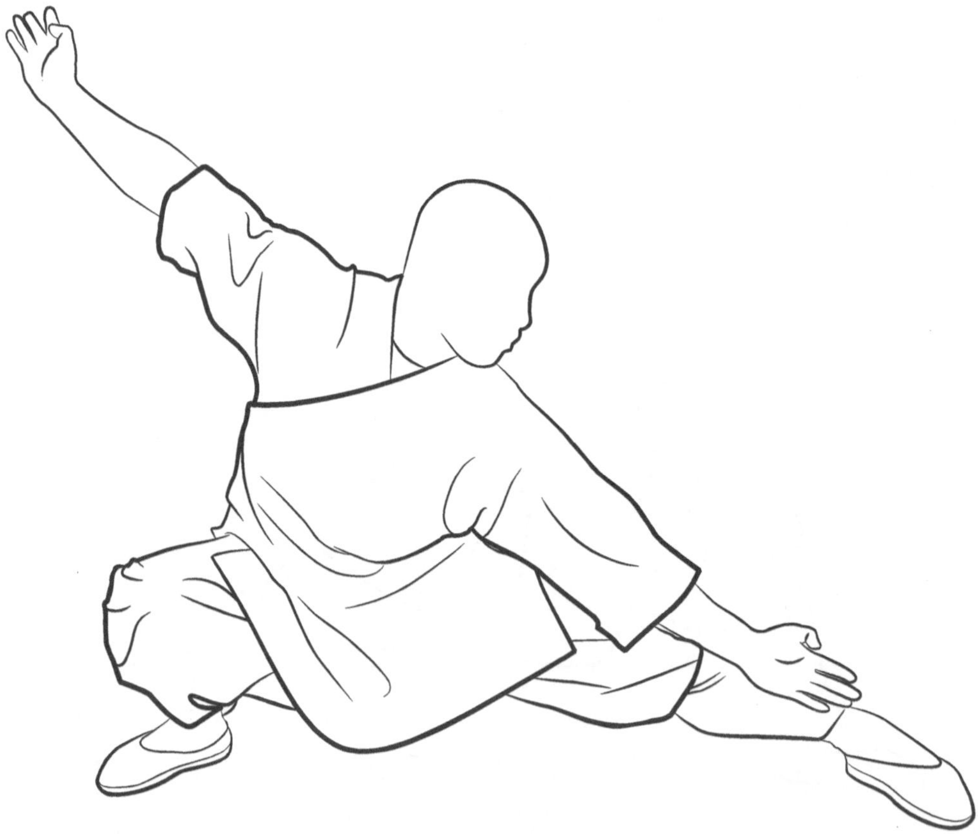

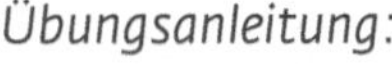

Übungsanleitung:
Abwechselnd das linke und rechte Knie beugen – das Knie zeigt gerade nach vorne, die Wirbelsäule ist aufrecht – das andere Bein seitlich ausstrecken. Gestreckte Arme links und rechts vom Körper, in einer Linie und leicht zum ausgestreckten Bein geneigt. Der Kopf schaut zur nach unten geneigten Hand.

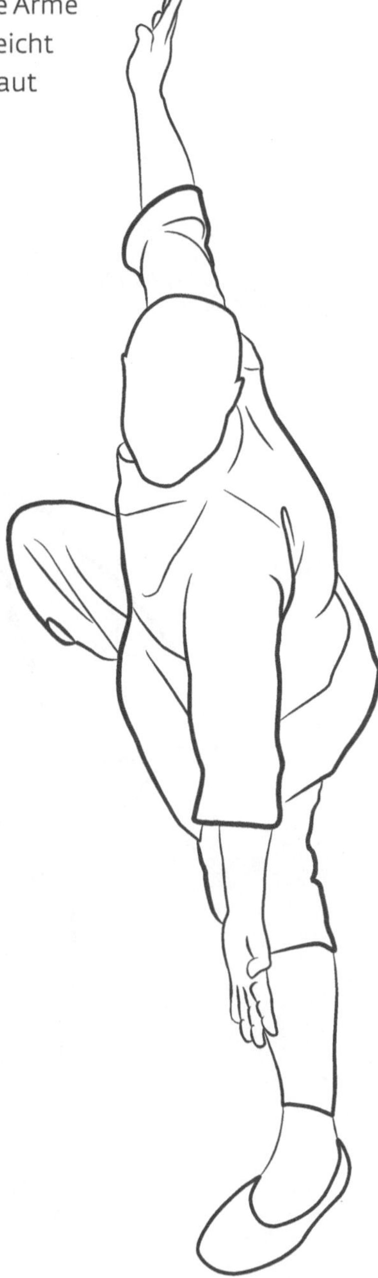

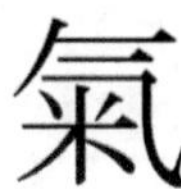

4. Hüft-Übung: Shie bu

Ausgangsposition:
Hüftbreiter Stand.

Abb. 12: Die 4. Übung zur Vorbereitung für den Hüftbereich.

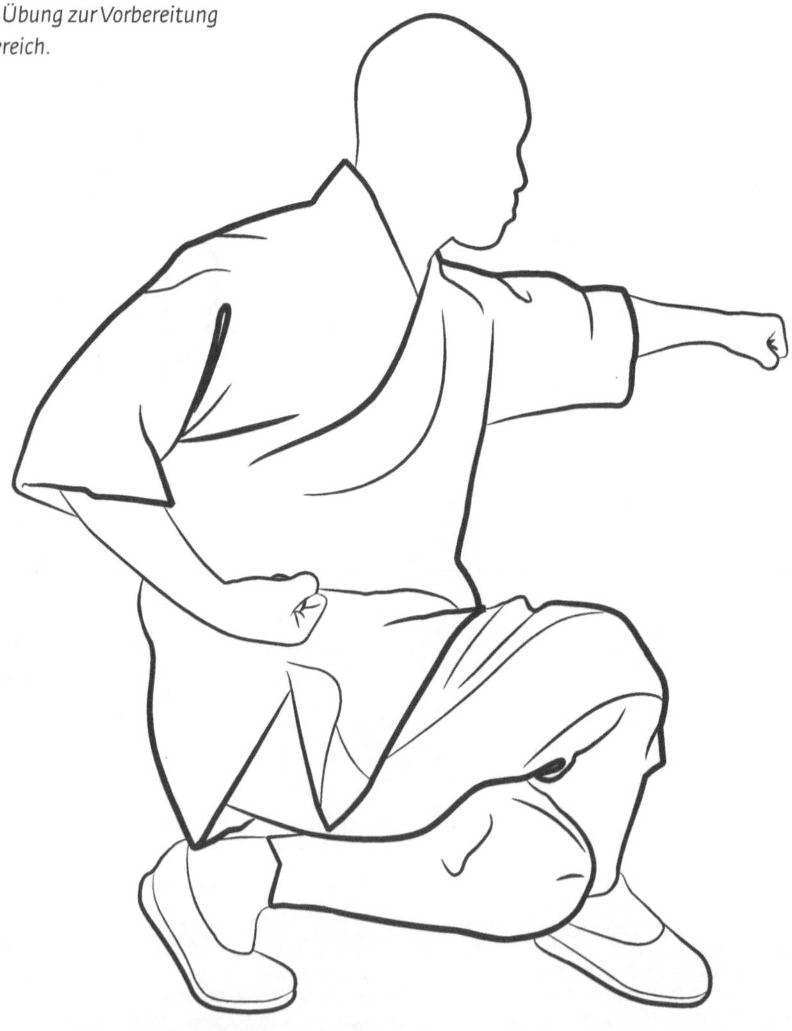

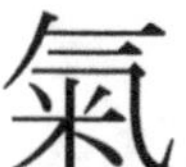

Übungsanleitung:
Den Körper 90 Grad nach rechts drehen, in die Knie gehen, das linke Knie geht am rechten Unterschenkel außen vorbei zum rechten Fuß. Das Gewicht bleibt im Becken, das Knie berührt nicht den Boden, das Gesäß sitzt nicht auf der Ferse auf. Der rechte Arm ist angewinkelt, die zur Faust geballte Hand bei der Hüfte, der linke Arm zeigt ausgestreckt und mit geballter Faust nach links, der Kopf schaut ihm nach. Wieder aufrichten. Nach rechts drehen und die Bewegung gegengleich wiederholen.

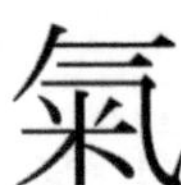

5. Hüft-Übung: Xu bu

Ausgangsposition:
Schulterbreiter Stand.

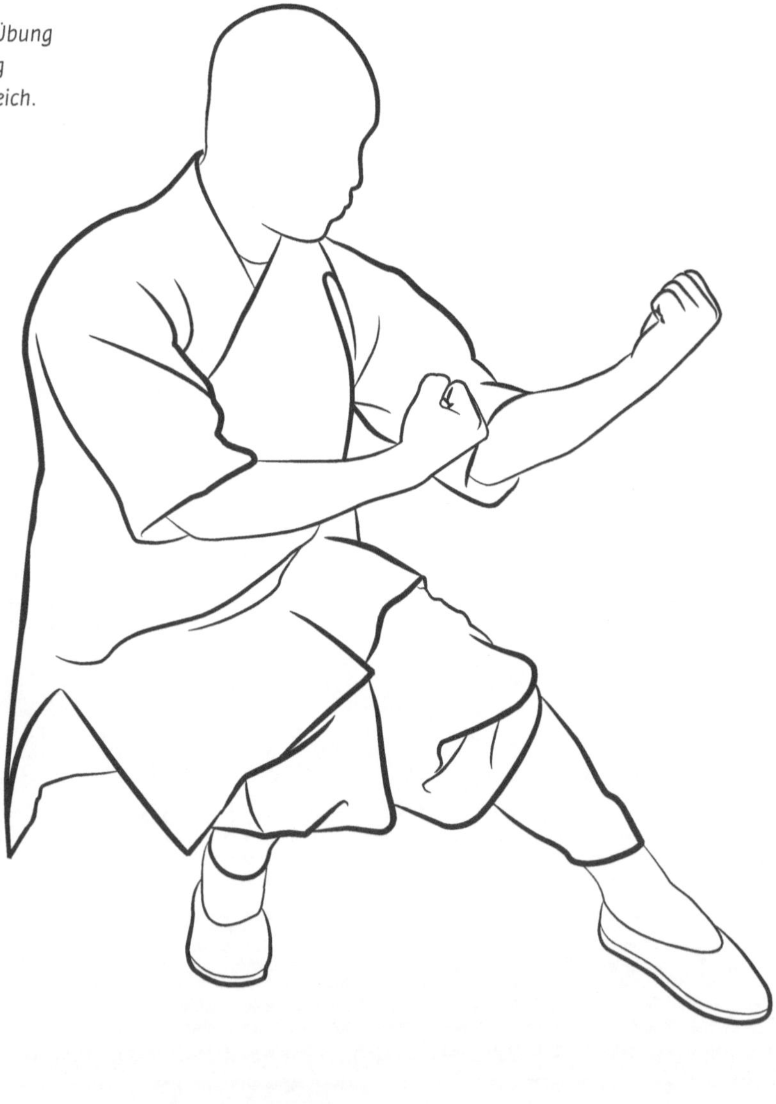

Abb. 13: *Die 5. Übung zur Vorbereitung für den Hüftbereich.*

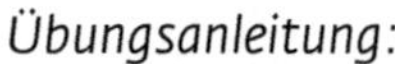

Übungsanleitung:
Einbeinige Kniebeuge, ohne Gewicht auf dem entlasteten Bein, das auf der Innenseite der großen Zehe auf dem Boden aufgesetzt wird. Die angewinkelten Arme mit geballten Fäusten hochhalten. Danach den Körper wieder aufrichten, Beinwechsel.

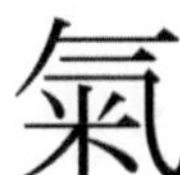

6. Hüft-Übung: Tuo bu shan yao

Ausgangsposition:
Schulterbreiter Stand in der Breite und doppelt schulterbreiter Stand in der Länge.

Abb. 14: *Die 6. Übung zur Vorbereitung für den Hüftbereich.*

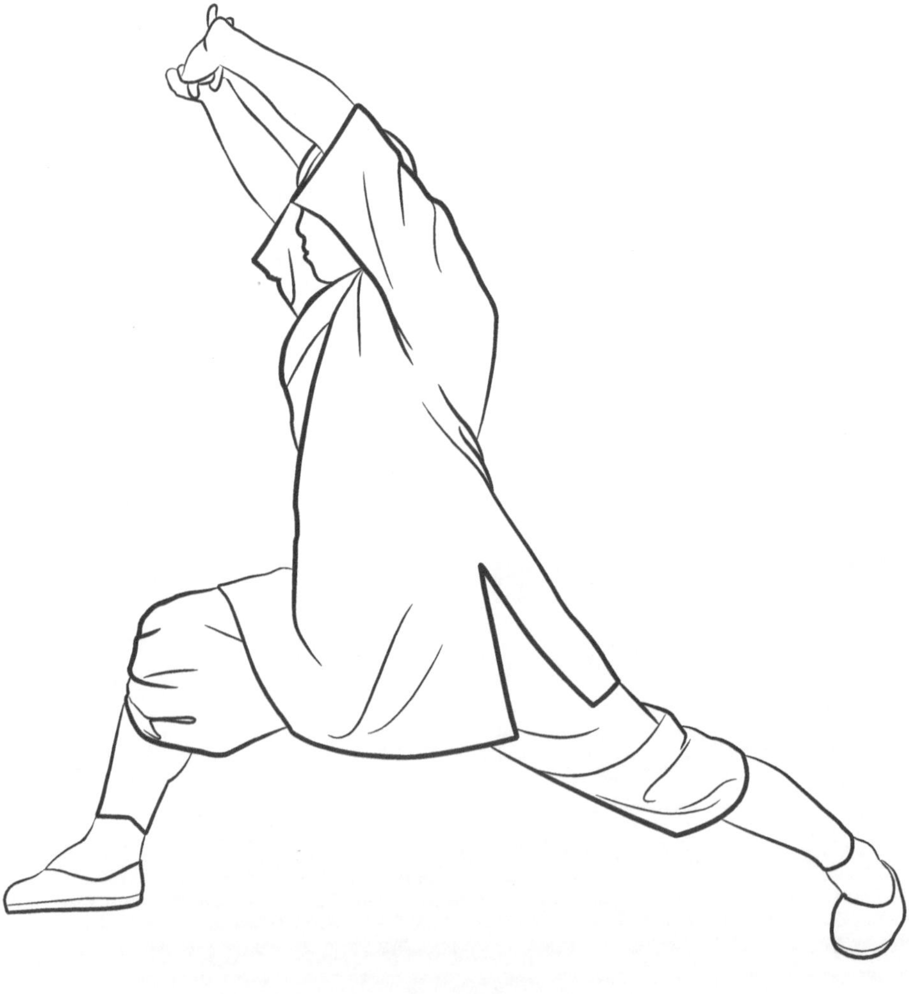

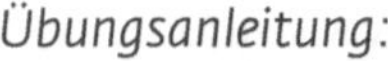

Übungsanleitung:
Das hintere Bein durchstrecken. Die Hüfte nach vorne drehen, mit der Hüfte zur vorderen Ferse schwingen. Die Arme mit verschränkten Fingern und nach außen zeigenden Handflächen locker hoch strecken und nach hinten mitwippen lassen.

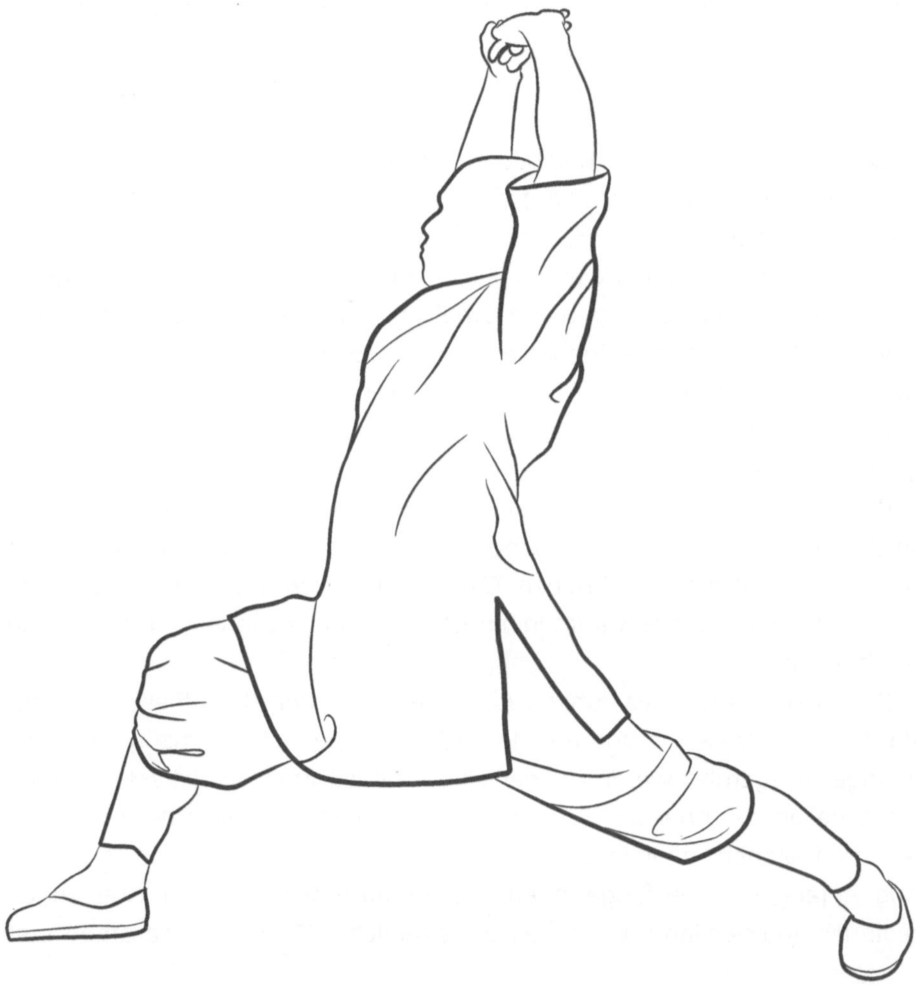

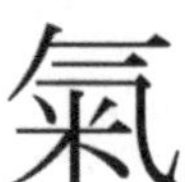

Die 12 Yi-jin-jing-Übungen

Die Beschreibungen der Übungen sollen ein gewisses Grundverständnis der Übungsabläufe gewährleisten. Trotzdem sind sie nicht zum Selbststudium geeignet! Es empfiehlt sich, um die zum Teil millimeterkleinen Bewegungen korrekt zu lernen, Yi-jin-jing-Qi Gong in einem Shaolin-Qi Gong-Kurs zu lernen. Wesentlich für das Gelingen und den gewünschten Effekt der Übungen sind das richtige Zusammenspiel der äußeren Bewegungsabfolge mit der inneren Haltung und der bewussten Atmung.

Grundsätzlich ist Shaolin-Qi Gong für alle gesunden Menschen geeignet. Für Menschen mit körperlichen Beschwerden ist die Eignung nach einer Rücksprache mit dem Arzt abzuklären. Ausschließungsgründe für Shaolin-Qi Gong sind lediglich akute Gelenksverletzungen, Knochenprobleme, Bandscheibenvorfall, schwere Herz- und Lungenkrankheiten, Epilepsie, sowie psychische und psychosomatische Erkrankungen oder Auffälligkeiten. Schwangere Frauen sollten ebenfalls vor dem Besuch von Shaolin-Qi Gong mit dem Gynäkologen Rücksprache halten.

Es gibt auch im Yi-jin-jing-Qi Gong verschiedene Stile, die sich äußerlich teilweise unterscheiden, aber auf denselben Effekt in Muskeln, Sehnen und Bändern abzielen. Wichtig ist, dass die sanfte Dehnung des Brustkorbes und des Hüftbereiches spürbar werden. Kleine äußere Unterschiede in der »Verpackung« der Übungen ändern nichts am Erfolg und sollten die Übenden nicht verwirren. Yi-jin-jing ist eingebettet in die Philosophie des Buddhismus, der immer sehr integrativ und niemals ausschließend ist. Nicht »entweder – oder« sondern »sowohl – als auch« ist richtig, sofern es sich tatsächlich um Shaolin-Qi Gong handelt.

Die äußere Grundhaltung am Beginn der Übungen ist jeweils ein lockerer hüftbreiter Stand mit natürlich hängenden Armen und geradem Rücken, wie bei »äußere Haltung« beschrieben. Die Augen blicken nach vorne, die Zunge drückt gegen den harten Gaumen hinter den Schneidezähnen, die Zähne sind geschlossen.

Die innere Haltung ist ruhig und konzentriert, der Atem fließt gleichmäßig durch die Nase ein und aus. Je nachdem, wie viele Atemzüge lang die Übungen ausgeführt werden (in den Übungsanleitungen sind diese Passagen kursiv gekennzeichnet als ein- und ausatmen), steigert sich der Schwierigkeitsgrad. Mönche üben jede der Übungen jeweils einundzwanzig Atemzüge lang. Anfänger und Anfängerinnen können mit fünf oder sieben Atemzügen beginnen und sich langsam im Laufe des täglichen Trainingsprogramms steigern. Um einen nachhaltigen Erfolg zu gewährleisten, ist Regelmäßigkeit und Ausdauer notwendig. Allerdings reichen bereits etwa 15 Minuten täglich, um ein spürbares Ergebnis zu erzielen. Die beste Übungszeit ist der frühe Morgen, möglichst bei nüchternem Magen und am besten in der Natur. Aber auch die Mittagspause (vor dem Essen) oder der frühe Abend eignen sich für Shaolin-Qi Gong-Übungen. Übungseinheiten direkt vor dem Schlafengehen sind nicht zu empfehlen, da sie viel Energie mobilisieren und deshalb wach halten können.

Die Ausführung der Übungen soll keine Schmerzen verursachen. Es ist wichtig, das persönlich richtige Maß und eine Form der mühelosen Anstrengung zu finden, die den Körper zwar etwas fordert, aber nicht überfordert. Grundsätzlich wirken die Übungen regenerierend und belebend sowie entspannend. Sie lösen ein Gefühl von gut durchblutet, prickelnd und wach aus. Die Gelenke fühlen sich gut »geschmiert« und die Muskeln, Sehnen und Bänder des Körpers, im Zuge des Übens, immer elastischer an. Werden Schmerzen spürbar, sollten die Bewegungen langsamer oder kleiner ausgeführt werden. Langsame Steigerung ist besser, als den Körper zu überfordern und über mögliche Barrieren mit Gewalt hinauszugehen.

Shaolin-Qi Gong ist kein körperliches Krafttraining, sondern eine sanfte aber kraftvolle Transformationsarbeit des Körpers und seines Energiefeldes. Körperlich-energetische Blockaden werden nicht mit Gewalt überwunden, sondern Schritt für Schritt gelöst, als würde man Eis in Wasser und Wasser in Gas verwandeln.

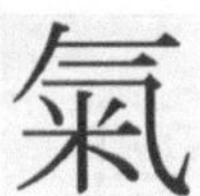

Die 1. Übung: »Wei Tuo tragend eine Stange darbieten« – 1. Bewegung *Wei Tuo Xian Chu Di Yi Shi* 韦驮献杵第一式

Überlieferter Text:
Aufrecht stehen in der Hoffnung auf Gerechtigkeit, Arme vor der Brust verschränken, ruhig atmen und sich konzentrieren, das Herz klar und die Haltung ehrfürchtig.

Abb. 15: *Die 1. Übung des Yi-jin-jing-Qi Gong zur Transformation der Muskeln, Sehnen und Bänder.*

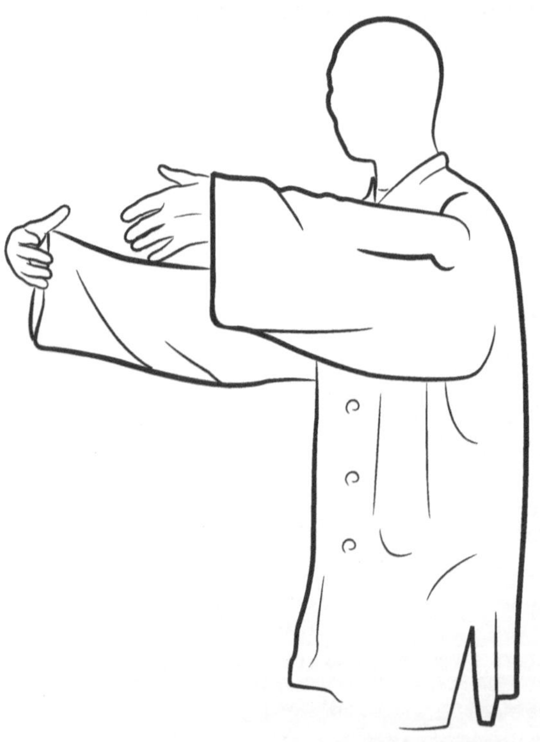

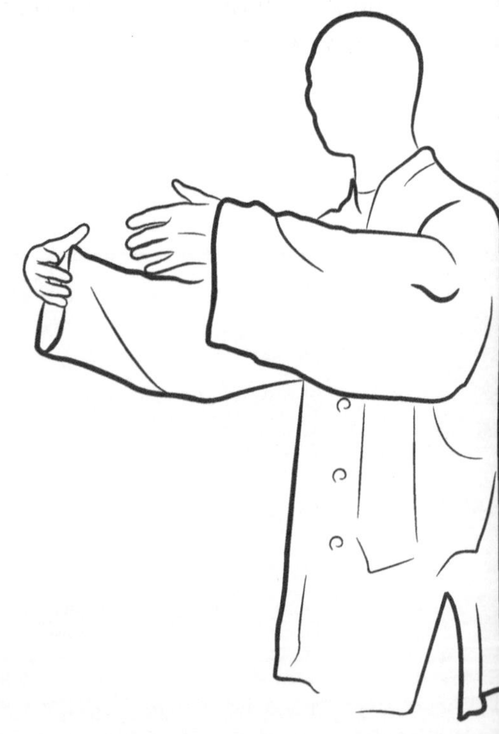

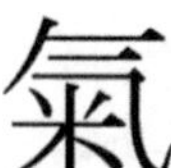

Übungsanleitung:
Die Arme nach vorne bis in Brusthöhe gestreckt anheben, leicht beugen, als würde man einen Baum umarmen. Die Handflächen zeigen nach innen, die Daumen nach oben und die Fingerspitzen der beiden Hände zu einander, ohne sich zu berühren. Der Blick ist gerade in Augenhöhe, der Atem fließt ruhig und gleichmäßig durch die Nase ein und aus. Beim Ausatmen jeweils die Schulter-, Ellbogen- und Handgelenke lockern und sinken lassen, dabei beugt sich der Arm leicht, beim Einatmen streckt er sich wieder etwas. Fühlen, wie der Atem bis zu den Fingern fließt.

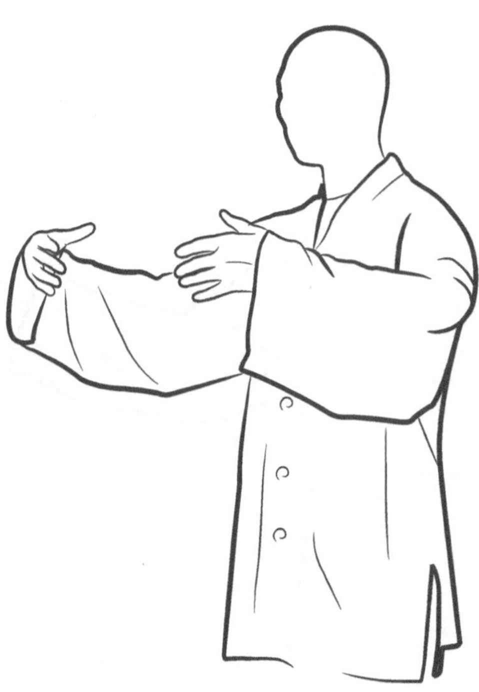

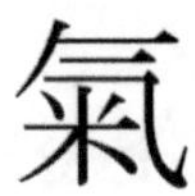

Die 2. Übung: »Wei Tuo tragend eine Stange darbieten« – 2. Bewegung *Wei Tuo Xian Chu Di Er Shi* 韦驮献杵第二式

Überlieferter Text:
Mit den Zehen sich auf dem Boden aufrichten,
die Arme auf gleicher Höhe öffnen, sich entspannen
und ruhig atmen, Augen auf und Mund zu.

Abb. 16: *Die 2. Übung des Yi-jin-jing-Qi Gong zur Transformation der Muskeln, Sehnen und Bänder.*

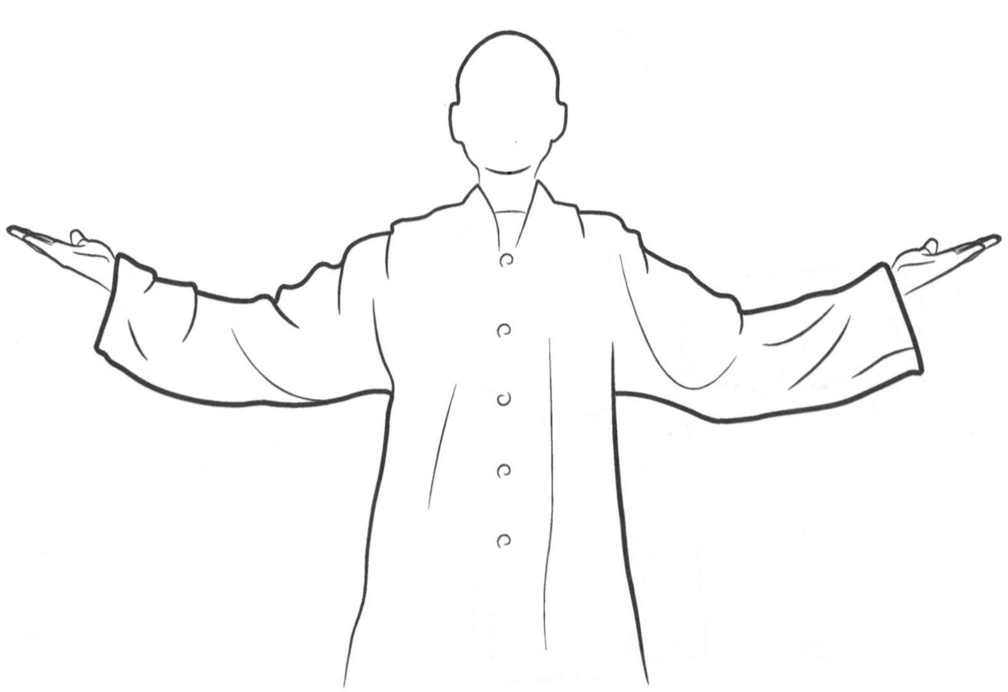

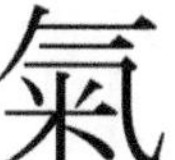

Übungsanleitung:
Beide Hände nach außen und die Handflächen nach oben drehen, die Arme seitlich ausgestreckt bis auf Schulterhöhe anheben. Die Augen blicken gerade nach vorne, während der Bewegung ein- und ausatmen. Beim Ausatmen in Gedanken auf den Handflächen einen schweren Gegenstand halten, Arme senken sich leicht, beim Einatmen heben und strecken sie sich wieder mehr. Sich dabei mit den Zehen am Boden festhalten.

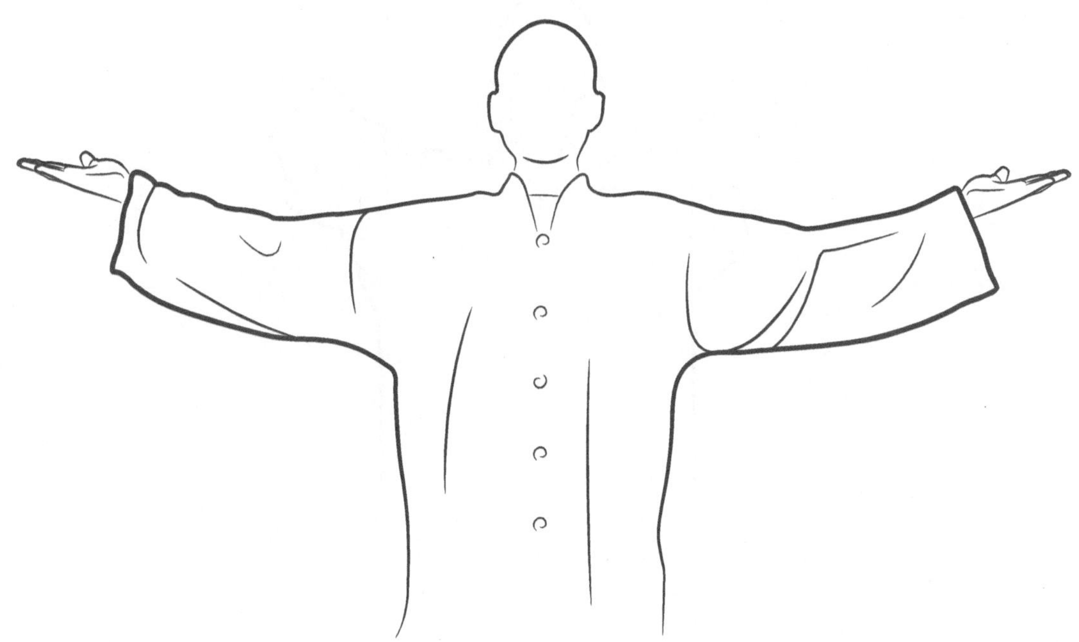

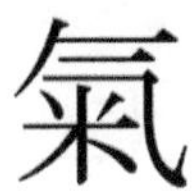

Die 3. Übung: »Wei Tuo tragend eine Stange darbieten« – 3. Bewegung *Wei Tuo Xian Chu Di San Shi* 韦驮献杵第三式

Überlieferter Text:
Mit den Händen das Himmelstor stützen und nach oben blicken, sich auf die Zehenspitzen stellen und aufrecht stehen. Die Seiten des Brustkorbs anspannen und stützen wie einen Baum, Zähne zusammenbeißen. Zunge mit Speichel benetzen und gegen den Gaumen drücken, die Atmung über die Nase regeln und sich beruhigen. Die beiden Hände allmählich zurücknehmen und sich dabei so anstrengen, als ob man etwas Schweres heben würde.

Abb. 17: *Die 3. Übung des Yi-jin-jing-Qi Gong zur Transformation der Muskeln, Sehnen und Bänder.*

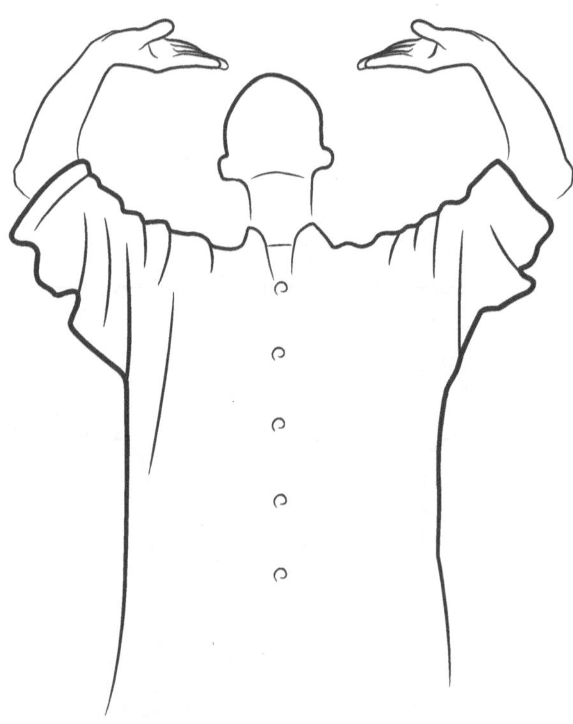

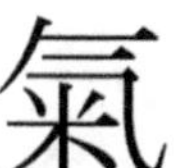

Übungsanleitung:
Beide Arme seitlich ausgestreckt bis auf Schulterhöhe anheben und weiterführen bis über den Kopf. Handflächen weisen nach oben, als ob sie den Himmel stützen würden. Die Fingerspitzen zeigen zu einander, Handgelenke loslassen. Den Kopf in Richtung Himmel heben und durch die Hände blicken. Zunge gegen den harten Gaumen pressen und Zähne zusammenbeißen, ruhig während der Bewegung ein- und ausatmen. Beim Einatmen in den Zehenstand gehen und die Arme etwas strecken, beim Ausatmen in Gedanken einen schweren Gegenstand auf den Handflächen halten, Arme und Füße wieder absenken.

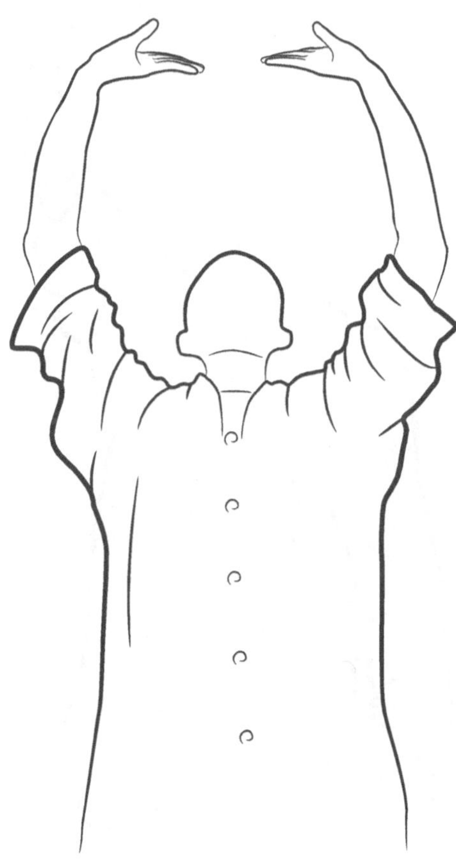

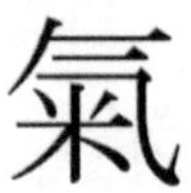

Die 4. Übung: »Einen Stern pflücken und gegen den großen Bären tauschen« *Zhai Xing Huan Dou Shi* 摘星换斗式

Überlieferter Text:
Mit der Hand den Himmel stützen, Hand über dem Kopf halten, durch die Hand schauen, durch die Nase atmen und dadurch den Atem regeln, um dann kräftig links und rechts zurückzunehmen.

Abb. 18: *Die 4. Übung des Yi-jin-jing-Qi Gong zur Transformation der Muskeln, Sehnen und Bänder.*

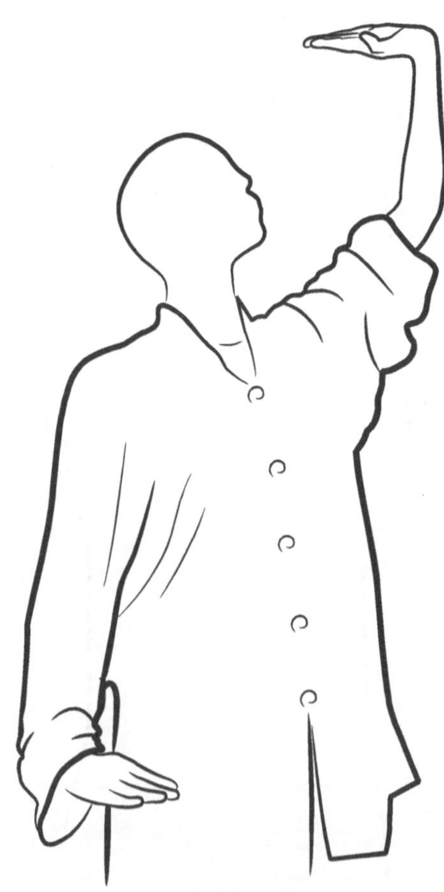

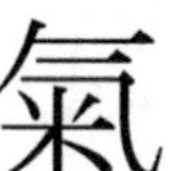

Übungsanleitung:

Anschließend an die letzte Übung beide Hände zu Fäusten ballen, die Arme abbiegen, bis die Unterarme zu den Oberarmen einen rechten Winkel bilden und die Fäuste nach oben ragen. Die rechte Hand mit wieder geöffneter Handfläche über den Kopf heben, die linke Hand entlang der linken Achsel bis zum unteren Rücken führen und mit der Handfläche nach unten am Kreuzbein abstützen. Zur rechten Hand hinaufschauen und dabei den Kopf auf die Seite drehen, während der Bewegung ein- und ausatmen. Beim Ausatmen die rechte Handwurzel bewusst nach oben, die linke nach unten drücken, als ob die Finger der beiden Hände in entgegen gesetzte Richtungen gezogen würden. Die Ellbogen bleiben leicht gebeugt.

Dann die Übung von Beginn an wiederholen, diesmal die linke Hand über den Kopf und die rechte hinter den Rücken führen. Zum Abschluss die rechte Hand ebenfalls über den Kopf heben, beide Hände zu Fäusten ballen und zu den Hüften absenken.

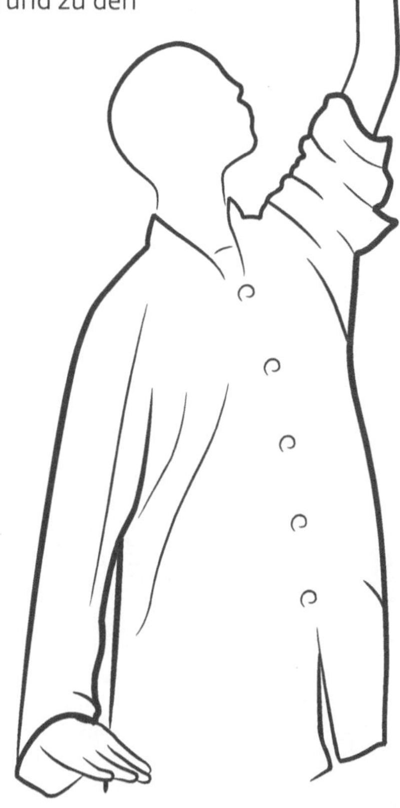

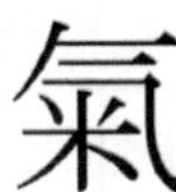

Die 5. Übung: »Neun Rinder am Schwanz zurück ziehen«

Dao Ye Jiu Niu Wei Shi 倒曳九牛尾式

Überlieferter Text:
Die beiden Seiten des Brustkorbs nach hinten strecken und nach vorne beugen, Unterleib gelassen beatmen, beide Arme stramm halten und mit beiden Augen die Faust anschauen.

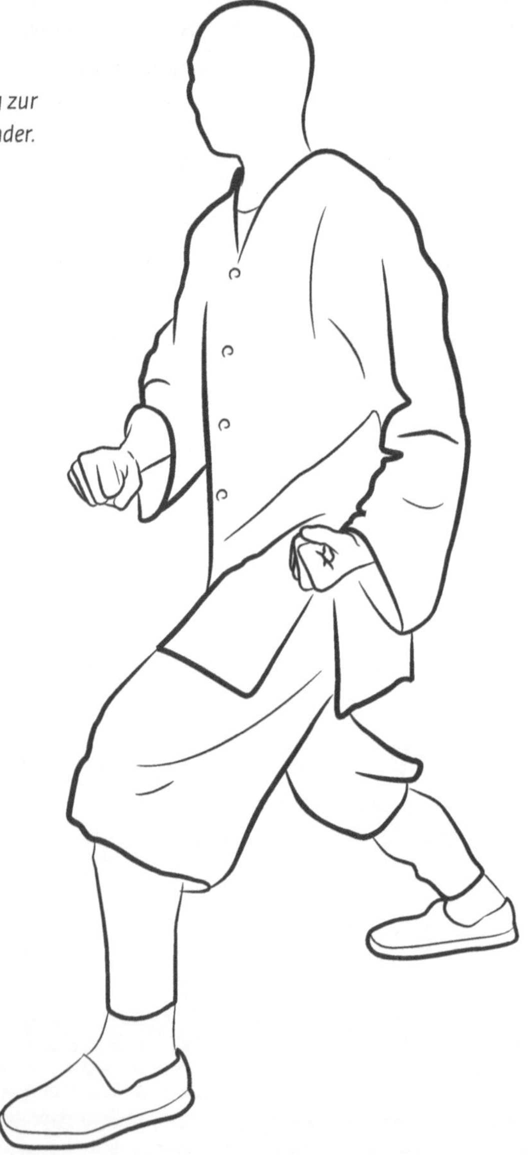

Abb. 19: *Die 5. Übung des Yi-jin-jing-Qi Gong zur Transformation der Muskeln, Sehnen und Bänder.*

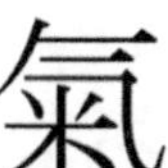

Übungsanleitung:
Mit dem linken Bein nach vorne einen Ausfallschritt machen, das rechte Bein bleibt gerade. Die Fäuste in Brusthöhe über die Knie hinaus führen, die linke Faust dabei drehen, sodass der Handrücken nach unten zeigt. Die rechte Faust zur rechten Hüfte absenken. Die Arme sind beide leicht gebeugt. Auf die linke Faust sehen, während der Bewegung ein- und ausatmen. Beim Ausatmen in Gedanken die Schultern nach vorne strecken und eine imaginäre Kuh am Schwanz ziehen. Die Übung von Anfang an wiederholen, diesmal mit Ausfallsschritt nach rechts mit gegengleicher Bewegung.

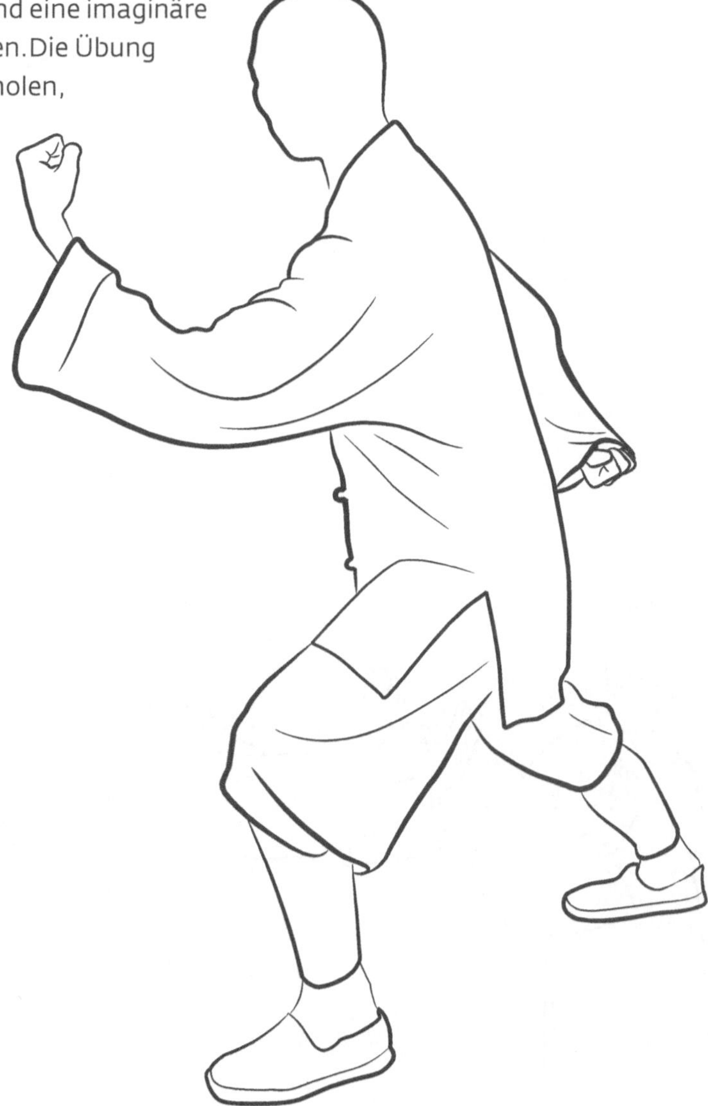

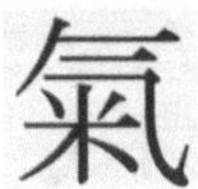

Die 6. Übung: »Krallen zeigen und Flügel ausbreiten«

Chu Zhao Liang Chi Shi 出爪亮翅式

Überlieferter Text:
Körper gerade aufrichten und Augen blitzen lassen, beide Hände nach vorne stoßen. Kräftig zurücknehmen und diese Bewegung siebenmal absolvieren.

Abb. 20: Die 6. Übung des Yi-jin-jing-Qi Gong zur Transformation der Muskeln, Sehnen und Bänder.

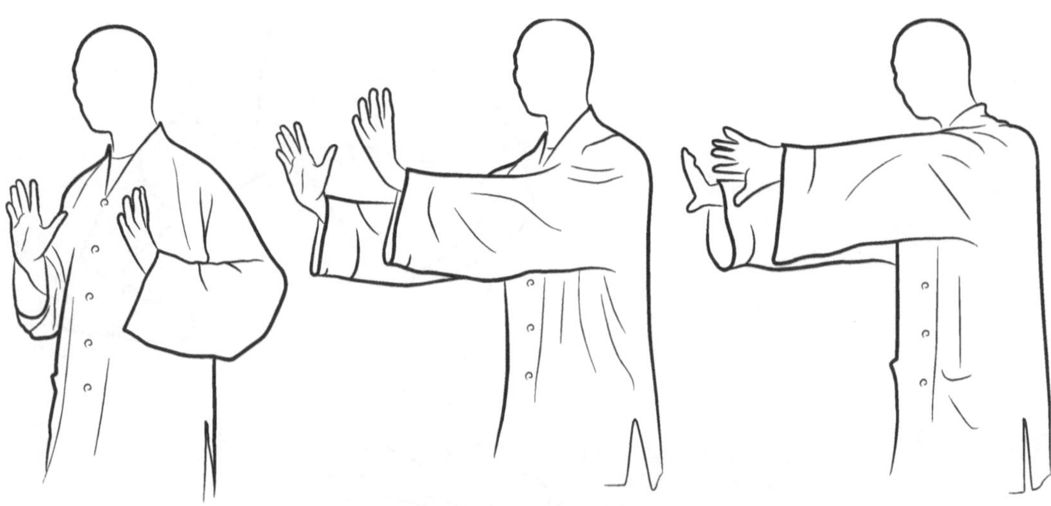

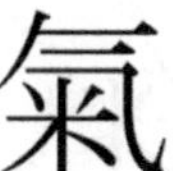

Übungsanleitung:
Die Übung im Anschluss an den Ausgangspunkt der Übung 5 ausführen und beide Fäuste zu den Hüften bringen.
Hände wieder öffnen und mit den Handflächen nach oben anheben. Beide Hände drehen, sodass die Handflächen nach vorne und die Fingerspitzen nach oben weisen. Die Hände nach vorne schieben, die etwas weiter geöffneten Augen mit Blick nach vorne funkeln lassen und ausatmen. Die Fingerspitzen zu einander drehen, die Daumen zeigen nach unten, die Handflächen nach außen. Die Arme nach außen ziehen, in einem Halbkreis nach unten zur Hüfte und wieder hoch führen. Dabei ein- und ausatmen. Die Hände wieder nach vorne schieben etc.

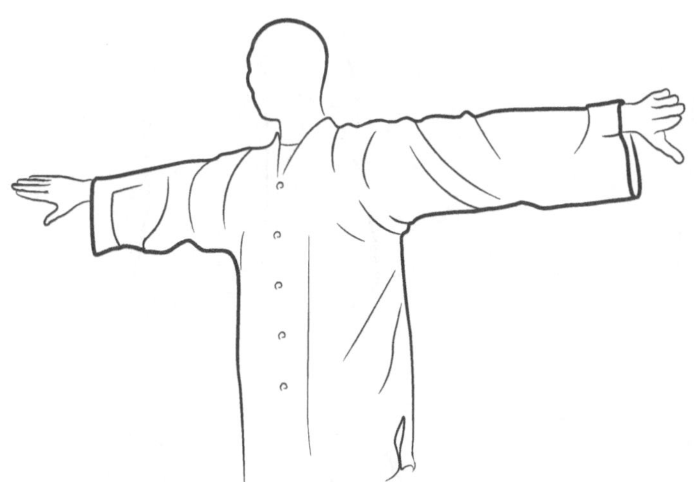

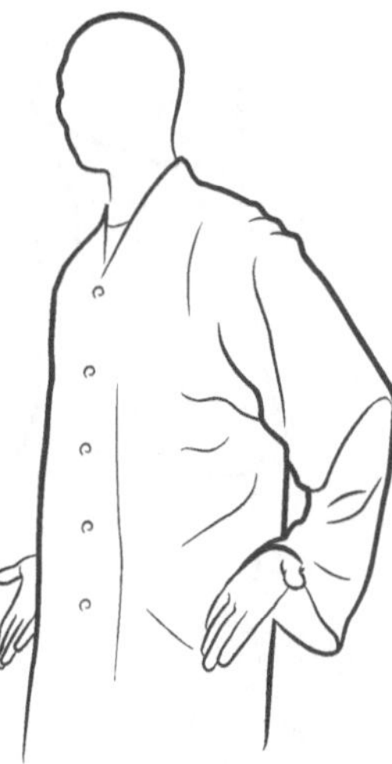

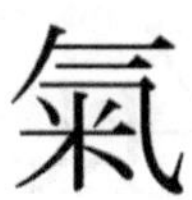

Die 7. Übung: »Neun Teufel nehmen das Pferdemesser ab«

Jiu Gui Ba Ma Dao Shi 九鬼拔马刀式

Überlieferter Text:

Kopf seitlich drehen und die Seiten des Brustkorbs krümmen, den Kopf mit der Hand bis zum Hals umschließen. Hand ruckartig vom Kopf nehmen, zuerst rechts, dann links, Körper gerade und Geist ruhig.

Abb. 21: *Die 7. Übung des Yi-jin-jing-Qi Gong zur Transformation der Muskeln, Sehnen und Bänder.*

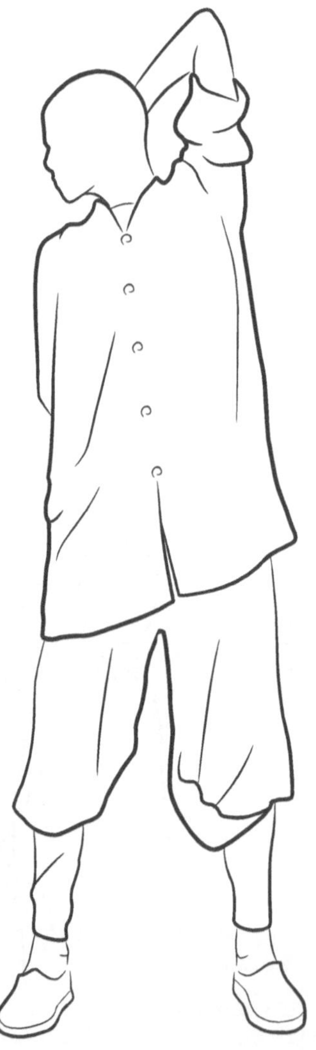

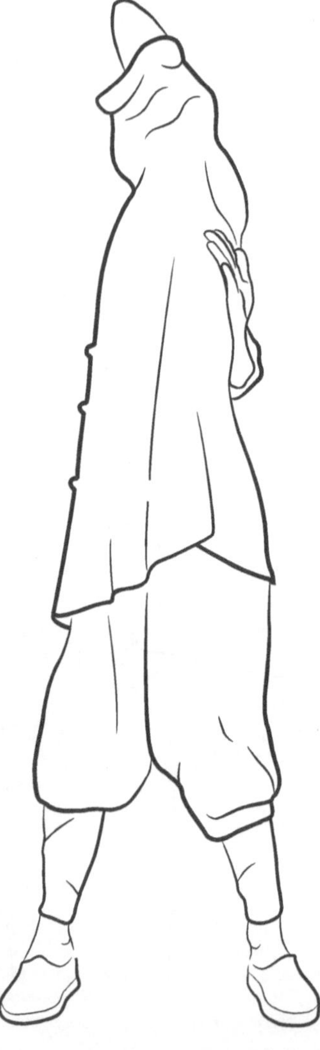

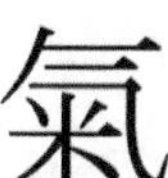

Übungsanleitung:
An die vorangegangene Übung anschließen. Die linke flache Hand nach oben führen, den linken Arm abwinkeln und über den Kopf greifen, sodass die linke Hand mit der Handfläche auf dem rechten Ohr zu liegen kommt und die Finger zum Hals zeigen. Die rechte offene Hand entlang der rechten Achsel bis auf den Rücken führen und möglichst weit zur linken Schulter hoch strecken. Die Handfläche weist nach außen. Den Kopf nach rechts drehen und nach rechts oben blicken, den Oberkörper langsam weiter eindrehen wie einen Lappen beim Auswringen – die Hüfte beschreibt einen Winkel von 45 Grad, die Schulter 90 Grad, der Kopf 135 Grad. Dabei ein- und ausatmen.

Die Übung von Anfang an wiederholen, diesmal gegengleich mit der rechten Hand über den Kopf und der linken hinter den Rücken greifen.

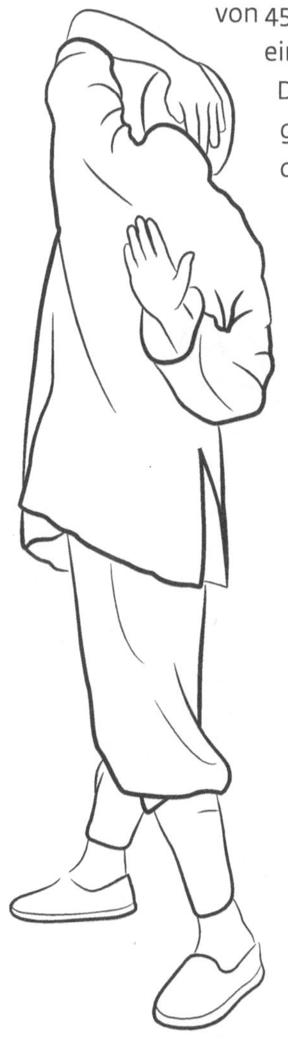

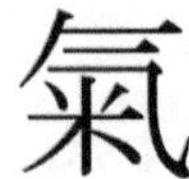

Die 8. Übung: »Drei Teller fallen auf den Boden«

San Pan Luo Di Shi 三盘落地式

Überlieferter Text:
Mit dem Obergaumen die Zunge stützen, Augen groß aufmachen und auf die Zähne achten. Beine auseinander und hocken, Hände kräftig drücken. Die beiden flachen Hände umkehren, als ob man tausend Kilo Last auf sich hätte. Augen groß und Mund zu, beim Aufrichten keine schiefen Füße.

Abb. 22: *Die 8. Übung des Yi-jin-jing-Qi Gong zur Transformation der Muskeln, Sehnen und Bänder.*

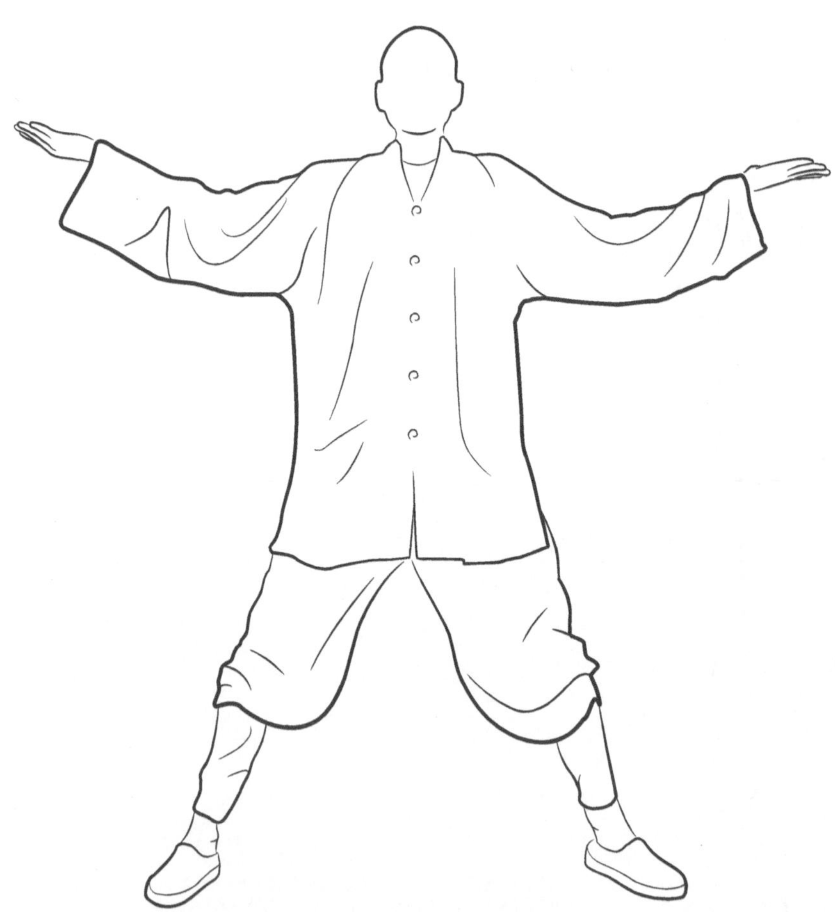

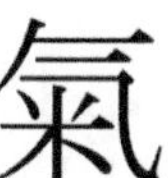

Übungsanleitung:
An die letzte Übung anschließen, die Arme beugen und die Hände zu Fäusten ballen, zur Bewegung atmen. Mit dem linken Fuß einen Schritt nach links machen, Füße gerade und parallel. Gleichzeitig die Arme nach außen strecken, die Handflächen zeigen nach oben. Die Arme drehen und in die Knie gehen, gleichzeitig mit beiden Händen ruckartig links und rechts vom Körper nach unten drücken. Die Arme bleiben leicht gebeugt, durch den Mund ausatmen. Beide Hände wieder nach oben drehen, Handflächen zeigen nach oben, und bis auf Brusthöhe anheben, so als ob man eine schwere Last darauf hochheben würde. Gleichzeitig den Körper wieder aufrichten und die Beine langsam strecken. Die Augen weit öffnen, Lippen schließen und durch die Nase einatmen. Dann den linken Fuß zum rechten Fuß stellen, beide Hände zu Fäusten ballen und neben dem Körper zu den Hüften halten, dabei einatmen.

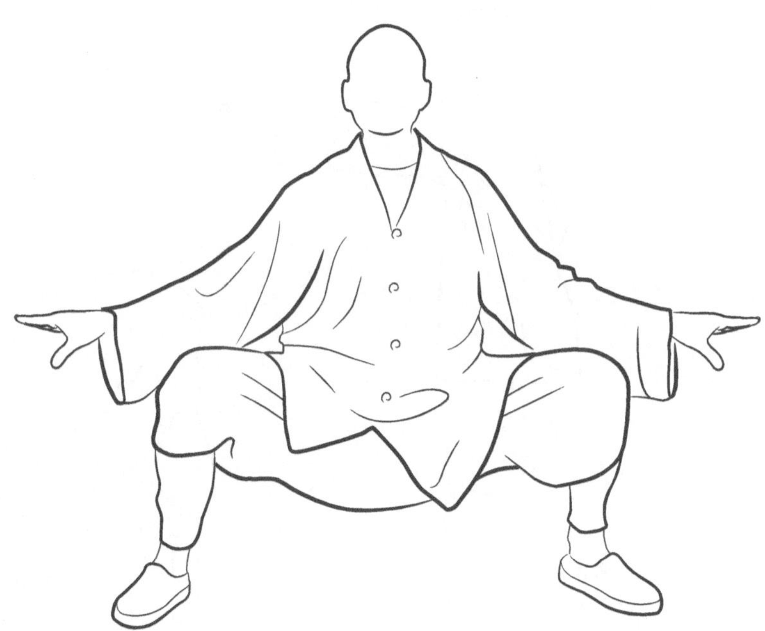

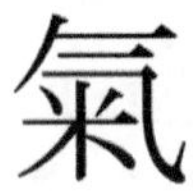

Die 9. Übung: »Grüner Drache streckt seine Krallen aus«

Qing Long Tan Zhao Shi 青龙探爪式

Überlieferter Text:
Der grüne Drache streckt seine Krallen aus, immer linke Kralle von rechts aus. Die Mönche imitieren dies, Hand flach und Geist entschlossen. Schulter und Rücken mit Kraft füllen. Hand über das Knie zurückführen, Augen auf das Gegenüber richten, Atem regeln und das Herz beruhigen.

Abb. 23: *Die 9. Übung des Yi-jin-jing-Qi Gong zur Transformation der Muskeln, Sehnen und Bänder.*

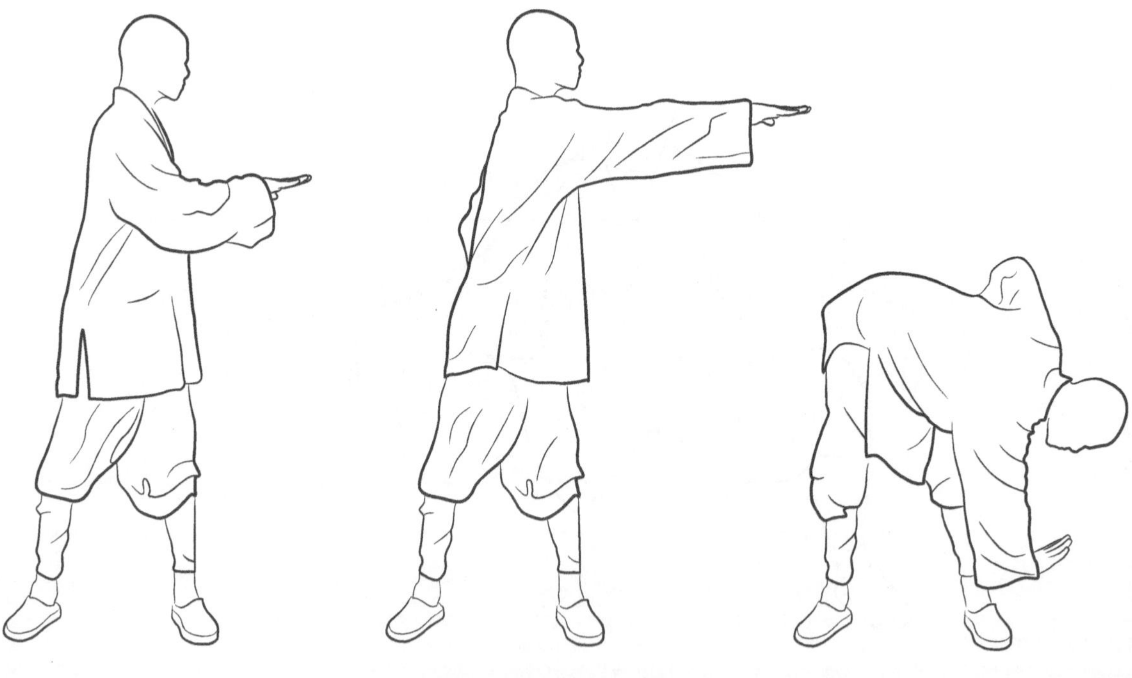

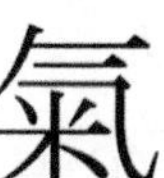

Übungsanleitung:
Den rechten Arm abbiegen, den Oberkörper nach links drehen und dabei den rechten Arm mit flacher Hand nach links strecken, die Handfläche zeigt nach unten. Die linke Hand zur Faust ballen und zur linken Hüfte führen, der Handrücken zeigt nach unten. Die Füße bleiben parallel, Gewicht auf den linken Fuß verlagern. Zur Bewegung ein- und ausatmen. Den Oberkörper nach vorne beugen, mit der rechten Hand nach links unten zum Boden greifen und mit der flachen Hand auf dem Boden einen Halbkreis rund um den Körper bis zur rechten Seite beschreiben. Den Körper wieder aufrichten. Die rechte Hand ebenfalls zur Faust ballen und an die rechte Hüfte führen, geradeaus schauen.
Die Übung von Anfang an wiederholen, diesmal mit der linken Hand, die nach rechts gestreckt wird und Gewicht nach rechts verlagern. Beim Vorbeugen mit der linken Hand nach rechts greifen und gegengleich die Bewegung fortführen.

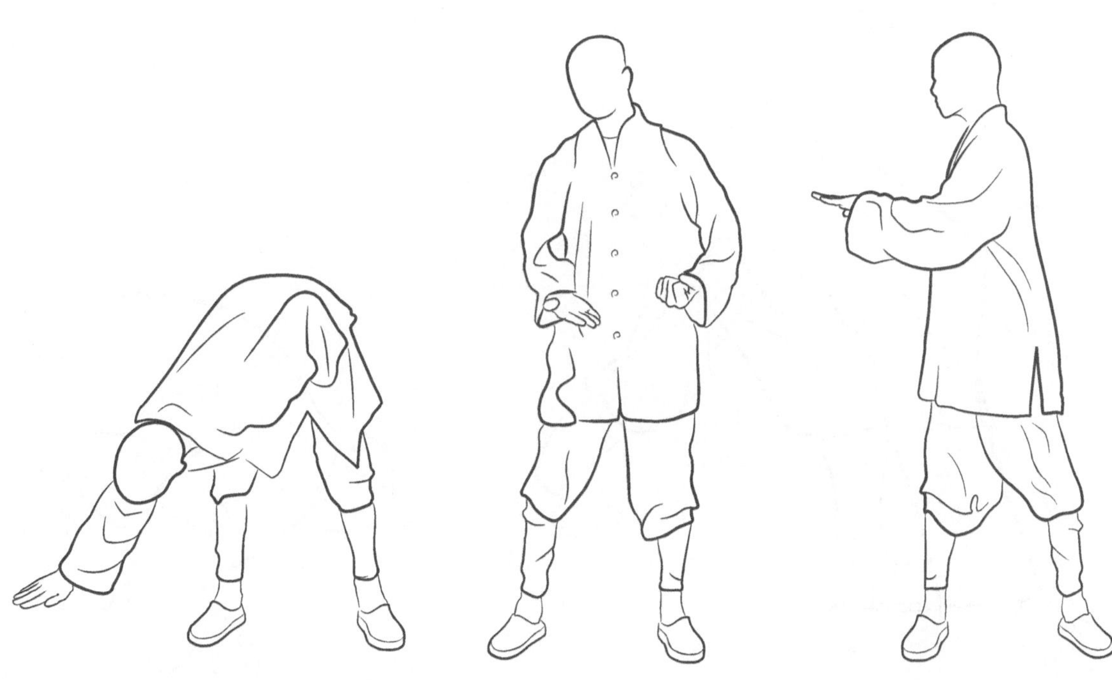

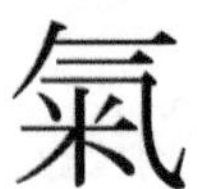

Die 10. Übung: »Liegender Tiger stürzt sich auf seine Beute«

Wo Hu Pu Shi Shi 卧虎扑食式

Überlieferter Text:
Die Füße auseinander und im Hocksitz, der Körper sieht wie vor dem Fallen aus. Die linke und rechte Hand ausstrecken und sich abstützen. Den Kopf heben und die Brust hoch, als ob man sich nach vorne strecken möchte. Als Ausgleich den Rücken ebenfalls senken. Gleichmäßiges Ein- und Ausatmen durch die Nase, sich mit den Fingerspitzen auf dem Boden abstützen. Einen Drachen zu besiegen und einen Tiger niederstrecken ist eine Heldentat, aber wenn man ihre wahren Bewegungen erlernt, kann man sich ebenfalls verteidigen.

Abb. 24: *Die 10. Übung des Yi-jin-jing-Qi Gong zur Transformation der Muskeln, Sehnen und Bänder.*

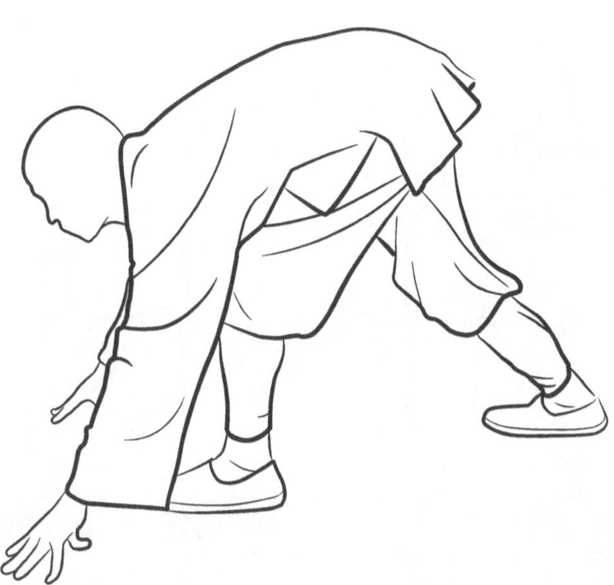

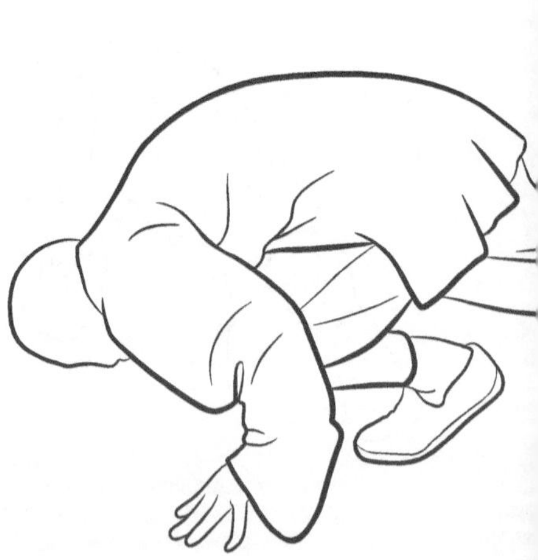

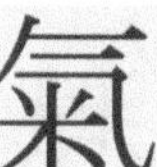

Übungsanleitung:

Den linken Fuß einen Schritt nach vorne setzen und das linke Knie beugen, das rechte Bein nach hinten strecken. Die Fußspitzen zeigen beide nach vorne. Die Arme gleichzeitig bis zur Brust hochheben und die Finger zu Krallen formen, vorbeugen und mit den Fingerspitzen beider Hände vor dem Körper auf dem Boden abstützen, den Kopf anheben. Beim Ausatmen immer den Oberkörper bewusst heben und nach vorne strecken, beim Einatmen absenken und wieder nach hinten ziehen. Der Oberkörper beschreibt eine Kreisbewegung, die Füße stehen auf den Fußballen. Während der Bewegung gleichmäßig ein- und ausatmen.

Den Körper wieder aufrichten, Füße nebeneinander stellen, Fäuste neben die Hüften halten und dazu einatmen. Anschließend die Übung mit dem rechten Bein nach vorne wiederholen.

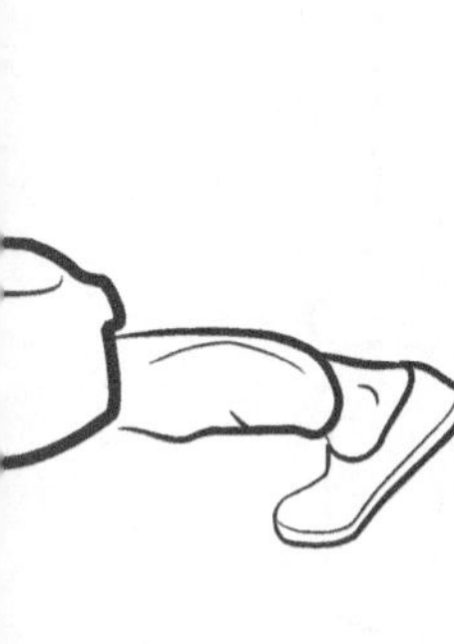

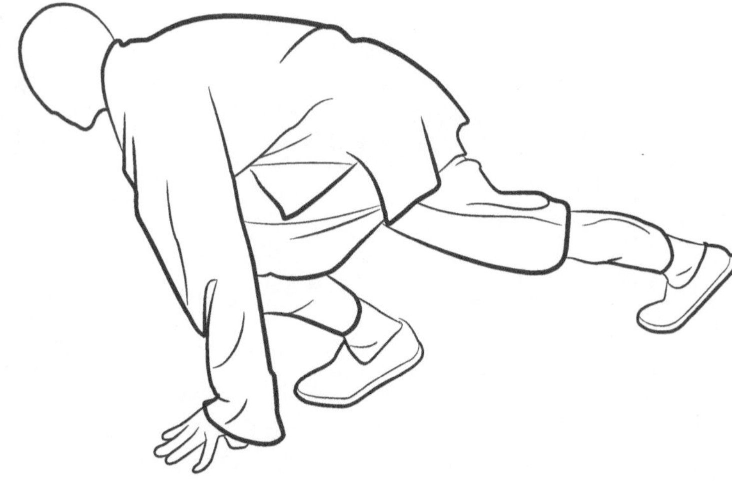

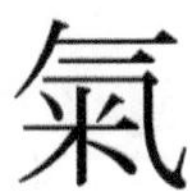

Die 11. Übung: »Sich tief verbeugen«

Da Gong Shi 打躬式

Überlieferter Text:
Mit beiden Händen den Kopf halten und sich bis zur Nabelhöhe verbeugen. Den Kopf bis unter die Hüfte strecken, Mund und Zähne geschlossen. Das Ohr wird zugedeckt und somit das Gehör blockiert. Gleichmäßig atmen und sich entspannen. Zungenspitze gegen den Gaumen und die beiden Arme mit Kraft füllen.

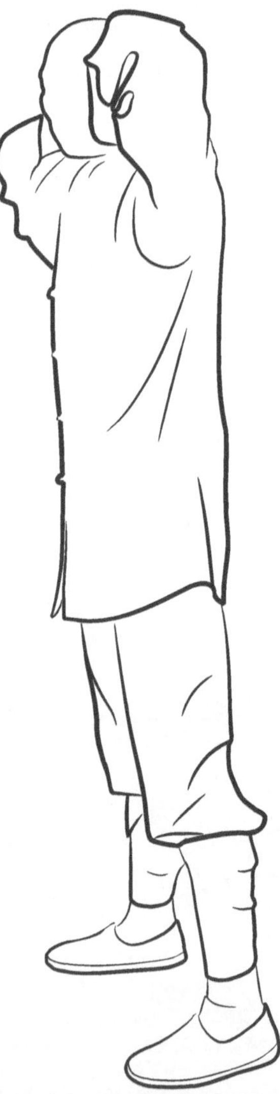

Abb. 25: *Die 11. Übung des Yi-jin-jing-Qi Gong zur Transformation der Muskeln, Sehnen und Bänder.*

Übungsanleitung:

An die vorige Übung anschließen, Körper gerade, Arme seitlich hängen lassen.

Dann beide Hände an den Hinterkopf legen, so dass die Fingerspitzen zu einander schauen und die Handflächen die Ohren abdecken. Den Oberkörper mit gestreckten Beinen nach vorne beugen und den Kopf so weit wie möglich zu den Knien bringen. Zunge gegen den Gaumen drücken, Zähne geschlossen halten, dabei ein- und ausatmen. Beim Ausatmen bewusst beide Ellbogen sinken lassen und in Richtung Oberkörper »einfalten«. Bei jedem Atemzug die «Himmelstrommel schlagen« – d. h. beide Zeigfinger auf die Mittelfinger der selben Hand legen und auf den Kopf abrutschen lassen, sodass sie auf die Einbuchtung unterhalb des Hinterkopfes und den dort sitzenden Akupunkturpunkt auf dem Gallenblasenmeridian klopfen. (Dieser Punkt eignet sich für die Behandlung von Schwindel und Kopfschmerz sowie Verspannungen im Nacken- und Schlüsselbeinbereich.) Den Oberkörper wieder aufrichten und die abgewinkelten Arme dabei ganz auseinanderfalten. Den aufrechten Körper gerade halten und die Arme seitlich hängen lassen.

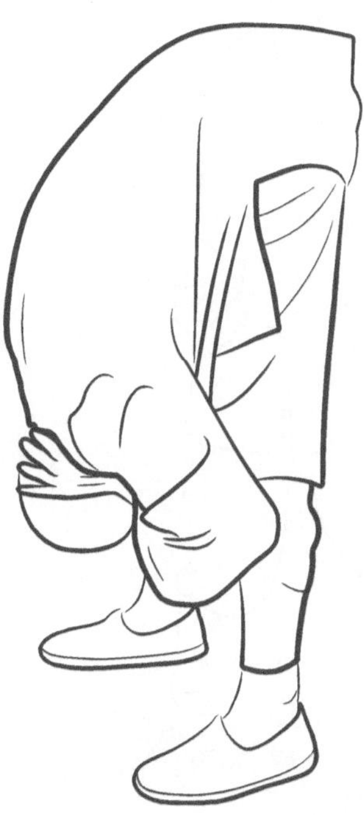

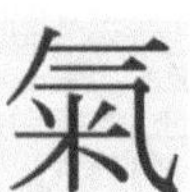

Die 12. Übung: »Kopfende umkehren«

Diao Wei Shi 掉尾式

Überlieferter Text:
Knie gerade, Arme strecken und die Hände bis zum Boden stoßen. Augen ganz groß aufmachen und den Kopf heben, sich nur auf einen Gedanken konzentrieren. Sich aufrichten und mit den Füßen aufstampfen, einundzwanzig Mal. Siebenmal die Arme nach links und nach rechts ausstrecken. Danach eine Sitzübung absolvieren, indem man sitzend die Beine übereinander schlägt und die Augenlider senkt. Mund geschlossen, um das Herz zu schonen, über die Nase gleichmäßig atmen. Aufstehen erst nach der Beruhigung, somit ist die Übung abgeschlossen.

Abb. 26: *Die 12. Übung des Yi-jin-jing-Qi Gong zur Transformation der Muskeln, Sehnen und Bänder.*

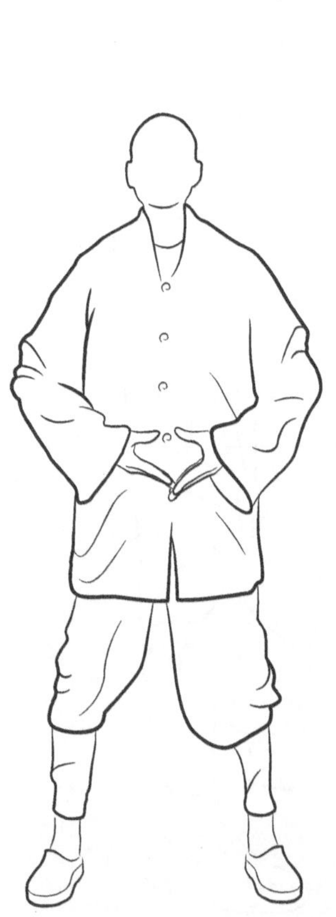

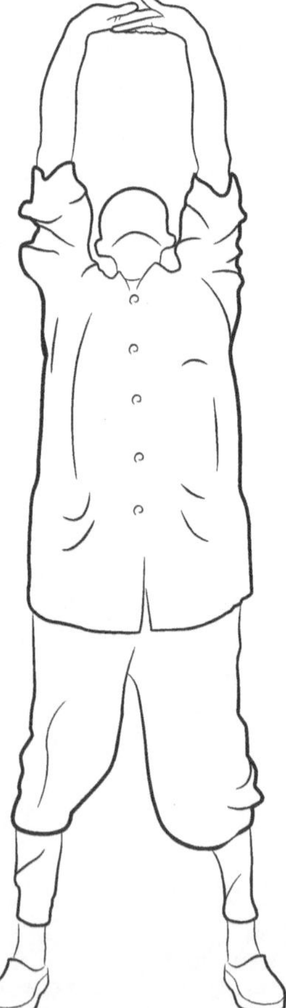

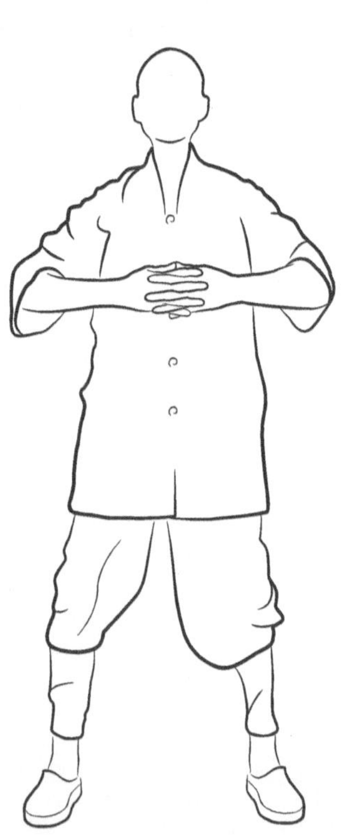

Übungsanleitung:

Beide Hände vor den Bauch führen und die Finger verschränken, Handflächen zeigen nach oben. Die Arme nach oben anheben, die Finger bleiben verschränkt, die Hände drehen, Handflächen zeigen nach oben, dabei einatmen. Der Kopf schaut nach oben. Die Hände wieder zurück drehen und die Arme absenken, Handrücken zeigen nach außen. Vor der Brust die verschränkten Hände nach außen stülpen, Arme nach vorne strecken. Handflächen wieder nach innen drehen und zurück vor die Brust führen. Mit geraden Knien den Oberkörper nach vorne beugen, die Arme nach unten strecken und die verschränkten Hände dabei nach unten drehen. Die Handflächen berühren wenn möglich den Boden. Kopf und die Fersen heben, nach links, nach vorne und nach rechts blicken, dabei ausatmen. Den Körper wieder aufrichten und die noch immer verschränkten Hände mit den Handflächen nach oben halten. Die Arme wieder bis über den Kopf aufsteigen lassen und dabei die Handflächen nach oben drehen, Zehenstand und die Arme bis auf Brusthöhe zurück führen, die Hände wieder lösen. Abrupt die Fersen auf den Boden absenken und dabei die Arme seitlich vom Körper hinunterfallen lassen, ausatmen.

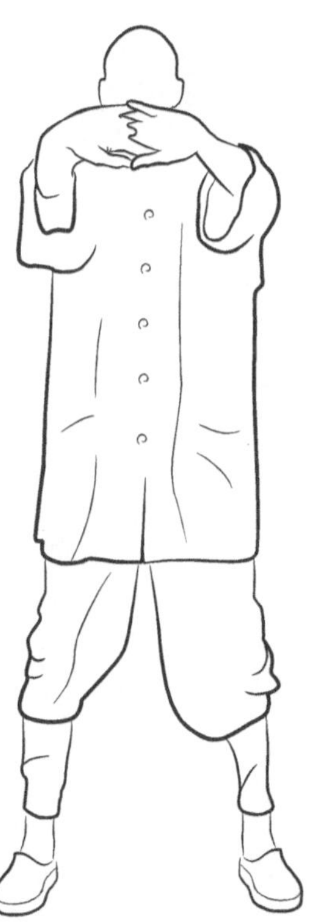

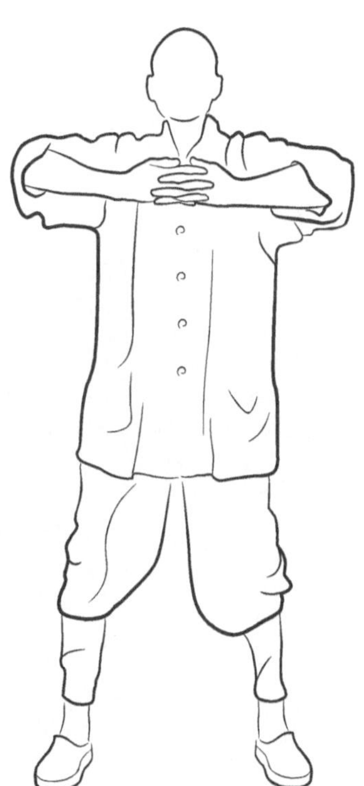

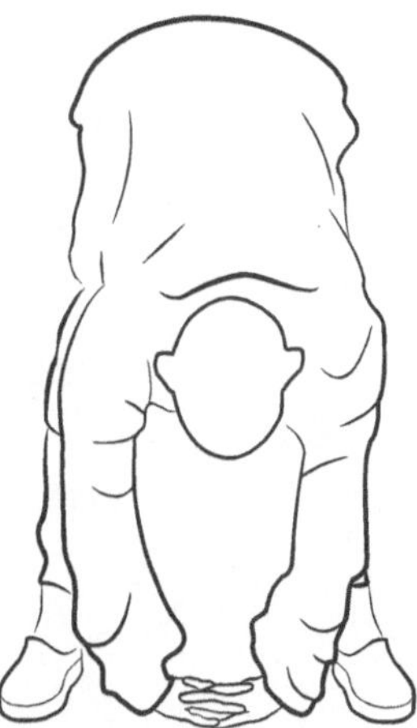

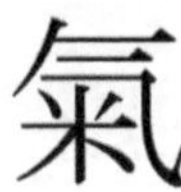

Abschlussübung:
Meditation. Die Hände ineinander legen und mit übereinander geschlagenen Beinen und gerader Wirbelsäule auf den Boden setzen. Der Rücken ist am geradesten, wenn die Sitzbeinhöcker senkrecht stehen, so als würde man auf der Vorderkante eines Stuhles sitzen. Die Augen sind halb geöffnet, der Blick ist nach vorne unten ins Leere gerichtet. Die Zunge liegt am Gaumen. Ruhig dabei atmen und erst wieder aufstehen, wenn die Ein- und Ausatemzüge gleichmäßig fließen.

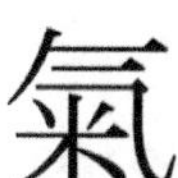

5 Die Wirkung des Yi-jin-jing-Qi Gong aus medizinischer Sicht

Durch die unphysiologische Lebensweise vieler Menschen in den Industrienationen werden weder die Knochen, noch die Sehnen, Bänder und Muskeln ausreichend belastet. Der westliche Mensch sitzt zu viel im Beruf und macht zu wenig Bewegung. Folgen sind häufig Wohlstandserkrankungen, Rückenschmerzen, flache Atmung, Müdigkeit, Abgeschlagenheit, Burnout und Depressionen.

Durch eine sanfte und doch effektive Bewegung des Körpers, wie es Shaolin-Qi Gong und die Yi-jin-jing-Übungen gewährleisten, können nachhaltig und spürbar Veränderungen in Körper, Psyche und Geist in Gang kommen. In dieser Form des Qi Gong vereinigen sich Fitness im westlichen Sinne durch den stark körperbezogenen Ansatz der Übungen und Balance im östlichen Sinne. Die Effekte auf den Bewegungsapparat und das Herz-Kreislauf-System sind ebenso spürbar, wie die Anregung des Energieflusses und die ausgleichend-entspannende Wirkung durch die inneren Abläufe und die geistigen Ansatzpunkte des Shaolin-Qi Gong.

Anatomischer Exkurs

Die Muskulatur

Muskeln gehören gemeinsam mit den Knochen und Gelenken zum Bewegungsapparat des Körpers. Während das Skelett für Halt und Form des Körpers und den Schutz der Organe sorgt, dienen die Muskeln gemeinsam mit den Sehnen und Bändern vor allem der Flexibilität und der Beweglichkeit.

Skelettmuskeln verbinden zwei Knochen über mindestens ein Gelenk hinweg. Wenn sich ein Muskel verkürzt, zieht er die Knochen aufeinander zu. Muskeln haben nur die Möglichkeit, sich zusammenzuziehen. Um in die Ausgangslage zurückgezogen zu werden, bedarf es eines oder mehrerer Muskel(n) auf der anderen Seite des Gelenks, die eine entgegensetzte Bewegung bewirken.

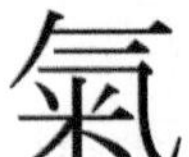

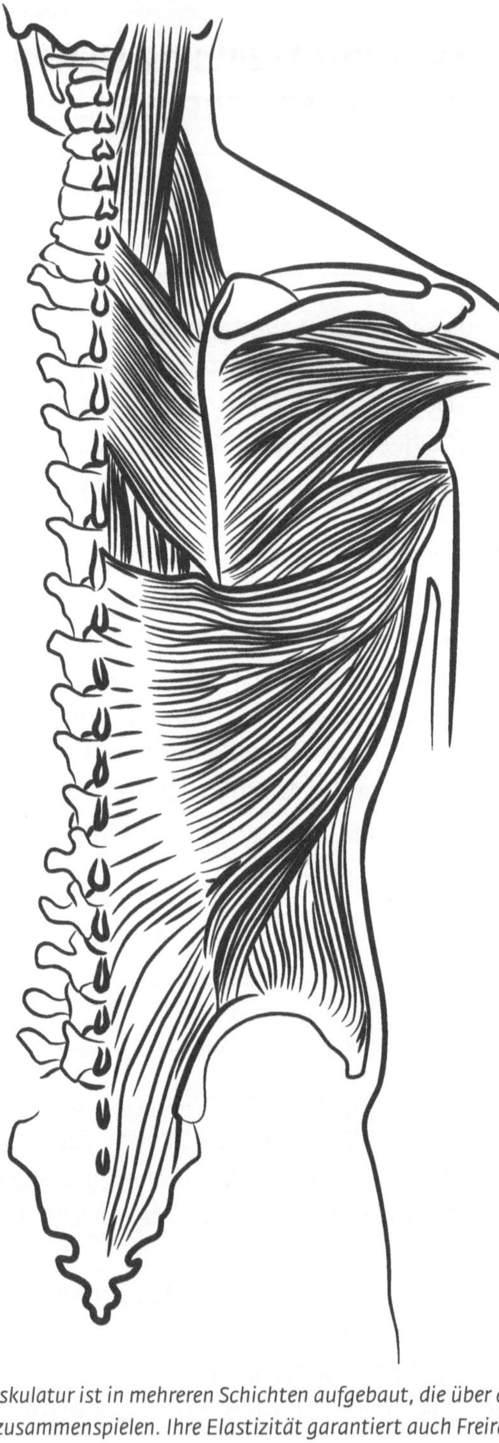

Abb. 27: Die Rückenmuskulatur ist in mehreren Schichten aufgebaut, die über dem hinteren Teil des Brustkorbs liegen und zusammenspielen. Ihre Elastizität garantiert auch Freiraum und Beweglichkeit für den Atemraum.

Man nennt sie Antagonisten oder Gegenspieler. Manche Muskeln sind mit mehreren Knochen verbunden, wie etwa der Bizeps (hat zwei Muskelköpfe), der Trizeps (drei Muskelköpfe) oder der Quadrizeps (vier Muskelköpfe).

Muskeln stabilisieren auch die Wirbelsäule, halten sie aufrecht und beweglich, z. B. die Rückenstreckmuskeln, die Bauchmuskeln, die Schultermuskeln und die Gesäßmuskeln. Beuge- und Streckbewegungen werden vor allem über die Lendenwirbelsäule und die beteiligten Muskeln ermöglicht.

Die einzelnen Muskelzellen der Skelettmuskeln sind in Reihen angeordnet und bilden gemeinsam Muskelfasern. Mehrere Muskelfasern bilden Muskelfaserbündel, die wiederum zusammen einen Muskel bilden und jeweils von Muskelfaszien – dem festen, netzartigen Bindegewebe um Muskeln und Muskelfasern – umgeben sind.

Skelettmuskeln sind willkürlich steuerbare Muskeln und gewährleisten die Mobilität. Wegen ihres Aussehens unter dem Mikroskop heißen sie auch gestreifte oder quer gestreifte Muskeln. Muskeln dieses Typs findet man aber auch im Zwerchfell, das sowohl willkürlich als auch unwillkürlich bewegt wird.

Die Bewegung eines Muskels – das Anspannen oder Zusammenziehen – wird durch elektrische Impulse gesteuert, die vom Gehirn oder dem Rückenmark im Inneren der Wirbelsäule ausgesendet und über die Nerven weitergeleitet werden. Ein Netz aus insgesamt 780.000 km Nervenfasern, über 100 Milliarden Nervenzellen und 1 Billiarde Kontaktstellen (Synapsen) spielt mit den Botenstoffen des Gehirns zusammen. So gelangen alle nötigen Informationen und Bewegungsimpulse vom Gehirn bis in die entferntesten Körperregionen, zu den Muskeln und Organen und auch retour von den Sinnesorganen etc. ans Gehirn, unsere biologische Schalt- und Datenzentrale.

Nicht der willkürlichen Kontrolle unterworfen ist der Herzmuskel. Er bildet eine Sonderform der quer gestreiften Muskulatur. In punkto Steuerung ist er mit den anderen inneren Organen verbunden. Diese bestehen aus der so genannten glatten Muskulatur, die sich vor allem in den Hohlorganen des menschlichen Körpers sowie in den Blut- und Lymphgefäßen befindet. Sie kann sich stärker und ausdauernder als die quer gestreifte Muskulatur zusammenziehen, braucht dazu aber länger. Glatte Muskulatur ist nicht der willkürlichen Steuerung unterworfen. Sie wird über das vegetative Nervensystem bewegt und sorgt z. B. für die Peristaltik im Magen, Darm und in den Harnwegen, reguliert über die Innenwände der Arterien den Blutdruck und ist beteiligt an der Gänsehaut und dem Aufrichten der Härchen auf der Haut.

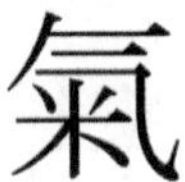

Der Muskeltonus – der Spannungszustand der Muskulatur – entsteht in den quer gestreiften Muskeln durch die abwechselnde Kontraktion (sich Zusammenziehen) einzelner Muskelfasern, in der glatten Muskulatur durch die Dauerkontraktion von Muskelzellen. Der Muskeltonus muss hoch genug sein, um gegen die Schwerkraft arbeiten zu können, aber auch niedrig genug, um weiche und gezielte Bewegungen zu ermöglichen. Eine starke Tonuserhöhung bezeichnet man als Muskelkrampf. Eine Senkung des Tonus ist z. B. durch dehnende Körperübungen möglich.

Die Bewegungen der Muskeln unterstützen auch den Blutkreislauf. Dieses Phänomen wird Muskelpumpe genannt. Durch das An- und Entspannen der Muskulatur bei der Bewegung werden die nahe gelegenen Venen immer wieder komprimiert. Das führt zu einem verbesserten Rückfluss des Blutes zum Herzen. Durch Bewegungsmangel, langes Sitzen oder einen Gipsverband kann die Muskelpumpe beeinträchtigt werden oder ganz ausfallen. Dadurch wird der Blutfluss in den Beinvenen vermindert, was zur Entstehung von Blutgerinnseln (Thrombosen) führen kann.

Jeder gesunde Mensch besitzt über 600 willkürliche Muskeln. Bei Männern machen sie etwa 40 %, bei Frauen 30 % der Körpermasse aus. Im Laufe des Alters nimmt die Muskelmasse ab und der Körperfettanteil meist zu. Der Abbau der Muskelmasse hat auch eine Abnahme der Körperkraft zur Folge. Wie muskulös ein Mensch ist, hängt mit dem Lebensstil zusammen. Durch geringe Bewegung im Alltag und eine zu kohlehydrat- oder fettreiche Ernährung sind Menschen in Industrieländern deutlich weniger muskulös als Menschen in Naturvölkern.

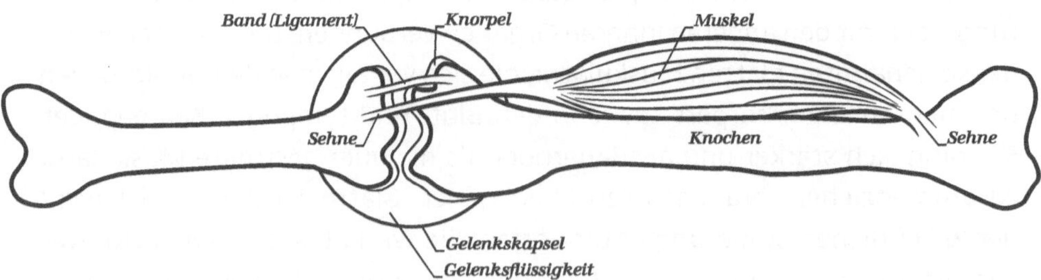

Abb. 28 Die Muskeln sind durch Sehnen mit den Knochen verwachsen. Für die bewegliche Verbindung zwischen den Knochen sind die Bänder zuständig. Je elastischer Muskeln, Sehnen und Bänder sind, desto beweglicher ist der Mensch. Elastische Knochenverbindungen können auch einer Gelenksabnützung vorbeugen.

Sehnen und Bänder

Muskeln sind durch Sehnen als Kraftüberträger mit den Knochen verbunden. Sehnen bestehen aus festem biegsamem kollagenem Bindegewebe. Die Bindegewebsfasern laufen nebeneinander und sind fest untereinander verbunden sowie gebündelt. Die Fasern der Sehnen liegen parallel zur Zugrichtung. Sie sind mit den Muskelfasern verwachsen und setzen bei den Knochen an aufgerauten Bereichen oder Vorsprüngen an. Man unterscheidet die so genannten Sehnenhäute – flache, dünne, breite und hautähnliche Sehnen, meist an flachen Muskeln – und die eigentlichen Sehnen. Sie sind rundlich und strangförmig. Die stärksten Sehnen des menschlichen Körpers sind die Patellarsehne (das Kniescheibenband) und die Achillessehne.

Besonders lange Sehnen verlaufen in Sehnenscheiden, um schädigende Reibung zu vermeiden. Sehnenscheiden sind Röhren aus zwei Hautschichten, zwischen denen sich Flüssigkeit befindet. Die so entstehende Gleitfläche vermindert die Reibung zwischen der Sehne und dem sie umgebenden Gewebe. An Stellen, wo eine besondere Gefahr für Sehnen besteht, sind zusätzliche Polster – die Schleimbeutel – vorhanden. Die kleinen »Hautkissen« sind mit Flüssigkeit gefüllt und unter der Sehne platziert. Durch die Flüssigkeit wird der Druck der Sehne auf eine größere Fläche gleichmäßig verteilt.

Falls es an den Gelenken notwendig ist, die Zugrichtungen der Sehnen zu ändern, sind dafür Bänder vorhanden. Sie verbinden Knochen mit Knochen, während Sehnen die Knochen mit den Muskeln verbinden. Bänder sind dehnbare, faserartige Bindegewebsstränge, die bewegliche Teile des Skeletts flexibel zusammenhalten, die Beweglichkeit aber auch auf ein sinnvolles Maß beschränken. Sie hemmen die Beweglichkeit der Knochen und vermeiden so Überdehnungen von Muskeln und Sehnen. Bänder stabilisieren die Gelenke, festigen und sichern sie, wie etwa die Kreuzbänder das Kniegelenk. Auch die einzelnen Wirbel der Wirbelsäule werden unter anderem durch Bandverbindungen stabilisiert. Zwischen den Wirbelknochen liegen die elastischen Bandscheiben, flexible faserknorpelige Platten, die aus einem äußeren Faserknorpelring und einem wasserreichen Gallertkern bestehen, der wie ein Stoßdämpfer wirkt und die Druck- und Biegebelastungen der Wirbelsäule abfedert. Neben den Bändern stabilisieren auch kleine Wirbelgelenke die Wirbel.

Gelenke

Gelenke sind die beweglichen Verbindungen zwischen zwei oder mehreren Knochen. Anatomisch unterscheidet man echte und unechte Gelenke. Unter echten Gelenken versteht man Gelenke mit einem flüssigkeitsgefüllten

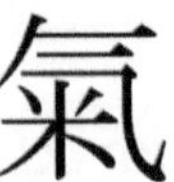

Gelenkspalt. Darin befindet sich die »Gelenkschmiere«. Die Gelenkflächen sind von einer Knorpelschicht überzogen, um das Gelenk liegt eine Gelenkkapsel. Echte Gelenke sind z. B. Kugelgelenke (Schulter, Hüfte), Eigelenke (zwischen dem Atlas – dem 1. Halswirbel – und dem Schädel), Sattelgelenke (Daumengrundgelenk, Handgelenk), Scharniergelenke (Ellbogengelenk) und Zapfengelenke (zwischen Elle und Speiche).

Unechte Gelenke sind z. B. die knorpeligen Knochenverbindungen zwischen Brustbein und Rippen oder die bindegewebsartigen Knochenverbindungen zwischen den Schädelknochen. Die Rippen stehen auch mit der Wirbelsäule in gelenkiger Verbindung. Ihr Ansatzpunkt an der Wirbelsäule heißt Rippenköpfchen.

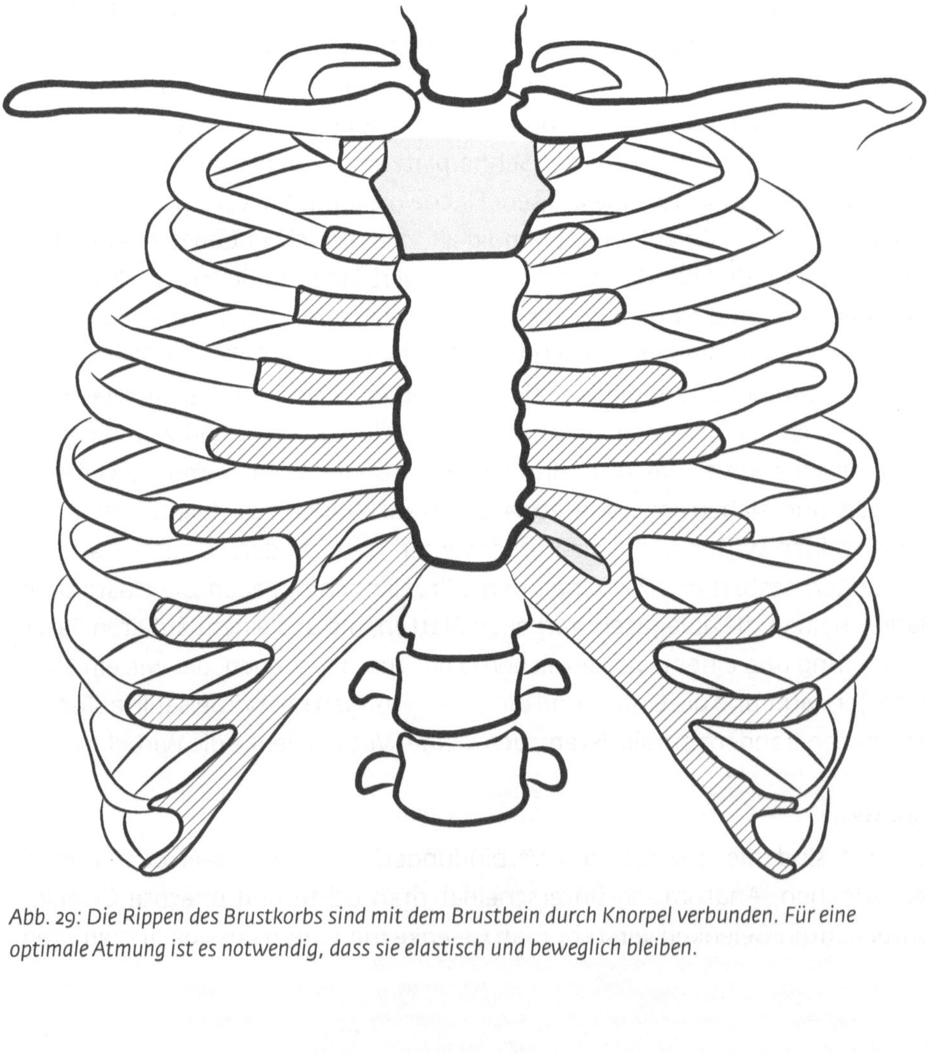

Abb. 29: Die Rippen des Brustkorbs sind mit dem Brustbein durch Knorpel verbunden. Für eine optimale Atmung ist es notwendig, dass sie elastisch und beweglich bleiben.

Das Brustbein bildet mit den 12 Rippen und 12 Brustwirbeln den Brustkorb. Er schützt die Lunge und das Herz. Die Rippen sind beweglich und ermöglichen so die Atmung durch die Ausdehnung und Zusammenziehung des Brustkorbes und der Lunge. Nach unten ist der Brustkorb durch das bewegliche Zwerchfell abgeschlossen, eine dicke Muskelplatte, die sich im Zuge der Atmung hebt und senkt und die Organe darunter dadurch massiert, was zur Verdauung beiträgt.

Über das Schlüsselbein ist das Brustbein indirekt auch mit dem Schultergelenk verbunden.

Die Lunge und Atmung

Die Lunge besteht aus einem baumartigen Röhrensystem (Bronchien) und Alveolen (Lungenbläschen), Bindegewebe und Blutgefäßen. Das schwammartige Gefüge der 400 Millionen Lungenbläschen ergäbe auseinandergefaltet eine Oberfläche von etwa 100 m2. Die Ausdehnung der Lunge und Atmung wird durch die Bewegung des Zwerchfells und des Brustkorbs mit Hilfe der Zwischenrippen- und Brustmuskulatur möglich. Aber auch die Bauch-, Rücken- und Lendenmuskulatur ist über die Wirbelsäule mit dem Brustkorb verbunden und an der Atmung beteiligt.

Die beiden Lungenflügel liegen beweglich im Brustraum und sind in Lungenlappen unterteilt. Der rechte Lungenflügel besteht aus drei, der linke aus zwei Lappen. Das fehlende Segment des linken Lungenflügels schafft Platz für

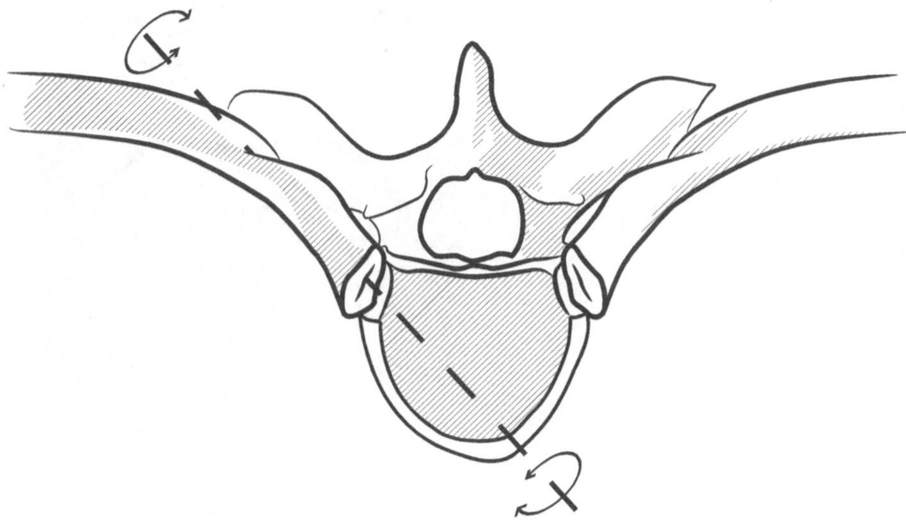

Abb. 30: Auch die Verbindung zwischen Rippen und Wirbeln ist im gesunden Zustand beweglich, kann aber bewegungseingeschränkt sein.

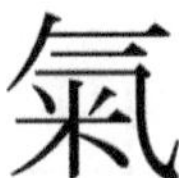

das Herz. Die oberen Lungenspitzen überragen das Schlüsselbein um 3–4 cm, unten liegt die Lunge auf dem Zwerchfell auf, das je nach Atem- und Körperstellung sich mehr oder weniger weit nach oben wölbt. Die zu den Rippen gewandte Seite der Lunge ist mit Brustfell überzogen. Zwischen dem Brustfell der Lunge (Lungenfell) und der Brustfellauskleidung der knöchernen Brusthöhle liegt ein Spaltraum, in dem Unterdruck herrscht und der die ungehinderte Ausdehnung der Lunge ermöglicht.

Der Brustkorb, der Herz und Lunge schützt, wird aus Brustwirbelsäule, Brustbein, Rippen und Zwischenrippenmuskulatur gebildet. Die Rippen sind flexibel mit Brustbein und Brustwirbeln verbunden. Nach unten, zum Bauchraum, schließt das Zwerchfell die Brusthöhle ab. Der flächige Muskel des Zwerchfells ist zum Brustraum gewölbt und in der Mitte sehnig.

Beim Einatmen dehnt sich die Zwischenrippenmuskulatur, die Rippen werden angehoben, das Brustbein schiebt sich nach oben, das Zwerchfell zieht sich zusammen, senkt sich und flacht ab und vergrößert so den Brustraum. Dadurch entsteht ein Unterdruck in der Lunge. Der äußere Luftdruck ist größer als der Druck in der Lunge, Atemluft strömt über die Luftröhre in die Bronchien und die beiden Lungenflügel, die sich dabei ausdehnen. Beim Ausatmen

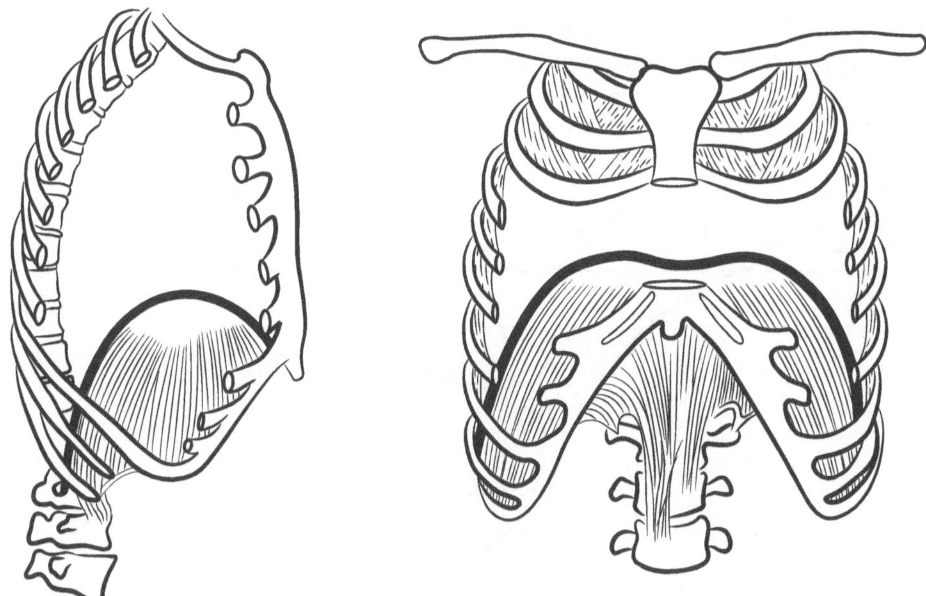

Abb. 31: Das Zwerchfell ist mit dem Brustkorb verwachsen und wölbt sich in den Brustraum. Es erzeugt Unterdruck in der Brusthöhle und unterstützt dadurch die Atmung. Das Zwerchfell ist eine Muskel-Sehnen-Platte.

entspannt sich das Zwerchfell wieder und wölbt sich mehr nach oben, die Zwischenrippenmuskulatur erschlafft, das Brustbein senkt sich und die Lunge zieht sich wieder zusammen. Eine Verletzung des Rippenfells kann lebensbedrohliche Folgen haben, weil im Brustkorb dann kein Unterdruck mehr erzeugt werden kann und die Lunge kollabiert.

In der Lunge passiert der Gasaustausch für den Körper – Sauerstoff wird zur Energiegewinnung aus der Atemluft aufgenommen, gelangt in den Blutkreislauf und wird von den roten Blutkörperchen in den Organismus transportiert. Dort passiert der Gasaustausch in jeder einzelnen Zelle. Dieser Vorgang wird auch »innere Atmung« genannt. Sauerstoff wird dabei aus dem Blut aufgenommen und hilft, die aus der Nahrung gewonnene Energie in körpereigene Energie umzuwandeln. Kohlehydrate verbrennen mit Hilfe von Sauerstoff beim Stoffwechsel. Gasförmige Abfallprodukte wie Kohlendioxid (CO_2) werden über den venösen Blutstrom wieder zurück zum Herzen sowie in die Lunge transportiert und ausgeatmet. Die Lunge scheidet insgesamt 70 % der Abfallprodukte des Körpers aus, die restlichen 30 % werden über den Harn, die Exkremente und die Haut abgegeben.

Der Mensch macht täglich etwa 15400 Atemzüge. Im wachen Ruhezustand atmen Erwachsene 12–14-mal pro Minute, im Schlaf etwa 6–8-mal.

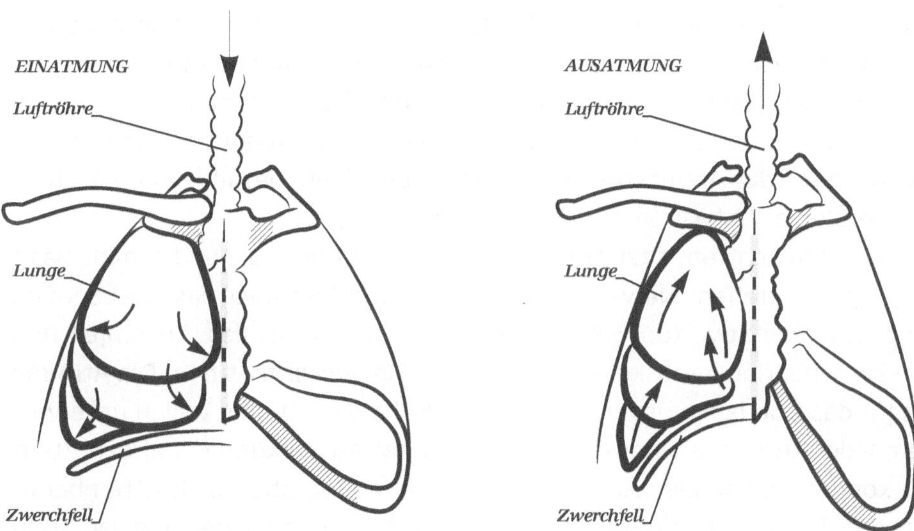

Abb. 32: Das Zwerchfell bewegt sich nach unten, und durch die einströmende Atemluft dehnt sich die Lunge aus. Beim Ausatmen wölbt sich das Zwerchfell wieder nach oben, die Lunge zieht sich zusammen. Je mehr sich die Lunge ausdehnen kann, desto mehr Sauerstoff wird bei der Atmung aufgenommen.

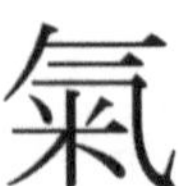

Babys atmen doppelt so häufig. Bei extremer körperlicher Aktivität oder unter Stress kann die Zahl der Atemzüge auf über 50 pro Minute steigen. Bewusstes Atemtraining oder Meditation kann die Ruhefrequenz im Wachzustand auf 4–8 Atemzüge pro Minute senken. Langsame tiefe Atmung verbessert den Gasaustausch, der Zeit benötigt. Bei schneller und flacher Atmung wird das System ineffektiv.

Die Gesamtkapazität der Lunge liegt bei etwa 5000 ml Luft. Bei einem durchschnittlichen Atemzug werden jedoch nur rund 500–800 ml Luft ausgetauscht (10 ml pro Kilo Körpergewicht). Selbst bei kraftvollem Ausatmen bleibt jedoch immer ein Restluftbestand von etwa 1000 ml Luft in der Lunge und verhindert die völlige Entleerung.

Durch unbewusste, sehr flache oder hohe Atmung (mehr im oberen Brustkorb als Bauchatmung) wird nur ein Bruchteil des möglichen Atemvolumens genützt. Die maximale Vitalkapazität erreicht der Mensch im Alter von 20 Jahren, sie liegt bei 3–5 Litern Luft und sinkt im Alter. Leistungssportler erreichen Werte von bis zu 8 Litern. Beim Einatmen werden etwa 20 % Sauerstoff und 0,03 % CO_2 aufgenommen, der Rest der Luft besteht aus Stickstoff. Beim Ausatmen werden rund 16 % Sauerstoff, 4 % CO_2 und Wasserdampf ausgeschieden.

Körperliche Belastung kann zu einem Abfall des Sauerstoffgehaltes und einem Anstieg von CO_2 und anderen Säuren im Körper führen und damit auch zu einer Erhöhung des Säuregehalts des Blutes. Um wieder ein Gleichgewicht des Säure-Basen-Haushaltes herstellen zu können, muss mehr CO_2 abgeatmet werden. Damit wird auch mehr Sauerstoff aufgenommen. Zu diesem Zweck erhöht der Organismus automatisch die Atemtiefe und die Atemfrequenz durch das Atemzentrum im Gehirn. Bei einem gesunden Organismus ist das Blut leicht basisch, sein pH-Wert liegt bei 7,4.

Das Atemzentrum sitzt am Hinterkopf, wo Wirbelsäule und Schädelbasis aufeinander treffen. Nervenimpulse fließen von hier über das Rückenmark und das vegetative (unwillkürliche) Nervensystem an das Zwerchfell und die Zwischenrippenmuskeln. Sie geben die Signale zum Atmen. Die Atmung ist für das Überleben unverzichtbar und deshalb nicht dem Willen unterworfen. Jeder Reiz, jede Sinneswahrnehmung hat Auswirkungen auf den Atem. So können Schmerzen, Angst, Stress, Anspannung aber auch »Atemberaubendes« Einfluss auf die Frequenz und Tiefe der Atmung haben und den Atem stocken lassen. Beim bewussten Atemanhalten wird das Atemzentrum willentlich umgangen. In diesem Fall dominiert die Großhirnrinde die Nervenimpulse, die den Atemreflex jedoch nicht völlig außer Kraft setzen können.

Das Herz-Kreislauf-System

Das Herz, das Blut und die Blutgefäße bilden gemeinsam das Herz-Kreislauf-System, den Blutkreislauf des menschlichen Körpers. Seine Aufgabe besteht darin, jede einzelne Zelle mit Sauerstoff aus der Atemluft und Nährstoffen aus der Nahrung zu versorgen. Außerdem werden im Blutkreislauf Hormone, Stoffwechselprodukte und Abfallstoffe wie Kohlendioxid transportiert.

Zentrum des Blutkreislaufes ist das Herz. Es ist etwa faustgroß und liegt in einem Herzbeutel aus Bindegewebe (Perikard) leicht nach links versetzt hinter dem Brustbein. Zwischen Brustbein und Herz liegt in der Kindheit die Thymusdrüse, die für das Immunsystem wichtig ist. Das Herz liegt auf dem Zwerchfell auf. Es besteht aus zwei Hälften mit je einem Vorhof und einer Herzkammer, die als Einheit arbeiten und durch die Herzscheidewand getrennt sind. Während die rechte Herzhälfte Blut durch den Lungenkreislauf pumpt und es mit Sauerstoff anreichert sowie das CO_2 abgibt, versorgt die linke Herzhälfte über das Blut den Körperkreislauf und damit alle Organe, das Verdauungssystem, das Gehirn, die Muskulatur und das restliche Gewebe mit den nötigen Nährstoffen und dem Sauerstoff aus der Atemluft. Da der Gefäßwiderstand des Körperkreislaufs rund fünfmal größer ist als der des Lungenkreislaufs, muss die linke Herzkammer eine weit größere Pumpleistung vollbringen und weist daher auch eine stärkere Wanddicke als die rechte Herzkammer auf. Der Lungenkreislauf wird auch kleiner Kreislauf oder Niederdrucksystem genannt, der Körperkreislauf auch großer Kreislauf und Hochdrucksystem.

Das Blut kann in den Herzkammern und Vorhöfen nur jeweils in eine Richtung fließen, da sich dazwischen jeweils Herzklappen befinden, die wie Ventile funktionieren. In den rechen Vorhof münden die obere und untere Hohlvene, die sauerstoffarmes Blut aus dem großen Kreislauf dem Herzen zuführen. Die Lungenarterien verlassen die rechte Herzkammer in Richtung Lunge und führen das sauerstoffarme Blut dem Lungenkreislauf zu, wo es Kohlendioxid abgibt und wieder Sauerstoff aufnimmt. Aus dem Lungenkreislauf fließt das sauerstoffreiche Blut in den linken Vorhof und verlässt die linke Herzkammer über die Aorta in Richtung Körperkreislauf. Blut, das von den Organen des Verdauungstraktes kommt, wird in der so genannten Pfortader gesammelt und gelangt von dort in die Leber, wo die aufgenommenen Nährstoffe verwertet werden.

Das Herz pumpt in Ruhe innerhalb etwa einer Minute das gesamte Blut des Körpers durch das Herz-Kreislauf-System, das entspricht etwa 5 Litern Blut pro Minute. Bei körperlicher Belastung, wodurch sich der Sauerstoffbedarf entsprechend erhöht, kann sich die Pumpleistung bis auf das Fünffache stei-

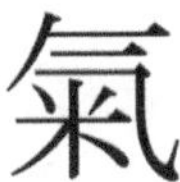

gern. Die Herzschlagfrequenz beträgt bei einem Neugeborenen in Ruhe etwa 120 Schläge pro Minute, bei einem 70-jährigen Menschen rund 60 Schläge pro Minute. In Ruhe liegt sie bei gesunden erwachsenen Menschen zwischen 50 und 100 Schlägen pro Minute. Bei Leistungssportlern pumpt das durch ihr Training gestärkte Herz bei gleicher Herzfrequenz mehr Blut durch den Körper (oder bei niedrigerer Herzfrequenz dieselbe Menge Blut). Dadurch wird die Leistungsfähigkeit des Herzens gesteigert. Hochtrainierte Ausdauersportler weisen eine Herzschlagfrequenz in Ruhe von 35–45 Schlägen pro Minute auf. Jeder Mensch weist eine genetisch bedingte maximale Herzschlagfrequenz auf. Die Formel »220 minus Lebensalter« entspricht einem statistischen Mittelwert.

Nach einer Studie der Universität Liverpool verliert das Herz bei gesunden Männern im Alter zwischen 18 und 70 Jahren ein Viertel seiner Pumpleistung, wenn es nicht durch körperliche Aktivität trainiert wird. Bei Frauen ist diese Veränderung allerdings nur geringfügig, die Ursachen dafür sind nicht geklärt. Die Gesamtzahl der Herzschläge innerhalb eines Menschenlebens liegt bei etwa 4 Milliarden Schlägen.

Innerhalb von 70 Jahren pumpt das Blut rund 180 Millionen Liter Blut durch den Blutkreislauf des Körpers. Die Blutgefäße oder Adern, die Transportgefäße des Blutes, weisen eine röhrenförmige Struktur auf, wobei sich Arterien und Venen im Aufbau unterscheiden. Die Gefäßwände der Arterien sind dicker, muskelreicher und haben eine deutlicher ausgeprägte Schichtung als die Venen. Arterien transportieren – mit Ausnahme der Arterien im Lungenkreislauf – sauerstoffreiches Blut. An den Arterien – auch Schlag- oder Pulsadern genannt – wird der Puls gemessen. Er gibt unter anderem Aufschluss über die Effektivität der Herzleistung und ihre Regelmäßigkeit. Am einfachsten ist das Pulsmessen am Handgelenk oder an der Halsschlagader möglich. Die Arterien bestehen aus glatter Muskulatur und sind wesentlich an der Aufrechterhaltung des Blutdrucks beteiligt. Die herznahen Arterien sind sehr elastisch und wirken dadurch ausgleichend. Sie schützen durch ihre so genannte »Windkesselfunktion« die Organe und das Gewebe vor Blutdruckspitzen oder -tälern. Bei Arteriosklerose ist diese Schwingungseigenschaft stark beeinträchtigt oder nicht mehr vorhanden, was zu dauerndem Bluthochdruck, Herzinfarkt, Schlaganfällen etc. führen kann.

Die Aorta ist die Hauptschlagader und wichtigste Arterie. Sie entspringt direkt aus der linken Seite des Herzens und leitet das Blut in die Gefäße des großen Körperblutkreislaufs. Die Aorta hat einen Durchmesser von 2,5–3,5 cm und verläuft bis in den Beckenbereich. Am Beginn der Aorta entspringen die Herzkranzgefäße (Koronararterien), die den Herzmuskel mit Blut versorgen.

Die Arteria carotis oder Carotis ist die Halsschlagader. Sie verläuft vom Brusteingang entlang der Speise- und Luftröhre zum Kopf. In der Carotis liegen Druckrezeptoren, die den Blutdruck in den Arterien überwachen und Informationen an das Herz-Kreislauf-Zentrum im Gehirn übermitteln. Außerdem überwachen Chemorezeptoren den Gehalt von Sauerstoff und Kohlendioxid im Blut.

Je weiter sich die Blutgefäße vom Herzen entfernen, desto verzweigter werden sie und umso kleiner ist ihr Durchmesser. Arterien werden so zu Arteriolen und schließlich zu Kapillaren, die das Gewebe versorgen. In ihnen findet der Austausch von Sauerstoff, Nährstoffen und Stoffwechselprodukten zwischen Blut und Zellen statt. Die Kapillaren führen auf ihrem Weg zurück zum Herzen wieder zusammen und werden zu Venolen, die sich zu Venen vereinigen. Kurz vor dem Herzen nehmen sie Lymphwasser auf und münden dann in den rechten Vorhof des Herzens.

Die Venen transportieren im Körperkreislauf das sauerstoffarme Blut, es ist dunkler als sauerstoffreiches. Venen sind im Unterschied zu den Arterien mit Venenklappen ausgestattet, um einen Rückfluss zu verhindern. Bei den Arterien reicht der Pumpdruck des Herzens für diesen Zweck. Venenklappen sind Faltenbildungen im Inneren des Blutgefäßes, die wie kleine halbmondförmige Segel geformt sind. Sie sind vor allem in jenen Venen zahlreich vorhanden, in denen das Blut entgegen der Schwerkraft transportiert werden muss. Beim Zurückfließen des Blutes verschließen die Klappen die Vene und wirken wie ein Rückschlagventil, das gewährleistet, dass das Blut immer nur in Richtung Herzen fließen kann.

Zu den Erkrankungen der Venen zählen Ödeme – Schwellungen durch Wasseransammlung meist in den Beinen, Krampfadern – erweiterte Venen und Thrombosen – Verstopfungen der Venen durch Blutgerinnsel. Gefährlich werden Thrombosen vor allem, wenn sie sich ablösen und in die Lunge geschwemmt werden, wo sie die Lungenarterie verschließen, was auch zu lokalem Gewebsuntergang (Lungeninfarkt) führen kann.

Das Lymphsystem

Das Lymphsystem ist die »Kläranlage« des Körpers und ein wichtiger Teil des Abwehrsystems gegen Krankheitserreger. Es gliedert sich in das Lymphgefäßsystem und die lymphatischen Organe. Neben dem Blutkreislauf ist das Lymphsystem das wichtigste Transportsystem im menschlichen Körper, das auf den Abtransport von Abfallstoffen spezialisiert ist. Es entsorgt neben Krankheitserregern wie Bakterien auch Fremdkörper wie Staub, Zelltrümmer,

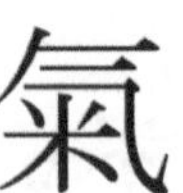

Eiweiße, Stoffwechselprodukte und bis zu zwei Liter Wasser täglich. Darüber hinaus transportiert es Nahrungsfette aus dem Darm und Abwehrzellen.

Die Lymphgefäße bilden zusammen das Lymphgefäßsystem, in das hunderte Lymphknoten als Filter eingebaut sind, welche die Lymphe reinigen. Die Lymphe ist die in den Lymphgefäßen enthaltene wässrige hellgelbe Flüssigkeit. Sie entsteht aus der Gewebsflüssigkeit und ist ein Bestandteil des Blutplasmas. Die Lymphknoten sind gruppenweise für jedes Organ und jede Körperregion angeordnet, unter anderem am Hals, unter den Achseln, in den Kniekehlen und in der Leistengegend. Sie bilden und verbreiten auch die Lymphozyten, die kleinsten weißen Blutkörperchen und Abwehrzellen des menschlichen Körpers.

Das Lymphgefäßsystem spielt eine wichtige Rolle für den Flüssigkeitsabtransport aus den verschiedenen Körperteilen. Teile des Blutes treten über die Kapillaren im Gewebe als Gewebswasser aus. Hier bildet sich die Lymphe aus der Gewebsflüssigkeit. So werden die Zellzwischenräume von überschüssiger Flüssigkeit befreit. Ebenso wie die Venen besitzen auch die Lymphgefäße Klappen, um den Rückfluss der Lymphe zu verhindern. Die Lymphgefäße münden in die obere Hohlvene, wo sich Lymphe und Blut wieder vereinigen. Die Abfallstoffe werden über den Dickdarm ausgeschieden.

Die lymphatischen Organe dienen der Vermehrung und Differenzierung der Lymphozyten. Zu ihnen gehören unter anderem die Thymusdrüse, die Lymphknoten, die Mandeln, die Milz und das Knochenmark.

Das Nervensystem

Das menschliche Nervensystem besteht aus zwei Bereichen – dem Zentralnervensystem und dem peripheren Nervensystem. Zum Zentralnervensystem zählen das Gehirn und das Rückenmark, zum peripheren Nervensystem das vegetative Nervensystem – Sympathikus, Parasympathikus – Rezeptoren und Effektoren.

Das Zentralnervensystem koordiniert die gesamte Motorik des Körpers, reguliert alle Vorgänge zwischen den Organsystemen einschließlich des hormonellen Zusammenspiels. Über das Gehirn und das Atemzentrum im verlängerten Rückenmark wird auch die Atmung gesteuert. Chemorezeptoren reagieren auf den Kohlendioxid-Gehalt des Blutes. Übersteigt er den Schwellenwert, setzt der Atemreiz ein. Darüber hinaus reagieren auch Rezeptoren im Blut auf den pH-Wert und Sauerstoffgehalt des Blutes.

Das Zentralnervensystem ist außerdem zuständig für die Integration aller Reize, die ihm von innerhalb oder außerhalb des Organismus zugespielt werden, z. B. über die Sinnesorgane oder durch selbst erzeugte innere Bilder (Träume, Wachträume, Imaginationen). Über die innere Bilderebene können auch bewusst Reaktionen im Körper ausgelöst werden, die sich der willentlichen Kontrolle durch das Zentralnervensystem entziehen. Imaginationen haben z. B. Einfluss auf das vegetative (autonome) Nervensystem, das den Blutdruck, Herzschlag, die Schweiß- und Tränenproduktion und den unwillkürlichen Muskeltonus regelt. Für das Gehirn ist Vorstellung ebenso real wie Erlebtes oder Gesehenes und erzeugt auch dieselben Gefühlsreaktionen.

Das periphere Nervensystem umfasst z. B. die Hirnnerven, die Spinalnerven und die Nerven in den inneren Organen. Zum peripheren Nervensystem zählt auch das autonome oder vegetative Nervensystem, das alle lebenswichtigen Körperfunktionen steuert. Dazu gehören der Herzschlag, die Atmung, der Blutdruck, die Verdauung und der Stoffwechsel. Aber auch die Sexualorgane, das Blutgefäßsystem und der innere Augenmuskel werden durch das vegetative Nervensystem beeinflusst.

Das vegetative Nervensystem wird unterteilt in sympathisches Nervensystem, parasympathisches Nervensystem und enterisches Nervensystem (das Nervensystem des Magen-Darm-Trakts). Der Sympathikus vermittelt eine eher leistungsfördernde Wirkung, der Parasympathikus eher erholungsfördernde Effekte. Die meisten Organe werden durch Sympathikus und Parasympathikus gesteuert, die zusammenwirken.

Der Sympathikus nimmt vor allem Einfluss auf die glatte Muskulatur (v. a. der Blutgefäße) und die Drüsen. Er bereitet den Körper auf außergewöhnliche Anstrengungen (z. B. Angriff oder Flucht) vor, steigert zu diesem Zweck die Herztätigkeit, den Blutdruck, die Durchblutung und den Tonus der Skelettmuskulatur sowie den Zuckerspiegel im Blut und den Stoffwechsel. Gleichzeitig werden alle für diesen Fall nicht unbedingt erforderlichen Körpervorgänge zurückgefahren, wie etwa die Darmtätigkeit. Darüber hinaus beeinflusst der Sympathikus die Lungenfunktion (Erweiterung der Bronchien), die Blasenfunktion (Kontinenz), die Geschlechtsorgane (Ejakulation beim Mann, Orgasmus bei der Frau), die inneren Augenmuskeln (Pupillenerweiterung) und die Sekretion der Drüsen.

Der Parasympathikus hingegen dämpft den Herzschlag und fördert die Verdauung. Er sorgt für Erholung, einen Ruhezustand und Schonung. Der Parasympathikus ist vor allem durch den Nervus vagus – den zehnten Hirnnerv – repräsentiert, der die Tätigkeit fast aller inneren Organe mit reguliert, unter anderem die Ausdehnung der Lunge.

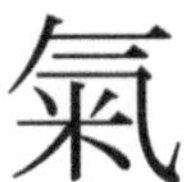

Auswirkungen auf Muskeln, Sehnen, Bänder und Knochen

Durch die 12 Übungen des Yi-jin-jing-Qi Gongs werden die Muskeln, Sehnen und Bänder sanft gedehnt und belastet, was bei laufendem Training zu einem sich langsam steigernden Effekt führt. Verhärtete und verspannte Muskeln, wie etwa im Nacken und an den Schulterblättern, werden wieder weicher und geschmeidiger, schlaffe und zu weiche Muskeln erhalten wieder Spannung und können so ihrer Stützfunktion z. B. im Lendenbereich wieder besser nachkommen.

Durch die Sportmedizin ist bekannt, dass nicht nur ein schwaches Herz, sondern auch untrainierte, schwache Muskeln mitverantwortlich sind für eingeschränkte Beweglichkeit und schnelles Altern.

Falsches Fitness- und Krafttraining im Studio kann jedoch die Sehnen, Bänder und Gelenke überstrapazieren und die Muskulatur übersäuern. Dadurch steigt die Verletzungsgefahr. Langsame sanfte Bewegungen mit wenig Kraftaufwand hingegen eignen sich optimal zum Training der Muskeln, Sehnen und Bänder. Das zeigt auch ein neuer Trend aus Amerika, der sich »Slow Motion Fitness« nennt. Bei langsamen Bewegungen ziehen sich mehr Muskelfasern zusammen, als bei raschen und vor allem abrupten Bewegungen. Das führt zu strafferem Gewebe und nach einiger Zeit wird der Energiespeicher der Muskeln größer (mehr Glykogen und Kreatinphosphat, die Energielieferanten des Muskels, können gespeichert werden), die Kapillarisierung der Muskeln verbessert sich (es bilden sich mehr feine Kapillarverzweigungen der Arterien, was für den Stoffwechsel und Energieaustausch zwischen Blut und Muskelzellen positiv ist), der Muskeltonus steigt, die Sehnen, Bänder und Gelenke stabilisieren sich, was sich auf den gesamten Stützapparat, einschließlich Wirbelsäule, günstig auswirkt und Abnützungserscheinungen vorbeugt. Durch die abwechselnde Druckerhöhung und -verringerung während des Shaolin-Qi Gong werden auch die Gelenke natürlicher belastet, was Ablagerungen entgegenwirkt, für eine bessere, reibungslosere Beweglichkeit sorgt und helfen kann, Knieproblemen, Arthritis und Rheuma vorzubeugen.

Durch stetiges Training sinkt auch die Verletzungsgefahr von Muskeln, Bändern, Sehnen und Knochen beim Sport, bei der Arbeit oder im Alltag. Der Körper ist fit, ausdauernd und elastisch, er regeneriert sich schneller nach Anstrengungen. Harmonisch fließende langsame Bewegungen, fast wie in Zeitlupe, bringen mehr Energie, Vitalität und auch Lebensfreude, zeigen die Ergebnisse der Trainierenden.

Jeder Muskel braucht täglich Reize, damit er fit bleibt (gesunder Stress = Eustress). Ansonsten verkümmert er, setzt Bindegewebe an und die Mobilität schränkt sich ein. Bei größerem Körperfettanteil und Mangel an Bewegung wird das Gewebe schlaffer, die Knochen werden brüchiger, das Immunsystem wird schlapper und das Risiko, an Wohlstandserkrankungen wie etwa Diabetes Mellitus, Typ II, zu erkranken, steigt. Sprich: Der Mensch altert schneller, wenn er sich nicht bewegt und dadurch nicht fit bleibt.

Langsame ausdauernde Bewegung zapft die Fettspeicher ab der ersten Sekunde der Bewegung an und reduziert die Blutfettwerte. Darüber hinaus kräftigen sich Muskulatur und Knochen, was die Verletzungsgefahr – u. a. bei Osteoporose – verringert. Die Sehnen werden elastischer und stärker – was sich schließlich auch in der Geschmeidigkeit der Bewegungen beim Shaolin-Qi Gong ausdrückt. Sie bremsen und stabilisieren im täglichen Leben bei drohender Überdehnung und wirken mit den behutsam und nachhaltig gedehnten Muskeln optimal zusammen.

Durch die ausgleichende transformierende Wirkung des Shaolin-Qi Gong auf Muskel, Sehnen und Bänder profitieren auch verhärtete Muskel, zum Beispiel im Nackenbereich, die durch das Training weicher werden. Nackenverspannungen können den Blutzufluss durch die Hauptschlagadern zum Gehirn einschränken, wodurch weniger Sauerstoff aus der Atemluft mit dem Blutstrom in die Schalt- und Denkzentrale Gehirn gelangt. Darunter leiden auch Konzentrations- und Leistungsfähigkeit.

Auswirkungen auf die Atmung und Sauerstoffversorgung

Durch mangelnde Bewegung können die knorpeligen Verbindungen der Rippen mit dem Brustbein und die Ansatzstellen der Rippen an den Wirbeln verhärten und verknöchern, was die Beweglichkeit des Brustkorbs verringert. Durch ein Übermaß an sitzenden Tätigkeiten fehlen außerdem die Reize für die Bauch- und Rückenmuskeln, die auch die Wirbelsäule stützen. Schlechte Haltung ist die Folge, was den Atemraum einschränkt und die Atmung sowie die Sauerstoff-Aufnahme des Körpers vor allem bei Belastung erschwert. Laut einer Veröffentlichung der AUVA (Allgemeine Unfall-Versicherungsanstalt) aus dem März 2005 sind 70 % der Krankenstandstage in Österreich auf Erkrankungen des Stütz- und Bewegungsapparates und Atemerkrankungen zurückzuführen.

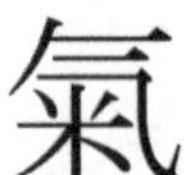

Eine einschränkende Wirkung auf die Atmung hat eine übermäßige Fettansammlung im Bauchbereich meist gemeinsam mit schlaffer Muskulatur. Dadurch entsteht wenig Raum für Bauchatmung und die Bewegung des Zwerchfells. Der Platz für die Lunge ist eingeschränkt und schnellere Atmung (doppelt so viele Atemzüge wie bei natürlicher Bauchatmung) als Ausgleich notwendig, um genug Sauerstoff aufzunehmen. Die Atmung rutscht nach oben in Richtung Schlüsselbeine, ein Mehraufwand an Muskelkraft und Energie wird notwendig für die Atmung, was das Sauerstoffangebot für den Körper ebenfalls wieder verringert. Weniger Sauerstoff bedeutet weniger »Nahrung« für die Zellen, die mit Hilfe von Sauerstoff die Energie aus der Nahrung in körpereigene Energie umwandeln.

Eine eingeschränkte Atmung und alles, was damit verbunden ist, kann zu einer Unterversorgung des Gehirns mit Sauerstoff führen, zu einer Verlangsamung des venösen Blutstroms, der die Stoffwechselendprodukte aus den Zellen abtransportiert, zu einer Behinderung des Lymphsystems bei der Abwehr von Krankheitserregern, einer Verminderung der Produktion von Verdauungssäften und der Peristaltik und dadurch zur Ansammlung von Giftstoffen im Verdauungstrakt und einer größeren Anfälligkeit für akute und chronische Krankheiten. Auch Depressionen, Sexual- und Schlafstörungen, Kopfschmerzen, Kreislaufstörungen, Müdigkeit, Erschöpfung, Burnout, vorzeitiges Altern etc. sind mögliche Folgen.

Ablagerungen in den Blutgefäßen führen darüber hinaus zu Arteriosklerose (Arterienverkalkung), die einhergeht mit Elastizitätsverlust, Verhärtung und Verdickung der Blutgefäße. An ihren Folgen (u.a. Angina pectoris, Herzinfarkt, Schlaganfall) sterben die meisten Menschen in den westlichen Industrienationen. Durch mehr Bewegung und Stressabbau ließe sich der Entstehung von Arteriosklerose entgegenwirken.

Dauerstress, Angst und andere innere Anspannungen können auch eine Verspannung der Muskeln, Sehnen und Bänder im Bauch- und Rückenbereich verursachen. Das betrifft auch das Zwerchfell als wichtigsten Atemmuskel, der an den Innenseiten der unteren Rippen und an der Lendenwirbelsäule nahe der Lendenmuskulatur befestigt ist. Die Gesundheit und Beweglichkeit der Wirbelsäule, des Beckens und der dazu gehörenden Muskulatur ist für die optimale Funktion des Zwerchfells von Bedeutung.

Durch Shaolin-Qi Gong und die Transformation der Muskeln, Sehnen und Bänder werden die Bauch- und Rückenmuskeln wieder gekräftigt, was sich positiv auf die Haltung und die Atmung auswirkt. Verspannte Muskeln lockern sich und werden wieder weicher. Auch die Verbindungsstellen der Wir-

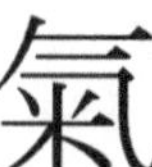

bel mit Brustbein und Wirbelsäule gewinnen an Elastizität. Dadurch kann sich der Brustkorb im Zuge der Atmung weiter ausdehnen, die Atmung wird tiefer und es kann weit mehr Lungenvolumen ausgeschöpft werden.

Jeder zusätzliche Millimeter, den sich das Zwerchfell bei tieferer Atmung bewegt, bringt Luftzuwachs. Untersuchungen in China haben gezeigt, dass Tiefenatmung bei Anfängern im Laufe von 6–12 Monaten bewirkt, dass sich das Zwerchfell um durchschnittlich 4 mm mehr absenkt. Von einer vermehrten Beweglichkeit des Zwerchfells profitieren auch die inneren Organe, die im Zuge der Auf- und Abbewegung während des Atmens sanft massiert werden, was u. a. die Verdauung anregt.

Bei natürlicher Tiefenatmung, an der sowohl Zwerchfellatmung, als auch Brustatmung beteiligt sind, wölbt sich der Bauch beim Einatmen nach außen, durch die Absenkung des Zwerchfells entsteht mehr Raum für die Lunge. Bei falscher, rascher oder zu hoher Atmung wird beim Einatmen meist der Bauch eingezogen und nur der Brustkorb gedehnt, gleichzeitig werden die Schultern hochgezogen. Auf diese Art und Weise wird die Lunge nur unvollständig belüftet. Die Basis der Lunge, die eine weit größere Kapazität für vermehrte Atemluftaufnahme hätte, erreicht der Atemstrom so kaum.

Zu einer entspannten und tiefen Atmung führt auch die Lösung von emotionaler Anspannung, zu der Shaolin-Qi Gong ebenfalls beiträgt (siehe Auswirkungen auf die Psyche).

Die bessere Ausnützung des gesamten Lungenvolumens durch eine entspannte, ruhige und natürliche Atmung bringt mit weniger Aufwand mehr Sauerstoff in den Körper und bis in die kleinste Zelle. Davon profitieren vor allem das Gehirn als »Schaltzentrale« des Körpers, das Herz als sein »Motor«, sowie die Entgiftungsorgane Leber und Nieren. Mehr Sauerstoff im Gehirn bedeutet mehr Konzentrationsfähigkeit und Leistungsfähigkeit, mehr Kreativität und Wachheit um den Anforderungen des täglichen Lebens besser gewachsen zu sein. Dadurch bleiben mehr freie Kapazitäten für die Entfaltung des persönlichen Potenzials, für Veränderung und Weiterentwicklung.

Auswirkungen auf das Herz-Kreislauf- und Lymphsystem

Durch die langsamen und entstressenden Bewegungsabläufe des Shaolin-Qi Gong entsteht im Körper ein meditativer Bewusstseinszustand, der sich auch auf das Herz-Kreislauf-System positiv auswirkt. Die Blutzirkulation wird verbessert, die Herzfrequenz verlangsamt und der Sauerstoffverbrauch vermindert.

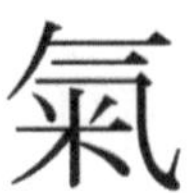

Die Möglichkeit, beim Shaolin-Qi Gong durch längere Übungssequenzen langsam die Anstrengung zu erhöhen und die Ausdauer zu trainieren, zeigt ebenfalls Wirkung auf Herz und Kreislauf. Ausdauertraining vergrößert die so genannte aerobe Ausdauer des Organismus – seine Fähigkeit, die notwendige Energie für eine Belastungssituation ausschließlich durch die Oxidation mit Sauerstoff bereitzustellen. Aerobes Ausdauertraining führt auch zu einer Vergrößerung des Herzens. Dadurch wird pro Herzschlag eine größere Menge an Blut und damit auch mehr Sauerstoff durch den Körper gepumpt. Diese Tatsache erklärt, warum Ausdauertraining den Ruhepuls senkt. Für die gleiche Leistung – die gleiche Menge an Sauerstoff für den Körper – sind weniger Herzschläge notwendig.

Shaolin-Qi Gong wirkt über eine Optimierung des Zusammenspiels von Muskeln, Sehnen und Bändern auch auf die Blutgefäße, die durch das regelmäßige Training elastischer werden. Das vermindert die Pumpanstrengung des Herzens und unterstützt die Blutzirkulation.

Verspannte Muskeln blockieren häufig den Blut- und Lymphfluss, da sie Druck auf das Gefäßsystem ausüben und es einengen. Durch die Entspannung des Muskelgewebes wird der Durchfluss und damit die Durchblutung sowie der Sauerstofftransport durch das Blut ebenso ungehinderter möglich, wie der Transport von Abfallstoffen und Abwehrzellen durch das Lymphgefäßsystem.

Im Gegensatz zum Blutkreislauf, der durch die Pumpbewegungen des Herzens gewährleistet ist, wird der Lymphfluss nur durch die Bewegung der Muskeln aktiviert. Entspannte Muskelbewegungen sind also wesentlich für das »Abpumpen« des menschlichen Abwassers aus dem Gewebe und die Entgiftung des Körpers.

Auswirkungen auf die Psyche und das Nervensystem

Shaolin-Qi Gong ist eine bewegte Form der Meditation. Durch die langsamen fließenden Bewegungen, die Verbindung mit der bewussten Atmung und Visualisierungen wirkt es auch unmittelbar auf die Psyche und das vegetative Nervensystem. Die meditativen Bewegungsabläufe dienen dem Stressabbau und erzeugen im Körper einen ruhigen, ausgeglichenen Zustand. Der Abbau der Stresshormone führt zu einer Senkung der Aggressionsbereitschaft und mehr Gelassenheit und Friedfertigkeit im Alltag.

Über die sanfte Form der Bewegung ist auch eine stimmungsaufhellende und antidepressive Wirkung zu beobachten.

Die Belastbarkeit und Leistungsfähigkeit wächst und es steht mehr Energie für Veränderung, Wachstum und persönliche Entwicklung zur Verfügung.

Meditative Bewusstseinszustände wurden von der Gehirnforschung mehrfach untersucht. Dabei stellte man ähnliche Phänomene wie bei der Schlaf- und Traumforschung fest. Die Gehirnwellen verändern sich von den schnellen Beta-Wellen des Wachzustandes (13–40 Hertz) in die langsameren Alpha-Wellen (8–13 Hertz). Bei zunehmender Entspannung wird die Amplitude größer und rhythmischer, die Gehirnwellen verschiedener Hirnregionen (vorne, hinten, links und rechts) harmonisieren und synchronisieren sich. Das ist vor allem bei einem entspannten Wachzustand zu beobachten, der einher geht mit gelassenem Denken und einer guten Integration von Körper und Geist.

Bei tieferen Meditationen, schamanischen Reisen oder im Schlaf entstehen die noch langsameren Theta-Wellen (3–7 Hertz). Charakteristisch für diesen Bewusstseinszustand sind ein sehr plastisches Erinnerungsvermögen, Phantasie und Inspiration. Im Schlaf nennt man diesen Bewusstseinszustand das Traumbewusstsein. Es tritt in der REM-Phase (REM = Rapid Eye Movement) auf. Im Unterschied zum Schlaf oder Halbschlaf geht bei der Meditation der Entspannungszustand jedoch Hand in Hand mit voller Bewusstheit. Das führt zu einer erweiterten Wahrnehmungsfähigkeit und einem sehr klaren Geisteszustand.

Eine Vertiefung dieses Meditations- und Bewusstseinszustandes ist bei Trancen, unter Hypnose und im Tiefschlaf zu beobachten und führt im Gehirn bis in den Frequenzbereich der Delta-Wellen (0–3 Hertz).

Hautwiderstandsmessungen haben gezeigt, dass sich während Meditationen die galvanische Hautreaktion (der Hautwiderstand) verändert und bei regelmäßig meditierenden Menschen auch langfristig anhaltende Wirkung zeigt. Gemessen wird der Hautwiderstand mit Hilfe von Elektroden an der Hautoberfläche. Bei Angst- und Stresszuständen ist der Hautwiderstand gering, während Meditationen steigt er um bis zu 160 %. Regelmäßig Meditierende weisen allgemein einen höheren Hautwiderstand auf als nicht Meditierende und zeigen einen besseren Umgang mit Stress und Gefahrensituationen.

Rein physisch wirken die Übungen des Shaolin-Qi Gong unterstützend auf den Fluss der Gehirn- und Rückenmarksflüssigkeit. Dadurch können die Signale des Nervensystems an den Körper und retour effizienter transportiert werden, die Leitfähigkeit der Nervenbahnen und die Sinnesfunktionen können so unterstützt werden.

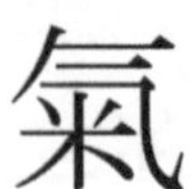

Einige Fallgeschichten

Aus theoretischer Sicht lassen sich zahlreiche Schlüsse über die Wirkung und den gesundheitlichen Nutzen von Shaolin-Qi Gong ziehen, doch am aussagekräftigsten sind immer die Schilderungen von zufriedenen Anwender/innen. Hier einige Beispiele der Effekte, die regelmäßig Übende an sich feststellen konnten:

Tiefere Atmung, mehr Leistung

Meine Atmung ist viel tiefer und gleichmäßiger geworden. Ich habe das Gefühl, mein Immunsystem ist stabiler. Ich bin jetzt beweglicher und fühle mich leistungsstärker. Ich finde Shaolin-Qi Gong optimal für die Altersvorsorge und genauso im Leistungs- und Spitzensport einzusetzen. E. D.

Bessere Beweglichkeit und Elastizität

Durch die Teilnahme an der Shaolin-Qi Gong-Ausbildung haben sich meine Beweglichkeit, die Elastizität der Sehnen, der Bewegungsspielraum vieler Gelenke wesentlich verbessert und durch die Lösung von Verspannungen hat sich mein Gangbild entschieden positiv verändert.
Zudem hat sich durch das intensive und konzentrierte Atemtraining das Atemvolumen merkbar erhöht. Ich fühle mich kraftvoll und entspannt. M. H.

Linderung für Hüfte und Wirbelsäule

Bei einer Unbeweglichkeit im Bereich der Bandscheiben (L4/L5/S1) habe ich eine starke Besserung festgestellt. Das Sitzen auf dem Boden mit geradem Oberkörper ist bereits wieder für einige Minuten möglich (vorher nur ca. 20 Sekunden). Auch im Bereich der Hüftgelenke (Abnützungen) merkliche Besserung beim Bewegungsumfang. Ich wende Shaolin-Qi Gong auch als Ausgleichstraining für das Lauftraining an, z. B. bei Schlechtwetter. Durch die ruhigen Bewegungen wird man allgemein ruhiger. A. H.

Geistig und körperlich fitter

Mein Leben hat sich verändert – geistig und körperlich. Körperlich am Anfang nicht merkbar, aber nach einigen Wochen kamen Situationen, die mich wirklich beeindruckten. Ich brauche wenig Schlaf, bin vitaler, geistig konzentrierter und habe auch sonst noch so einige schöne Überraschungen erlebt, die auch meine Freundin sehr verblüfften. P. H.

Anderes Lebensgefühl und besserer Schlaf

Meine Schlafstörungen haben sich stark verbessert. Durch starkes körperliches Training über einen Zeitraum von 27 Jahren waren meine Bänder, Sehnen und Muskeln sehr stark verkürzt. Durch das tägliche Shaolin-Qi Gong-Training wurde ich viel beweglicher. Ich habe durch Shaolin-Qi Gong ein anderes, besseres Lebensgefühl bekommen. H. D.

Mehr Energie und Lebensfreude

Durch Shaolin-Qi Gong habe ich eine neue, bessere Lebensqualität erfahren. Ich bin energiegeladen und sehr beweglich. Ich freue mich auf jeden neuen Tag und kann schwierige Situationen gut annehmen. Zusätzlich hat sich mein zu hoher Blutdruck messbar gesenkt. R. R.

Entspannt Schultern und Nacken

Meine massiven Verspannungen im Schulter- und Nackenbereich haben sich gelöst. Durch die erhöhte Sauerstoffversorgung habe ich eine bessere Konzentrationsfähigkeit. Außerdem stelle ich eine Zunahme der Dehnungsfähigkeit fest. H. S.

Gutes Körpergefühl und bessere Haltung

Ich habe weniger Atemprobleme beim schnell Gehen und Laufen. Beide Arme können jetzt gleich bewegt werden, früher war der linke Arm bewegungseingeschränkt. Ich habe ein gutes Körpergefühl, bin ausgeglichener. Meine Haltung ist aufrechter und bewusster geworden. I. L.

Verbesserung bei Apnoe (Atemstillstand im Schlaf)

Durch Shaolin-Qi Gong hat sich die Atmung wesentlich gebessert und die Einstellung meiner Schlafmaske (Apnoe) wurde um 15 % reduziert. E. S.

Mehr Kondition und weniger Kreuzschmerzen

Meine Atmung hat sich verbessert, die Kondition ist besser und das Wohlbefinden allgemein hat sich gesteigert. Verspannungen sind nicht mehr so stark, die Bewegungen fallen mir leichter (Arme, Nackenverspannungen) und durch richtiges Stehen habe ich weniger Kreuzschmerzen. M. S.

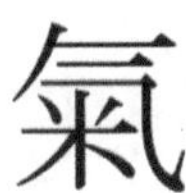

Fit und energievoll

Meine Haltung ist aufrechter, ich stelle eine bessere Beweglichkeit des Schulter-Brustbereiches fest und die Atmung ist freier. Nach einer Stunde Shaolin-Qi Gong fühle ich mich immer recht fit und energievoll. B. M.

Mehr Freude an Bewegung

Meine Freude an der Bewegung ist wieder geweckt worden. Es wurde nicht nur meine Beweglichkeit verbessert, sondern ich spüre auch, dass die Shaolin-Qi Gong-Philosophie sich im Alltag bemerkbar macht. G. P.

Abwehrkraft und Ausgeglichenheit

Nach nahezu einem Jahr regelmäßigem (ca. einmal wöchentlichem) Shaolin-Qi Gong-Training würde ich es wie folgt beschreiben: Shaolin-Qi Gong braucht Zeit, ist körperlich teilweise anstrengend, aber es wirkt. Die Wirksamkeit bezieht sich sowohl auf die körperliche als auch auf die psychische Ebene.

Bessere Beweglichkeit, besseres Körperempfinden, gesteigerte Abwehrkraft beispielsweise gegen Erkältungen sowie verbesserte Leistungsfähigkeit sind wahrnehmbare Effekte. Dazu kommen auf der psychischen Ebene vermehrte Ausgeglichenheit und ein besseres Bewusstsein für den Körper und seine Leistungsgrenzen. Beeindruckend finde ich immer noch, dass ich mich nach einer Stunde Shaolin-Qi Gong-Training nach einem anstrengenden Arbeitstag wieder fit und munter fühle. W. T.

Mehr Bewusstsein für den Körper

Ich kann berichten, dass durch die Übungen mehr Bewusstsein für meinen Körper entstanden ist und meine Körperhaltung dadurch positiv verändert wird. Meine Atmung, besonders bemerkbar beim Laufen, hat sich verbessert. Durch die Übungen ist besonders unmittelbar danach mein Kopf wieder »frei« und mein Energiehaushalt besser. Weiters hat der Kurs den Effekt, bewusster mit Ernährung umzugehen (zu viel Fleisch macht »steif«), man fühlt sich gesünder und ist motiviert, auch auf Grund der effizienten Übungen, weiter zu machen. H. F.

Anhang

易筋经十二图

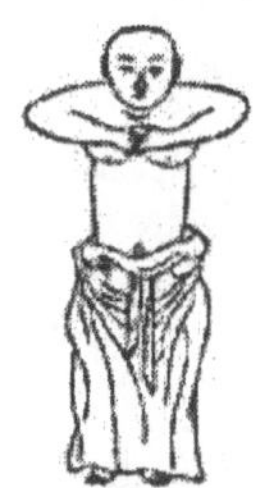

韦驮献杵第一式

立身期正直，环拱手当胸。
气定神皆敛，心澄貌亦恭。

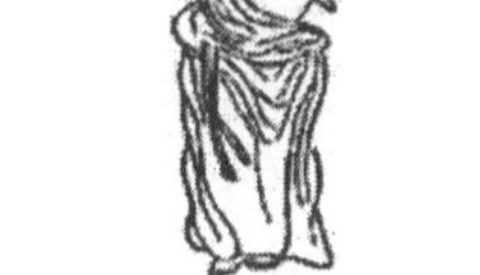

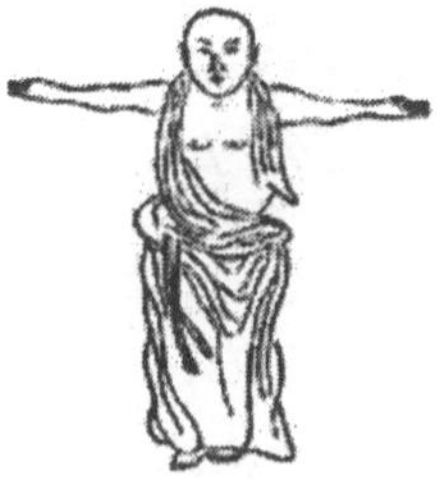

韦驮献杵第二式

足趾拄地，两手平开。
心平气静，目瞪口呆。

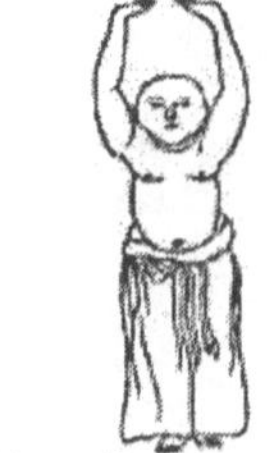

韦驮献杵第三式

掌托天门目上视，足尖著地立身端。
力周骽胁浑如植，咬紧牙关不放宽。
舌可生津将腭抵，鼻能调息觉心安。
两拳缓缓收回处，用力还将挟重看。

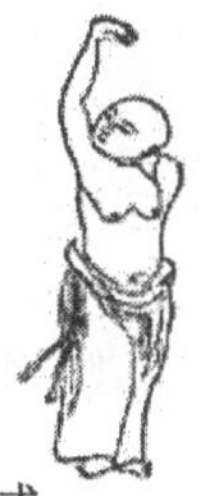

摘星换斗式

只手擎天掌覆头，更从掌内注双眸。
鼻端吸气频调息，用力收回左右侔。

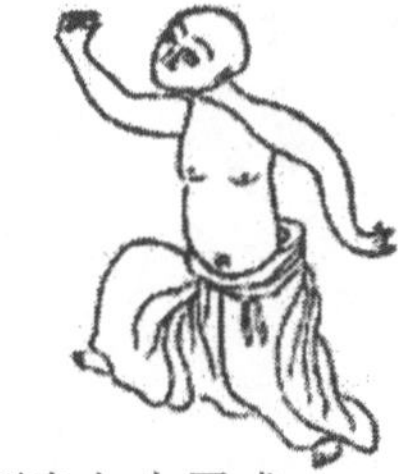

倒曳九牛尾式

两骽后伸前屈，
小腹运气空松。
用力在于两膀，
观拳须注双瞳。

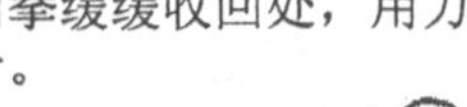

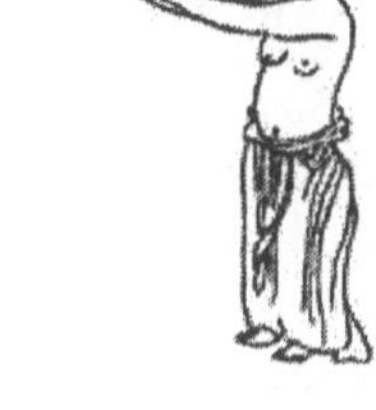

出爪亮翅式

挺身兼怒目，推手向当前。
用力收回处，功须七次全。

Abb. 33: Die 12 Yi-jin-jin-Übungen (hier Übung 1 bis 6) im chinesischen Original.

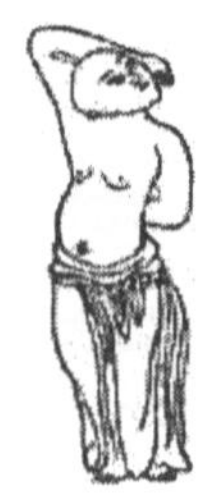

九鬼拔马刀式

侧首湾肱，抱顶及颈。
自头收回，弗嫌力猛。
左右相轮，身直气静。

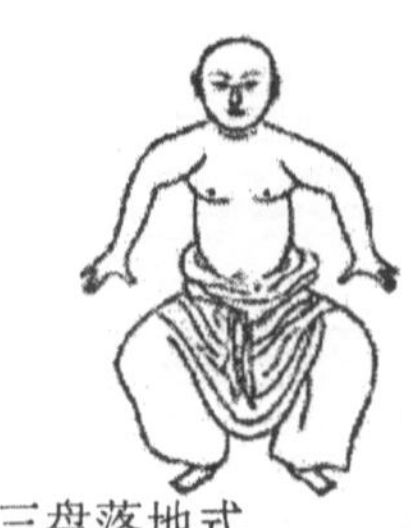

三盘落地式

上腭坚撑舌，张眸意注牙。
足开蹲似踞，手按猛如拏。
两掌翻齐起，千斛重有加。
瞪睛兼闭口，起立足无斜。

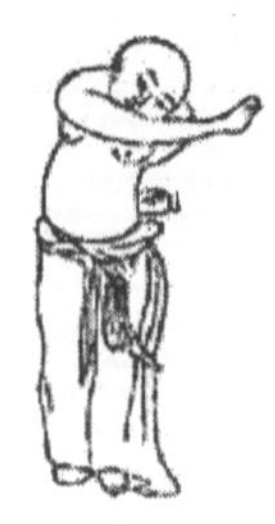

青龙探爪式

青龙探爪，左从右出。
修士效之，掌平气实。
力周肩背，围收过膝。
两目注平，息调心谧。

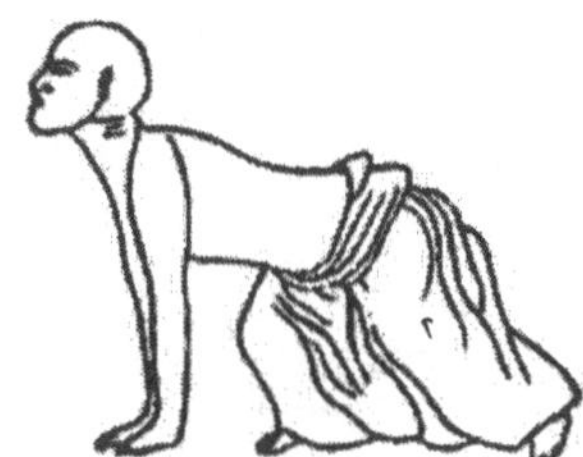

卧虎扑食式

两足分蹲身似倾，屈伸左右骽相更。
昂头胸作探前势，偃背腰还似砥平。
鼻吸调元均出入，指尖著地赖支撑。
降龙伏虎神仙事，学得真形也卫生。

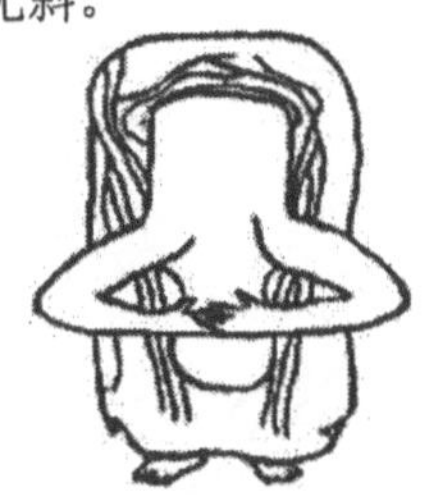

打躬式

两手齐持脑，垂腰至膝间。
头惟探胯下，口更啮牙关。
掩耳聪教塞，调元气自闲。
舌尖还抵腭，力在肘双弯。

掉尾式

膝直膀伸，推手自地。瞪目昂头，凝神壹志。
起而顿足，二十一次。左右伸肱，以七为志。
更作坐功，盘膝垂眦。口注于心，息调于鼻。
定静乃起，厥功维备。总考其法，图成十二。
谁实贻诸，五代之季，达摩西来，传少林寺。
有宋岳侯，更为鉴识，却病延年，功无与类。

Abb. 33 a: Die 12 Yi-jin-jin-Übungen (hier Übung 7 bis 12) im chinesischen Original.

委 托 书

兹委托奥地利人罗伯特·艾格先生负责建立并管理双方合作的奥地利少林文化中心（地点：奥地利维也纳），在中国少林寺领导下开展工作，以弘扬少林禅武文化、造福社会。

特此委托。

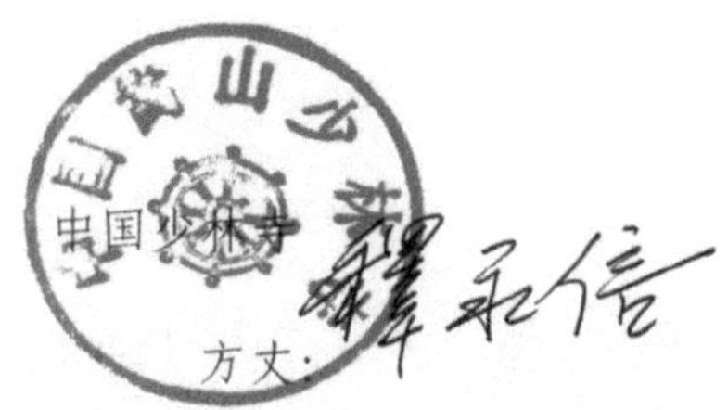

中国少林寺

方丈：

二〇〇四年三月十一日

VOLLMACHT

Hiermit erteile ich Herrn Robert Egger aus Österreich den Auftrag, das Shaolin Kulturzentrum Österreich mit dem Sitz in Wien zu gründen und verwalten, und unter der Leitung des Shaolin Klosters China zu arbeiten, um Shaolin Kultur mit Chan-Buddhismus und Kung Fu als Bestandteil zu entfalten und der Gesellschaft zu dienen.

Songshan Shaolin Kloster China

Rotes Dienstsiegel

Abt Shi Yongxin (Unterschrift)

11. März 2004

Abb. 34 Bevollmächtigung des Shaolin-Tempels für Shaolin Österreich (DI Robert Egger)

氣

Inhalte und Übersicht
Shaolin Diplom Qi Gong Lehrgang

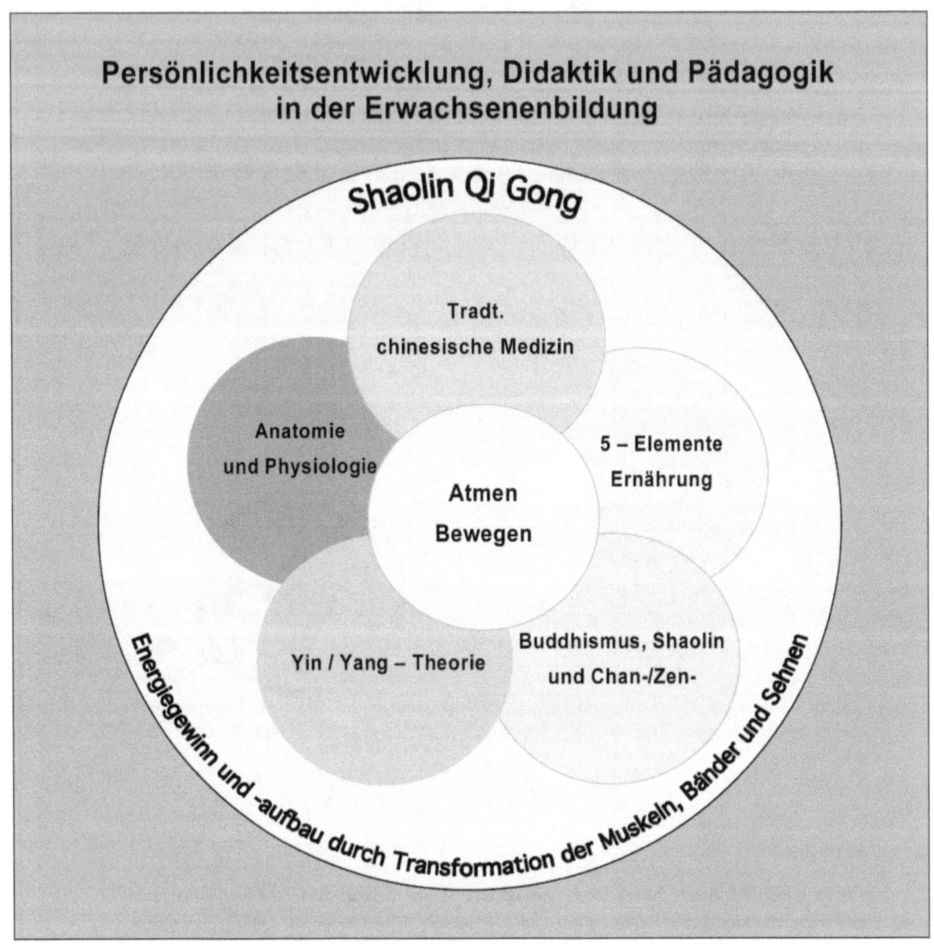

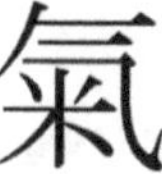

Ziele der Ausbildung

- hochqualitative Qi Gong-Ausbildung mit Meistern aus dem Tempel von Shaolin
- Ausbildung zum diplomierten Shaolin-Qi Gong-Übungsleiter
- erarbeiten einer eigenen, guten und stabilen Gesundheit
- steigern der eigenen Gehirnfunktionen wie Gedächtnis, Aufmerksamkeit, Kreativität, Reaktionsgeschwindigkeit und Belastbarkeit
- offener, unreligiöser und pragmatischer Zugang zu effektiver Energiearbeit
- über die wesentlichen Inhalte und Wirkungsweisen des Yi-jin-jing-Qi Gong Bescheid wissen
- Yi-jin-jing-Qi Gong -Übungen korrekt und nachvollziehbar vorzeigen und theoretisch erklären, sowie fehlerhafte Ausführungen der einzelnen Übungen erkennen und Lösungsvorschläge erarbeiten können
- Yi-jin-jing Shaolin-Qi Gong an andere Menschen vermitteln können
- Abschluss der Ausbildung mit einem deutschen und einem chinesischen Diplom, das vom Abt oder seinem Stellvertreter unterzeichnet ist und Sie als von Shaolin-Mönchen ausgebildeten Qi Gong-Übungsleiter auszeichnet.

Zielgruppe

Menschen die,

1. ihre Gesundheit verbessern und ihr Wohlbefinden steigern wollen
2. eine neue Qualität in ihrer Ernährung, Bewegung und Atmung suchen
3. mehr Kraft und Energie im Alltag brauchen
4. neue Energiequellen finden und nutzen möchten, ein neues Energiebewusstsein anstreben
5. mit einem Shaolin-Mönch trainieren möchten
6. ihre Beweglichkeit steigern möchten
7. länger leben wollen bei hoher Lebensqualität – anti aging
8. in ihr Leben investieren, um ihre Lebensqualität zu steigern
9. Ärzte, Apotheker, Physiotherapeuten, Masseure und Drogisten
10. Wirtschaftstrainer und Wirtschaftsberater
11. Führungskräfte, die die persönliche Belastbarkeit steigern möchten
12. ...

Im Rahmen der Gleichberechtigung wenden wir uns gleichermaßen an Damen und Herren.

Ausbildungsvoraussetzung

Keine Vorkenntnisse notwendig. Mindestalter 25 Jahre bei Beendigung der Ausbildung. Körperliche und geistige Gesundheit (schriftliche Bestätigung für Abwesenheit von Epilepsie, schweren Herz- und Lungenkrankheiten, Knochen-, Gelenks- und Bandscheibenproblemen).

Nutzen

- Wissen über eines der effektivsten Energiearbeitssysteme
- hohe Aufmerksamkeit und Belastbarkeit
- hohe und stabile Gesundheit bei regelmäßigem Training
- hochqualitative Qi Gong-Ausbildung mit Meistern aus dem Shaolin Tempel
- Zusatzqualifikation für beste Berufsaussichten auf dem rasant wachsenden Gesundheitsmarkt. (42 % der arbeitsbedingten Krankenstandstage werden durch Krankheiten des Skelettes und der Muskulatur verursacht. 28 % durch Krankheiten der Atemorgane. Shaolin-Qi Gong unterstützt die Kräftigung des Skeletts und der Stützmuskulatur sowie der Atmung.)
- weltweit anerkanntes Shaolin-Qi Gong-Diplom.

Information und Anmeldung

Für Fragen steht Robert Egger, Bevollmächtigter des Tempels und von Shaolin Österreich jederzeit zur Verfügung. Sie erreichen ihn unter der E-mail-Adresse robert.egger@shaolinoesterreich.at oder der Mobiltelefonnummer +43/676/5235979.

Links und Kontakte

Hier kann Shaolin-Qi Gong im Original gelernt werden:

Shaolin Tempel China
452491 Dengfeng / VR China
www.shaolin.org.cn

Shaolin Österreich
Dürergasse 3
A-1060 Wien
Tel.: +43 (0)676/523 59 79
Fax: +43 (0)1/585 53 05
E-mail: office@shaolinoesterreich.at
www.shaolinoesterreich.at

Shaolin Tempel Deutschland
Bundesallee 215
D-10719 Berlin
Tel.: +49 (0)177/356 67 28
E-mail: info@shaolin-tempel.eu
www.shaolin-tempel.eu

Links Tempel International:
GB: www.shaolintempleuk.org
USA: www.shaolin-overseas.org

Partner

Shaolin Zentrum Ltd.
Shi Yan Hai
Ritterstr. 8
D-33602 Bielefeld
Tel.: +49 (0)521/270 66 55
Fax: +49 (0)521/92 01 95 66
E-mail: info@shaolin-zentrum.de
www.shaolin-zentrum.de

Medical Fitness Team
Prof. Dr. Hartmut Zwick
Wohllebengasse 9/7
A-1040 Wien
Tel.: +43 (0)1/503 53 35
Fax: +43 (0)1/503 53 97
E-mail: office@med-fit-team.at
www.med-fit-team.at

Literatur

Frantzis, B. K.: *Qi-Gong*. Wege zu den Energiequellen des Körpers. Rowohlt Verlag, Reinbek bei Hamburg, 1995

Grandjean, M., Birker, K.: *Das Handbuch der Chinesischen Heilkunde.* Joy Verlag, Sulzberg, 1997

Kaptschuk, T. J.: *Das große Buch der chinesischen Medizin.* Die Medizin von Yin und Yang in Theorie und Praxis. O. W. Barth Verlag, München, 1988

Kastner, J.: *Propädeutik der Chinesischen Diätetik.* Hippokrates Verlag, Stuttgart, 2001

Kubny, M.: *Qi-Lebenskraftkonzepte in China.* Definition, Theorien und Grundlagen. Karl F. Haug Verlag in MVH Medizinverlage Heidelberg GmbH & Co. KG, Heidelberg, 2002

Lechner, M.: *Einführung in die traditionelle chinesische Medizin für Shaolin-QiGong.* Lehrgangsmanuskript Shaolin Diplom Qi Gong Lehrgang. Shaolin Österreich, Wien, 2006

Leonard, G.: *Der längere Atem.* Die fünf Prinzipien für langfristigen Erfolg im Leben. Integral Verlag, München–Wien, 1998

Lewis, D.: *Das Tao des Atmens.* Die belebende und heilende Kraft der natürlichen Atmung. Ariston Verlag, Kreuzlingen, 1997

Maciocia, G.: *Die Grundlagen der chinesischen Medizin.* Verlag für Ganzheitliche Medizin, Höll.-Kötzting/Bayer. Wald, 1994

Reichle, V.: *Die Grundgedanken des Buddhismus.* S. Fischer Verlag, Frankfurt a. Main, 2003

Shaolin Tempel Deutschland: *www.sltd.de*

Stux, G.: *Akupunktur.* Eine Einführung. Springer, Berlin, 2003

Stux, G. et al.: *Akupunktur.* Lehrbuch und Atlas. Springer, Berlin, 2003

Szalai, C.: *Ernährung nach den 5 Elementen.* Lehrgangsmanuskript Shaolin Diplom Qi Gong Lehrgang. Shaolin Österreich, Wien, 2006

Sachverzeichnis

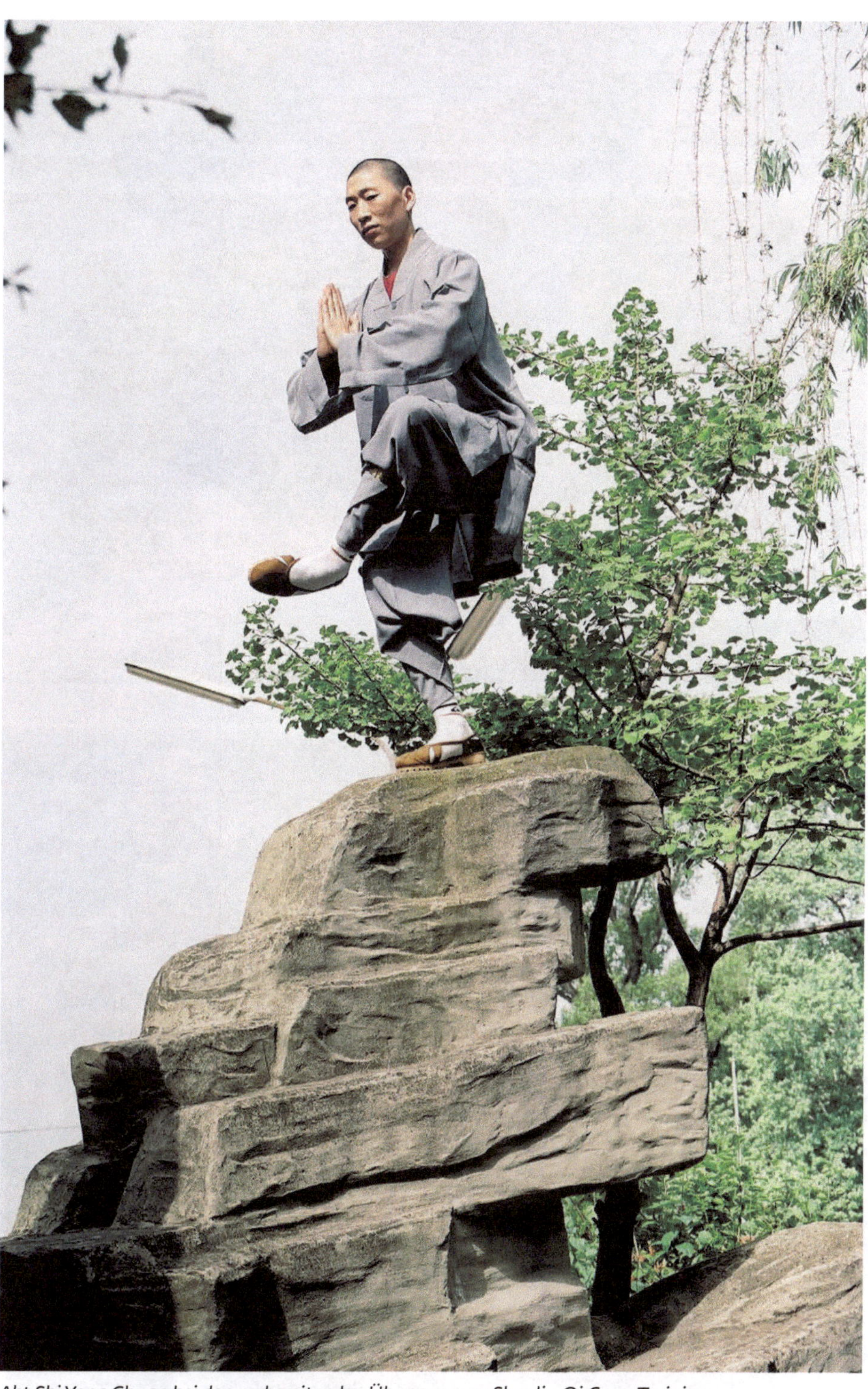

Abt Shi Yong Chuan bei den vorbereitenden Übungen zum Shaolin Qi Gong Training

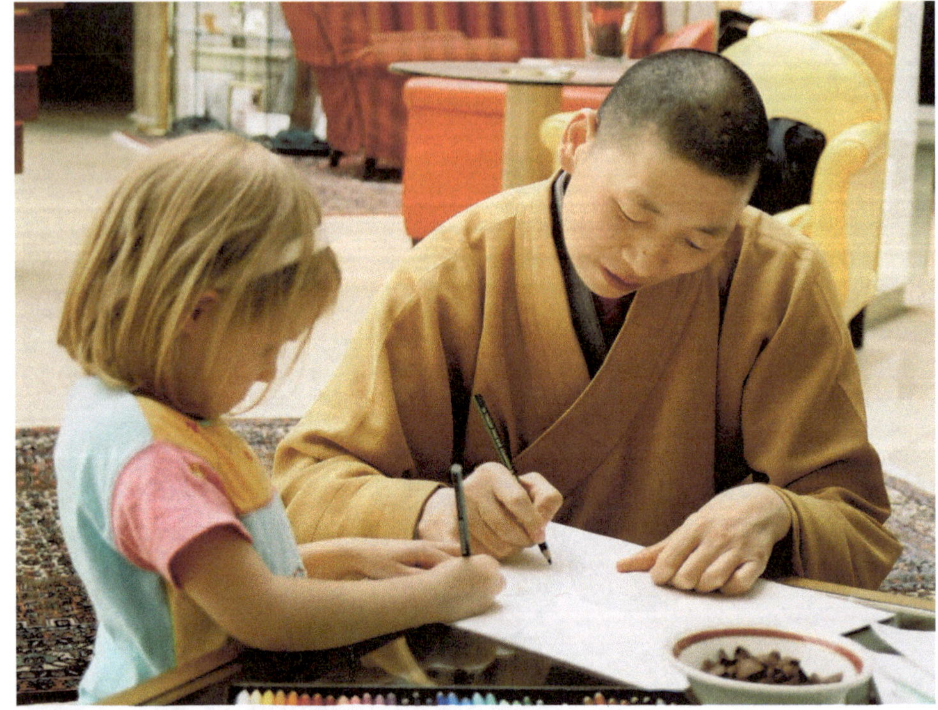

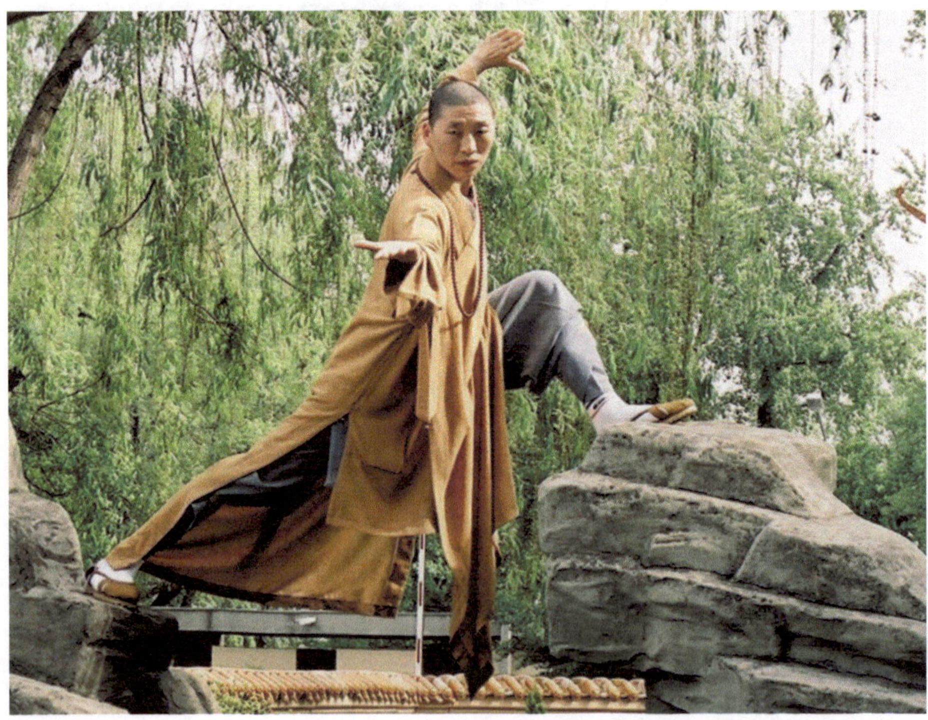

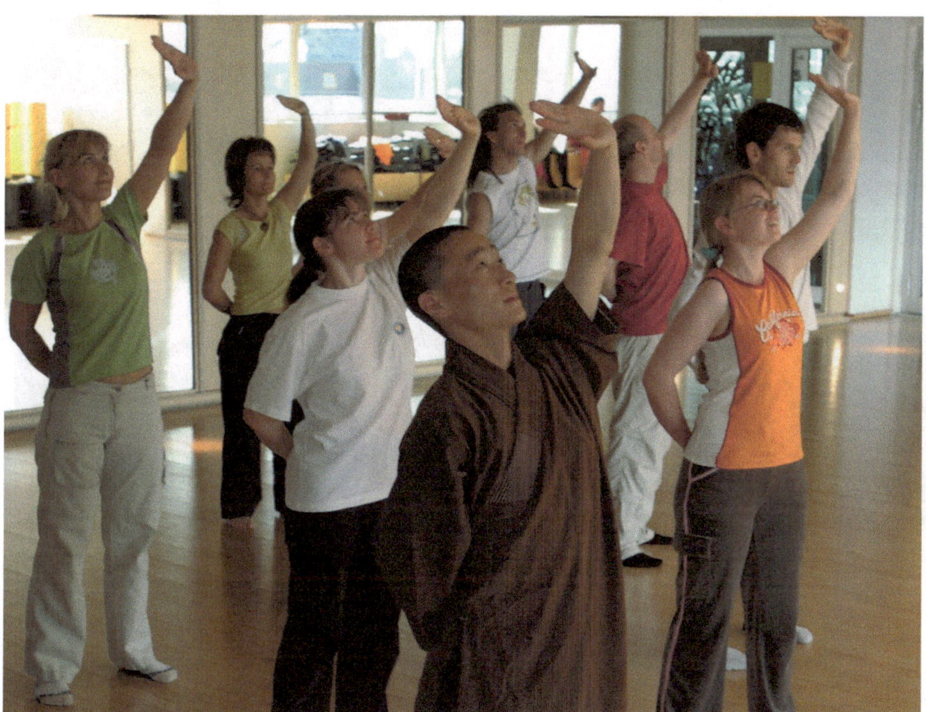

↖ *Kreativität und Aufmerksamkeit sind in der Ausbildung der Shaolin Mönche wichtig: Abt Shi Yong Chuan beim Unterricht mit Kindern*
↑ *Meister Shi Yan Hua mit Schülergruppe beim Training der 4. Yi jin jing Bewegung*
→ *Meister Shi Yan Hua bei der Korrektur der 2. Yi jin jing Bewegung*
← *Abt Shi Yong Chuan beim Training im buddhistischen Garten: Gun bu – eine Grundübung des Shaolin Gong Fu*

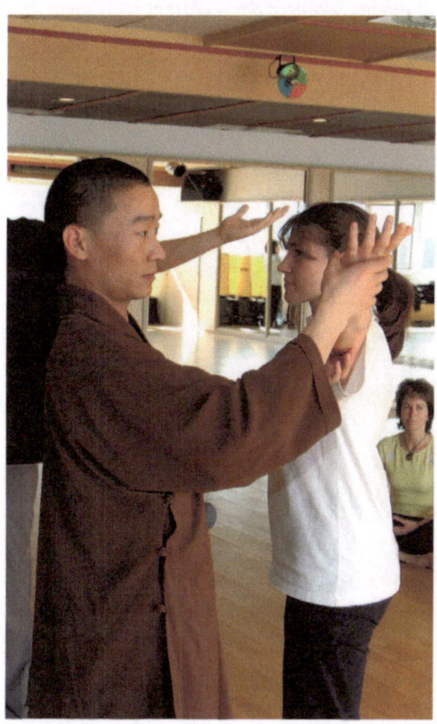

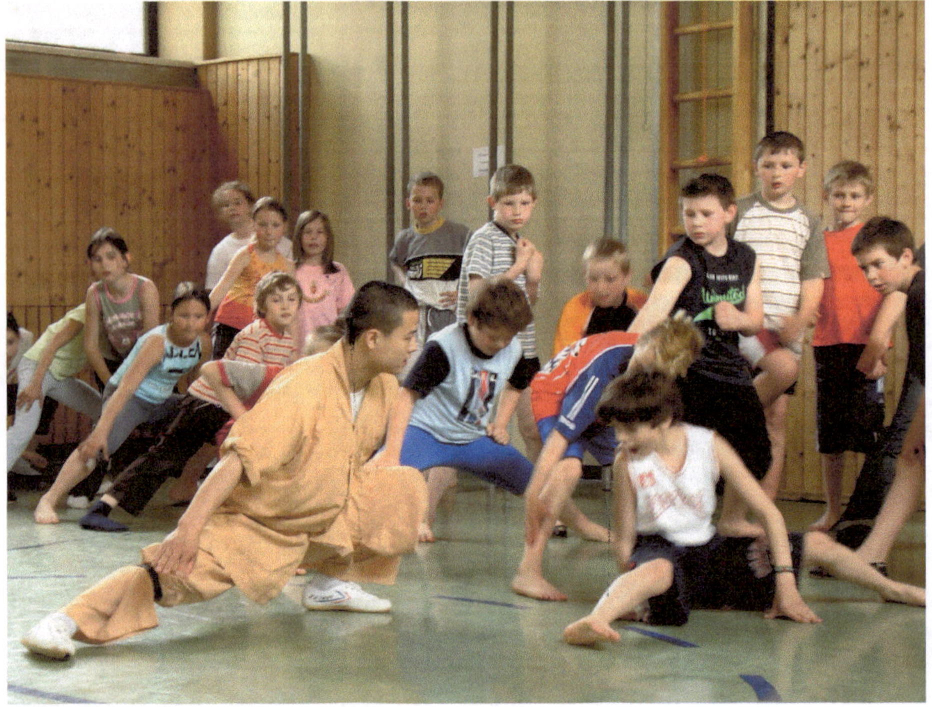

↑ *Äußere und innere Beweglichkeit ist wichtig im Shaolin Tempel: Meister Shi Yan Fei im Unterricht mit jungen Schülern der VS Altenberg/Oberösterreich*

→ *Shaolin Qi Gong Lehrerausbildung mit Meister Shi Yan Hua. Im Bild die 4. Übung des Shaolin Yi jin jing Qi Gongs. Sie aktiviert und kräftigt besonders die Muskeln, Bänder und Sehnen der Atemmuskulatur und Atemhilfsmuskulatur, das bedeutet leichtes, tiefes und entspanntes Atmen.*

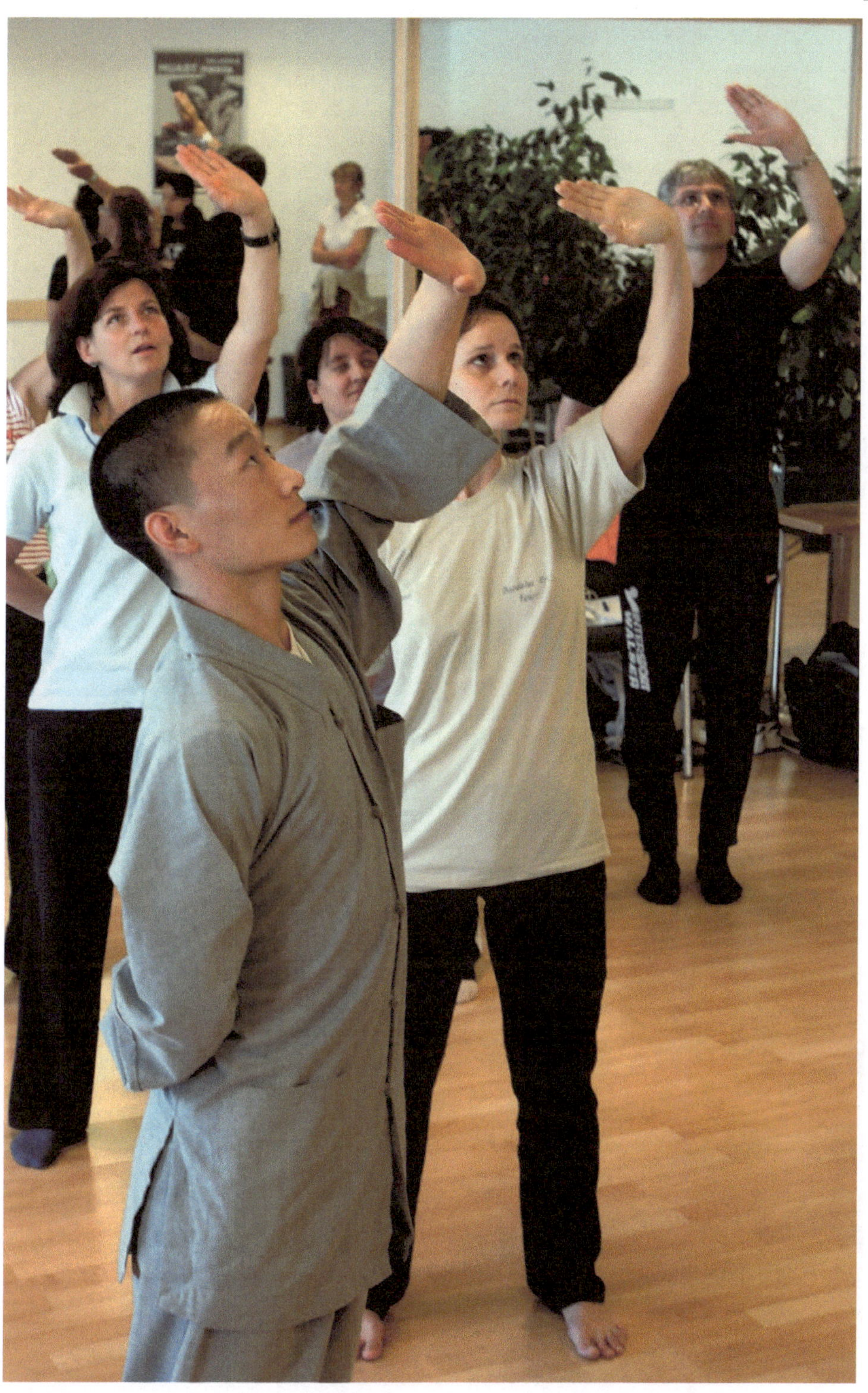

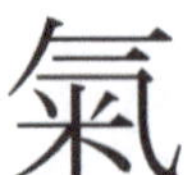

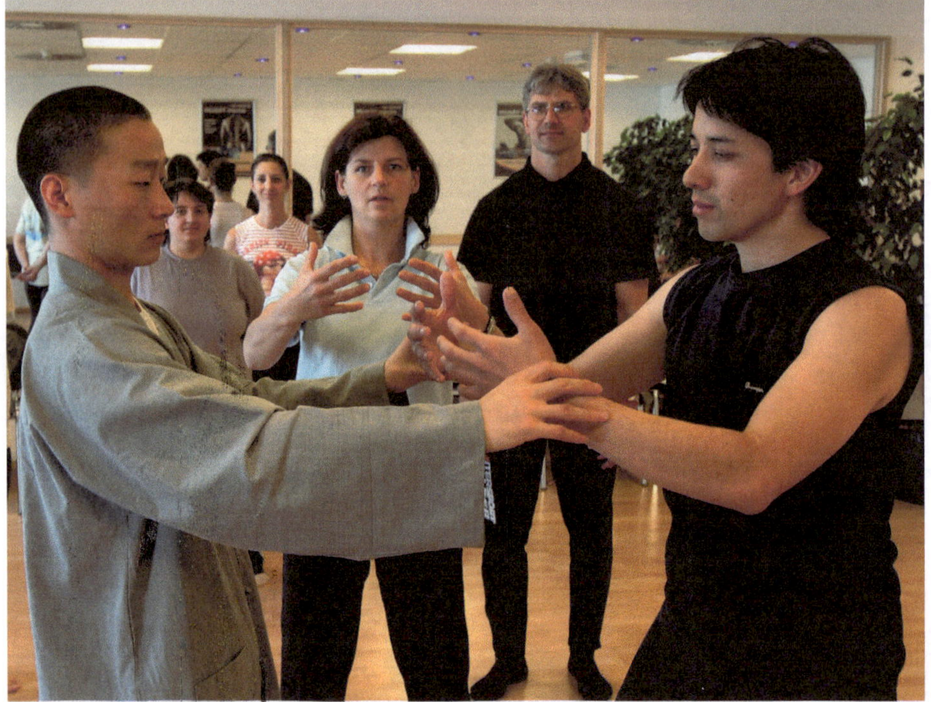

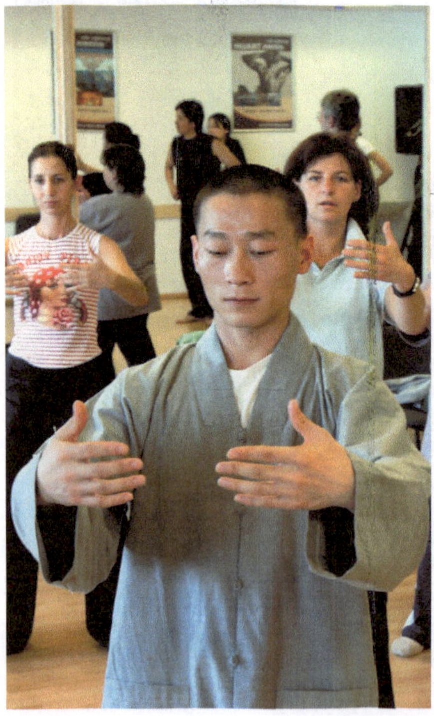

↑ Der Weg geht oft vom Primitiven über das Komplizierte zum Einfachen: Die 1. Übung des Shaolin Yi jin jing Qi Gongs hilft beim Aktivieren der Brust- und Zwischenrippenmuskulatur – sehr einfach und elegant. Wenn das Primitive und Komplizierte überschritten werden, steigt die Wirkung mit der Präzision der Bewegung.

← Bewegung, Kraft, Stille – drei wesentliche Begriffe in der Kultur des Shaolin Tempels. Meister Shi Yan Hua mit Schülern des Shaolin Qi Gong Lehrganges in einer Standmeditation zur Steigerung der inneren Wachheit.

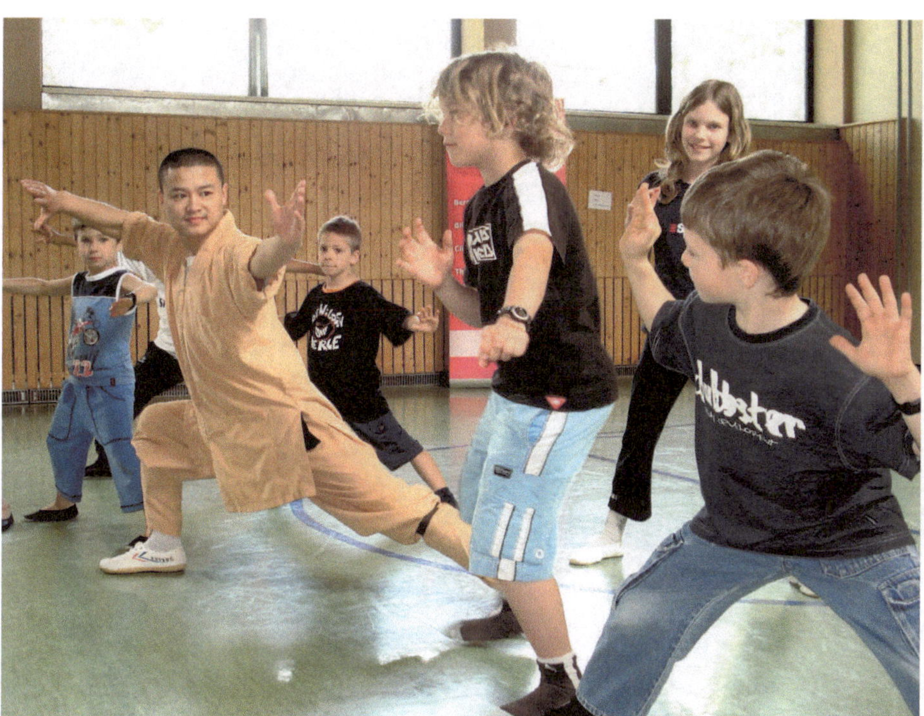

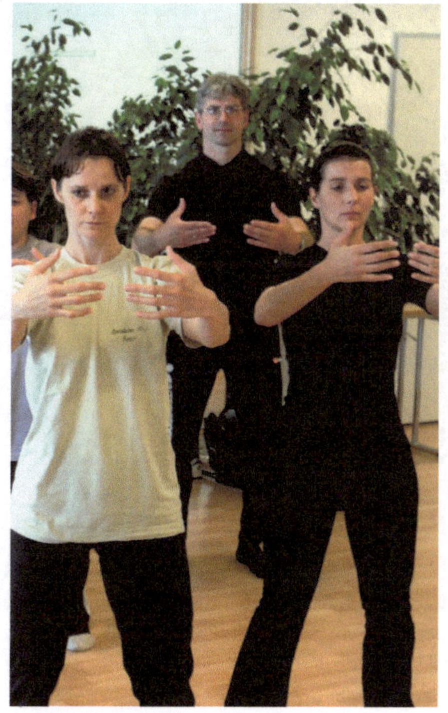

↑ *Steigerung der Konzentration und Aufmerksamkeit durch Vernetzung der beiden Gehirnhälften – mit dem Bewegungstraining der Shaolin Mönche rasch, einfach und effektiv möglich. Meister Shi Yan Fei im Konzentrationstraining mit Schülern der VS Altenberg*

→ *Lenken und leiten der inneren Energie Qi – eine Frage von spürbar mehr innerer Energie und hoher Aufmerksamkeit. Westliche Qi Gong Schüler lernen von Mönchen und Meistern des Shaolin Tempels*

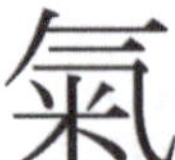

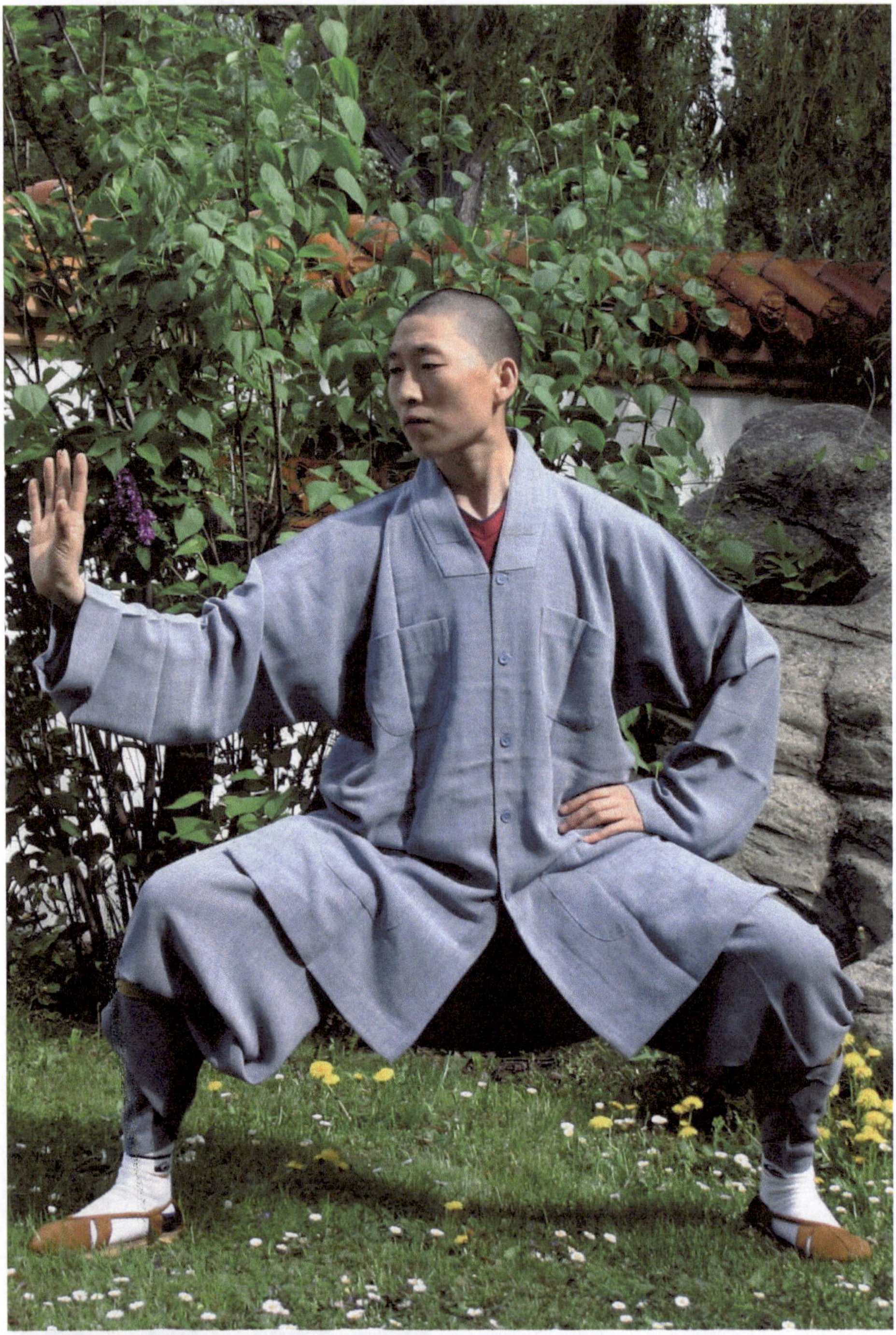

Der Leiter von Shaolin Österreich und des Shaolin Tempels Deutschland – Abt Shi Yong Chuan. Die Kleidung der Shaolin Mönche ist nicht orange gefärbt. Braune und graue Kleidung beherrschen die Garderobe der Mönche.